快乐了解人体秘密

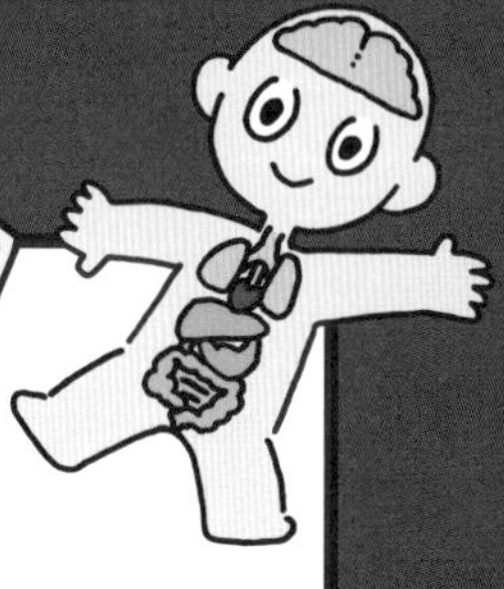

身体小侦探

1

[日] 泽田　宪 / 文

[日] 德永明子 / 图

[日] 坂井建雄 / 审订

大眼鸟 / 译

台海出版社

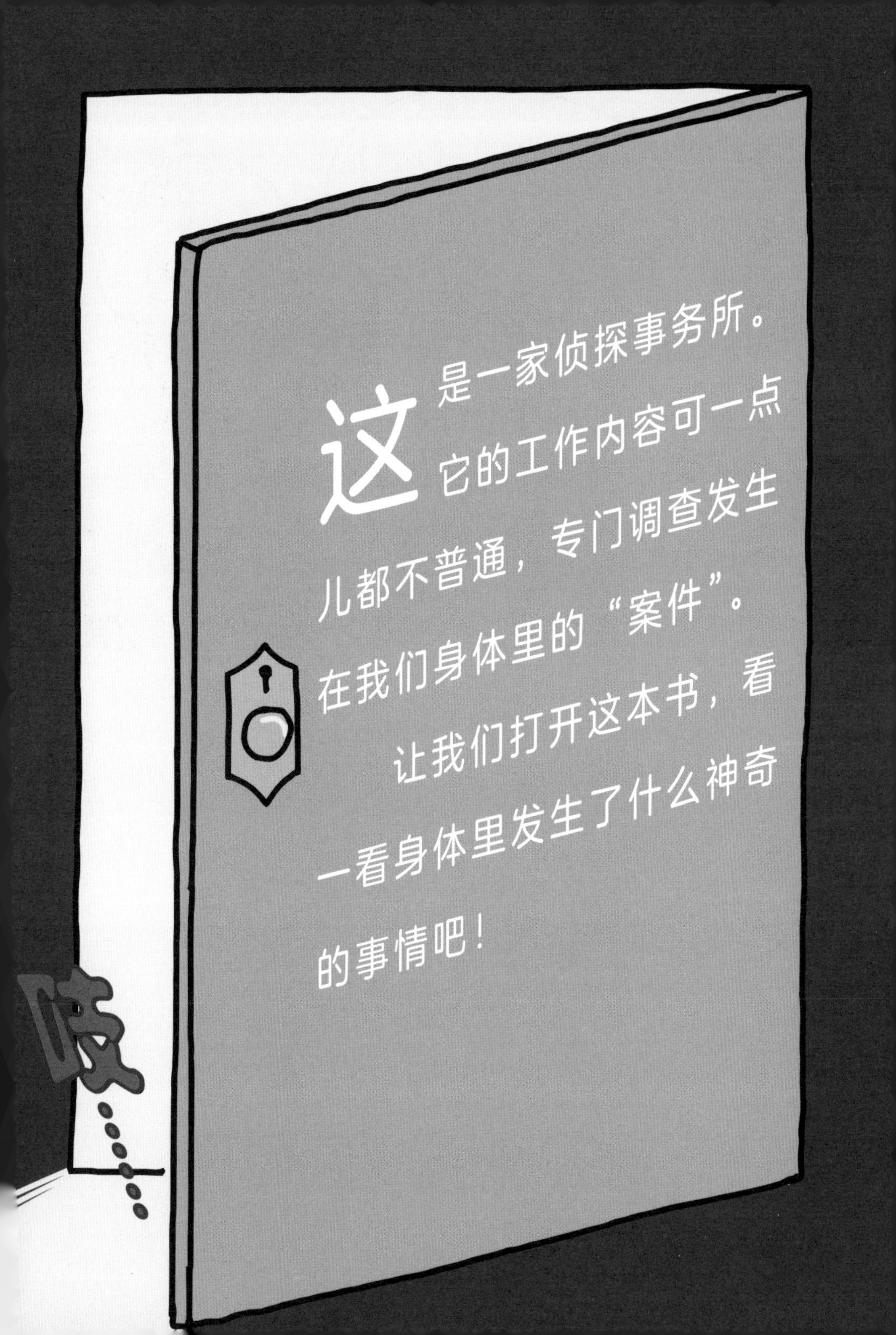
这是一家侦探事务所。它的工作内容可一点儿都不普通，专门调查发生在我们身体里的“案件”。
让我们打开这本书，看一看身体里发生了什么神奇的事情吧！
吱……

身体小侦探！

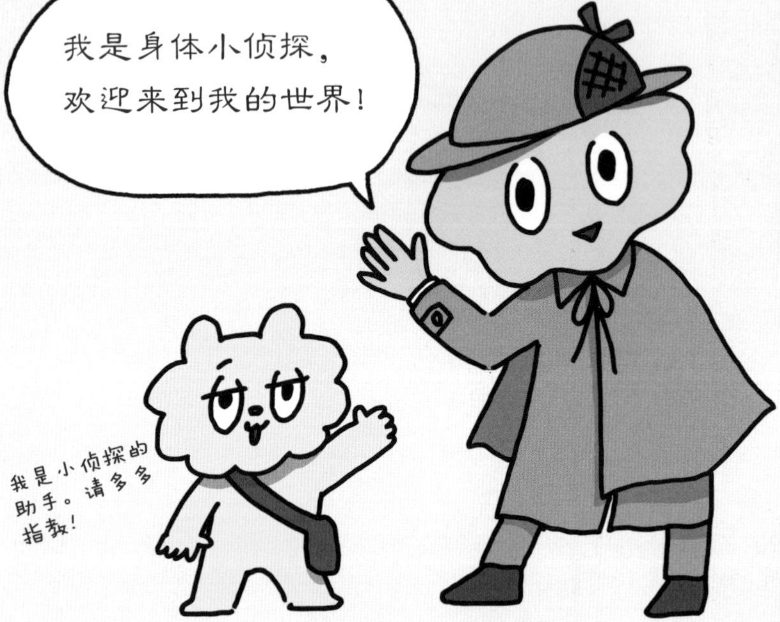
我是身体小侦探，
欢迎来到我的世界！
我是小侦探的助手。请多多指教！

助手

“身体小侦探事务所”员工。他虽然说话很难听，但是工作十分认真。

身体小侦探

能够侦破发生在你身体里的各种“案件”。

你有没有遇到过这样的烦恼呢？比如：

· 在大家面前突然放了一个屁。
· 早上太困了，怎么也起不来床。
· 明明之前认真学习了，却怎么也记不住学过的知识点。

那就让身体小侦探来帮你解决身体的各种困惑吧！

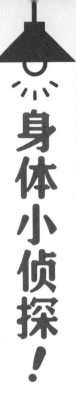

“身体小侦探事务所”的工作流程

1 接受委托

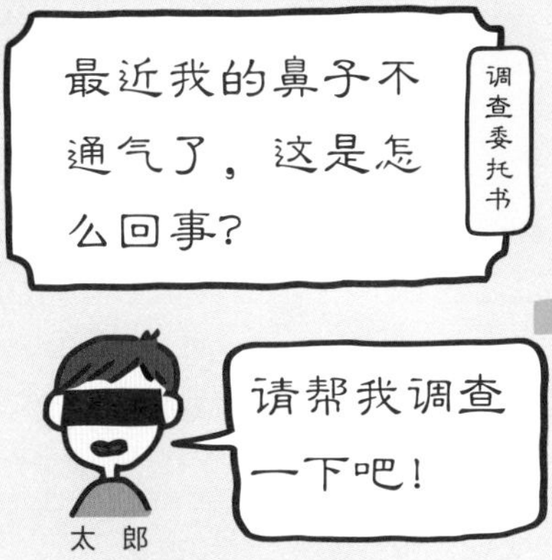
最近我的鼻子不通气了，这是怎么回事？
调查委托书
请帮我调查一下吧！
太 郎

让我们帮你解决烦恼吧。

2 开始调查

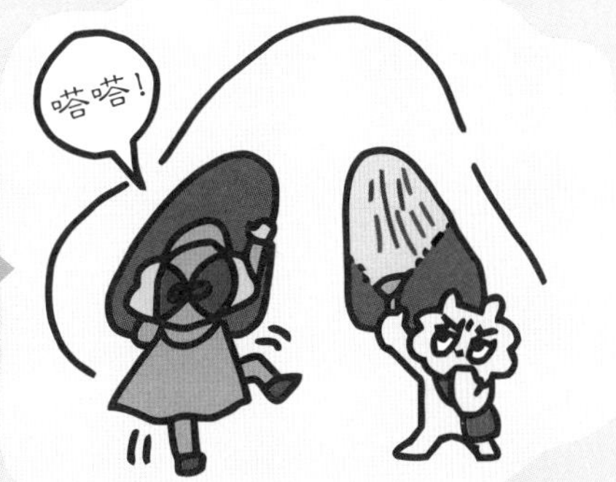
嗒嗒！

我们会潜入身体里调查。

3 找到原因

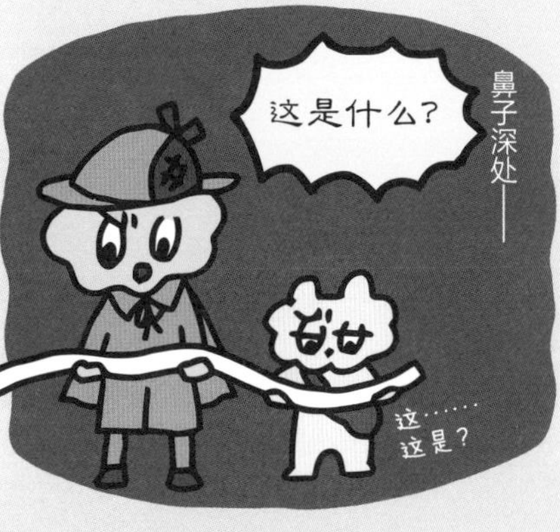
鼻子深处——
这是什么？
这……这是？

我们绝不放过任何证据。

4 提交结果

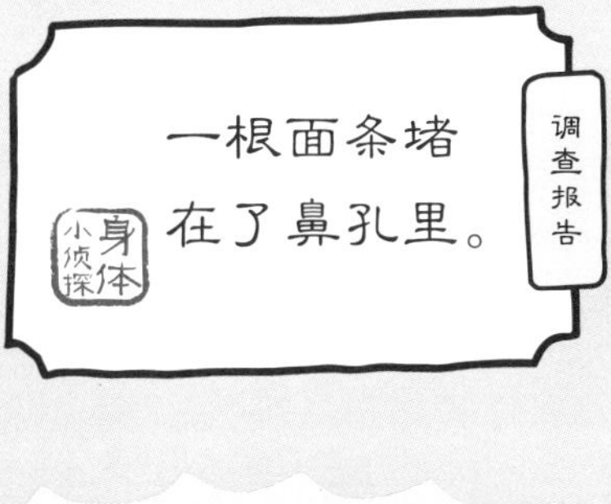
一根面条堵在了鼻孔里。
调查报告
身体小侦探

我们可以

查明任何身体**案件**！

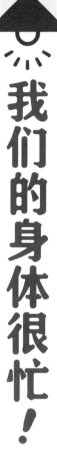

我们的身体很忙！

为什么我们的身体里总是发生各种各样令人烦恼的事情呢？

那是因为我们的身体一直处于工作状态。即使我们在发呆，身体的各种器官和组织也依然在工作。让我们来看一看这位小朋友的身体构造吧。

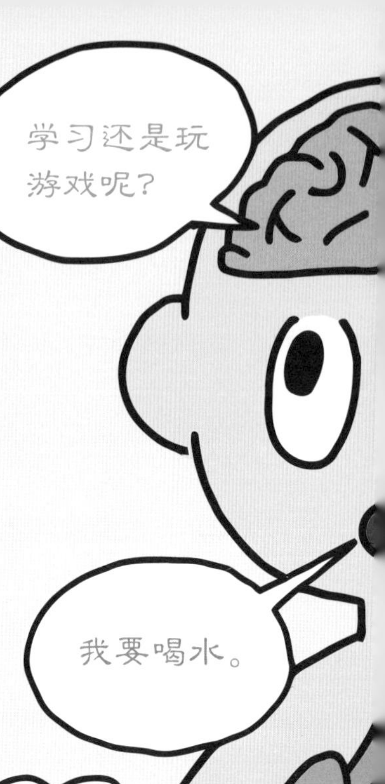
学习还是玩游戏呢？
我要喝水。

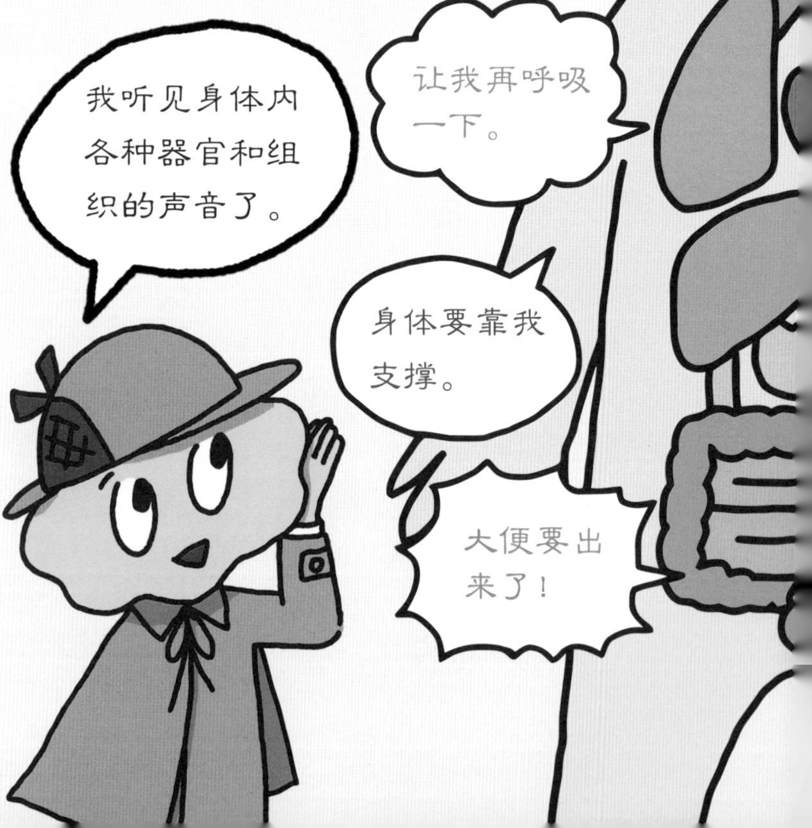
我听见身体内各种器官和组织的声音了。
让我再呼吸一下。
身体要靠我支撑。
大便要出来了！

人的身体构造是非常复杂的。

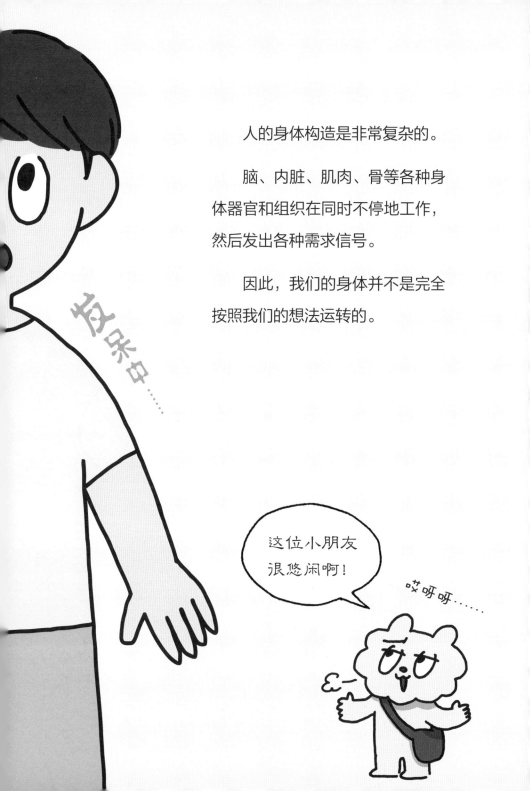

脑、内脏、肌肉、骨等各种身体器官和组织在同时不停地工作，然后发出各种需求信号。

因此，我们的身体并不是完全按照我们的想法运转的。

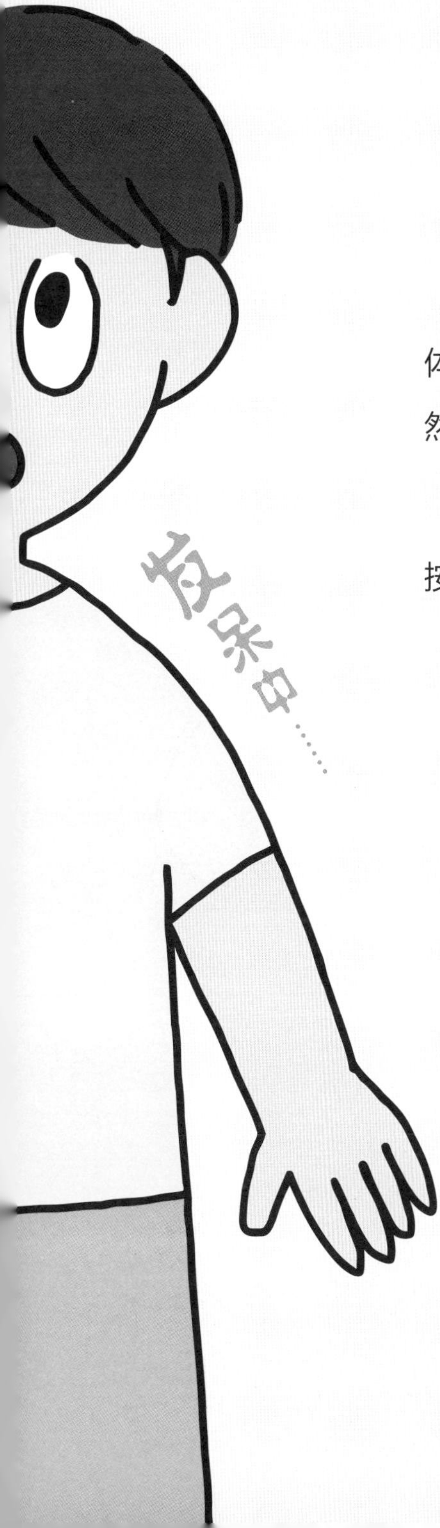

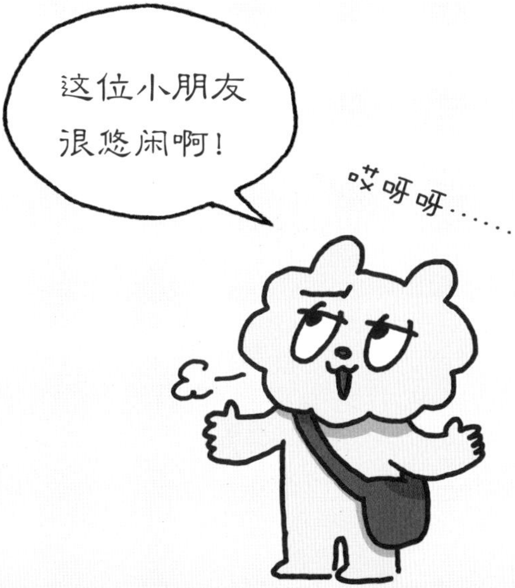

每天都有案件发生！

我们的身体内每天都在发生着各种各样奇怪的事情。

但是，请你放心，无论发生多么不可思议的事，身体小侦探都可以快速地帮你解决。

哎呀……好多调查委托书！

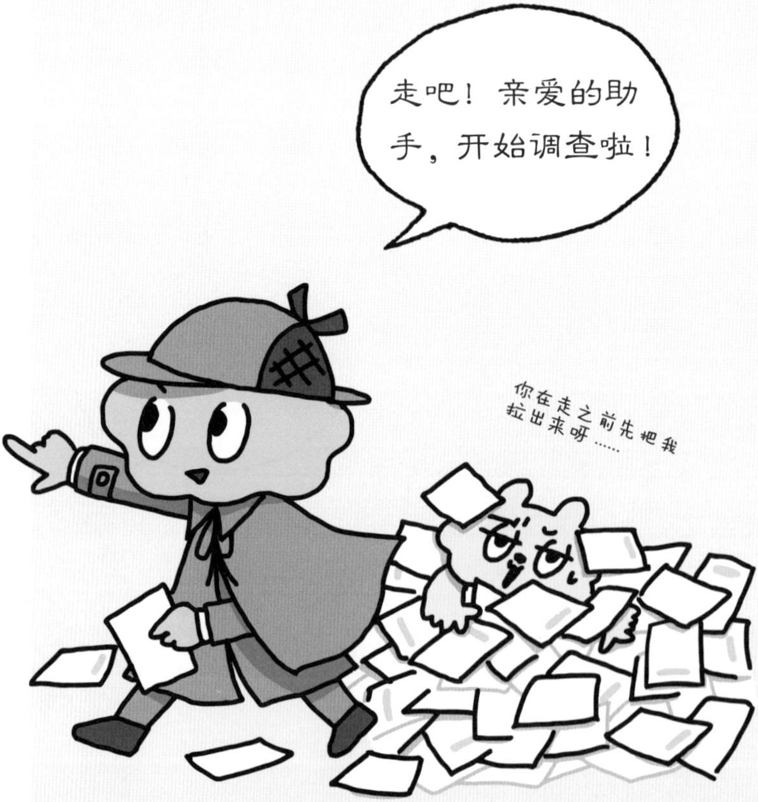
走吧！亲爱的助手，开始调查啦！
你在走之前先把我拉出来呀……

目　录

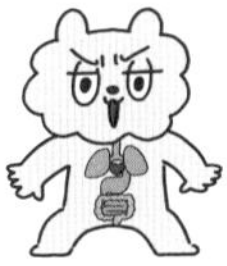

身体内脏里的谜团！

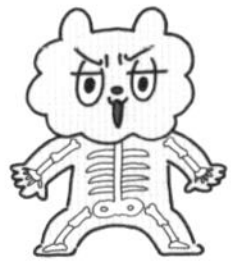

肌肉和骨里的谜团！

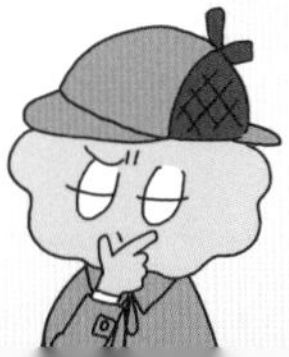

身体内脏

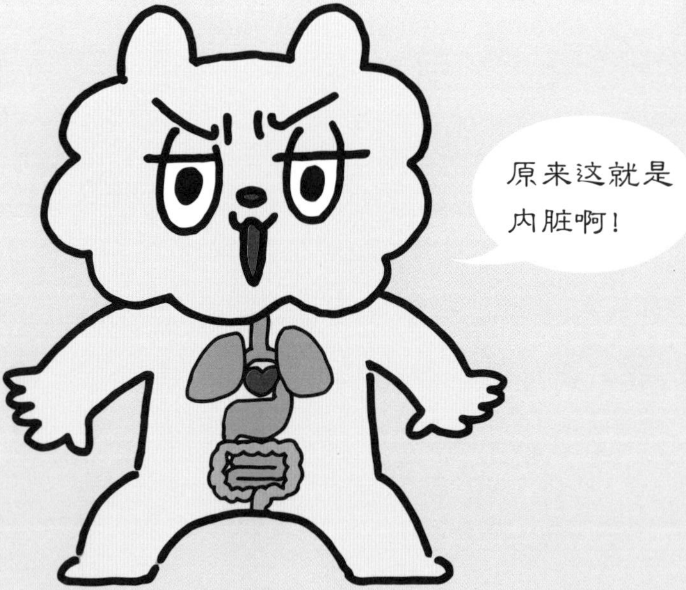

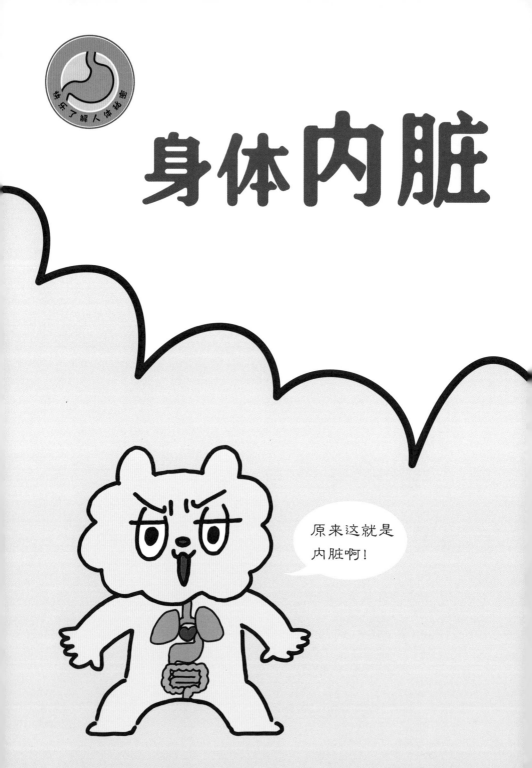

里的谜团！

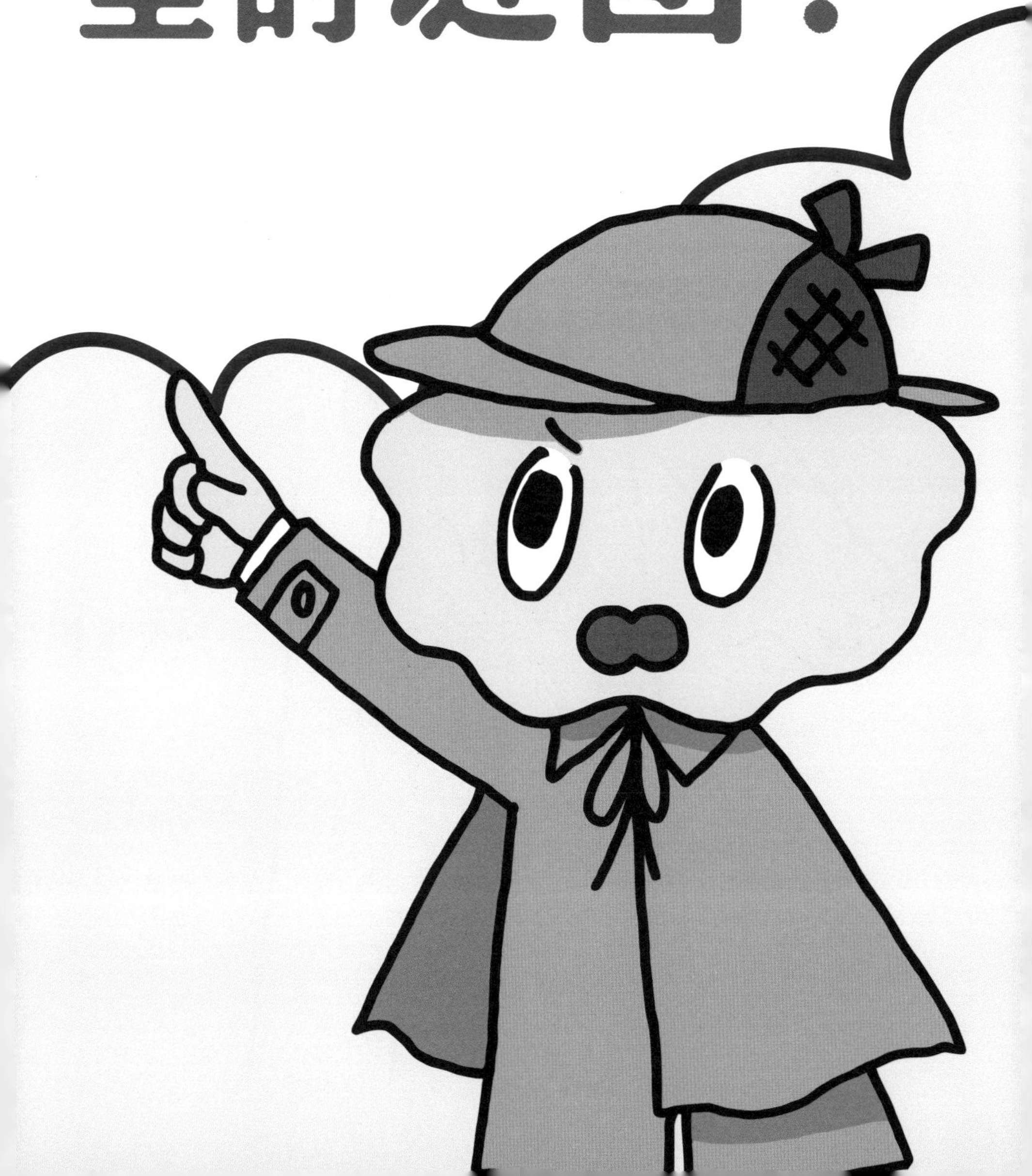

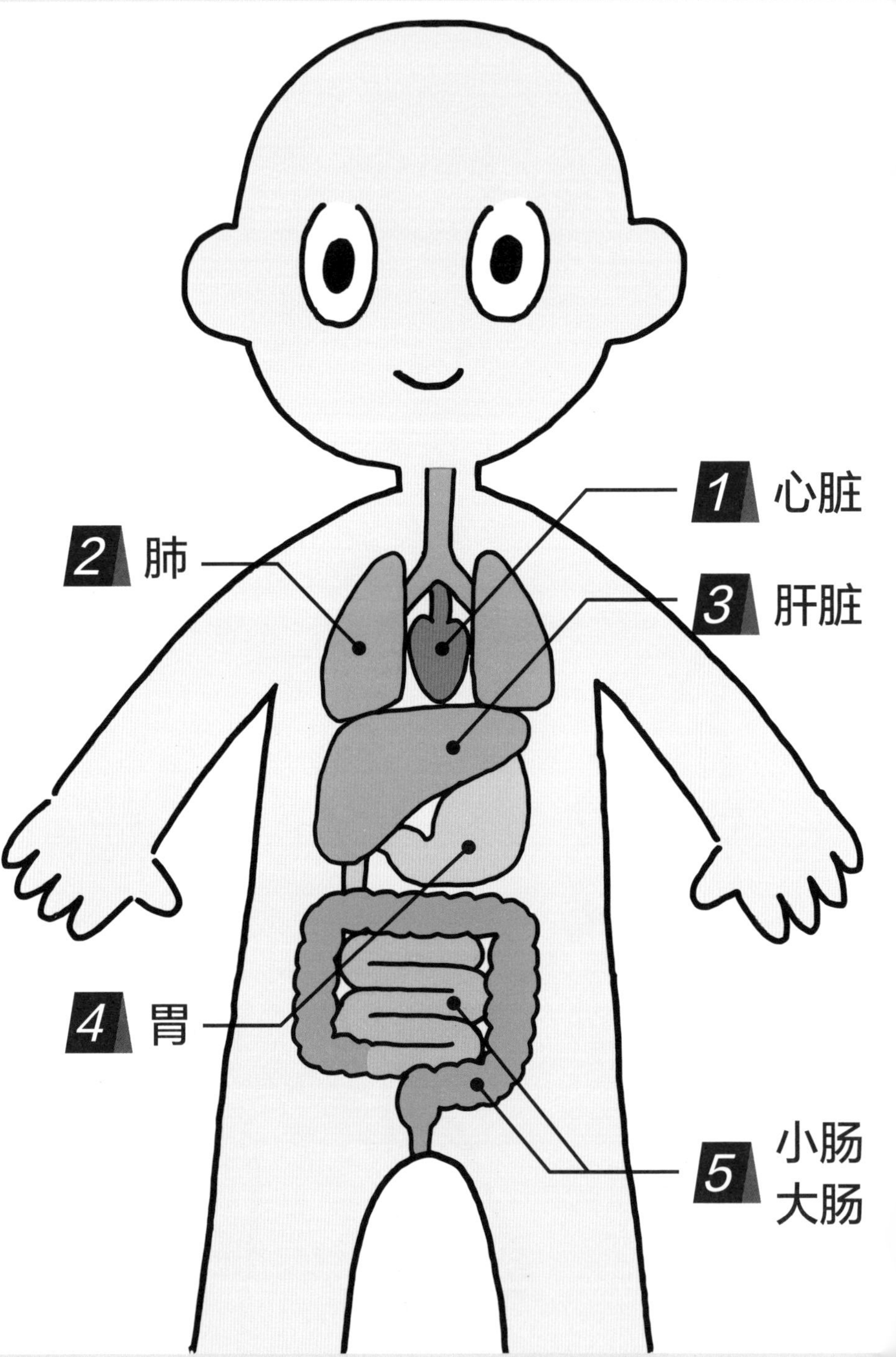
1 心脏
2 肺
3 肝脏
4 胃
5 小肠
大肠

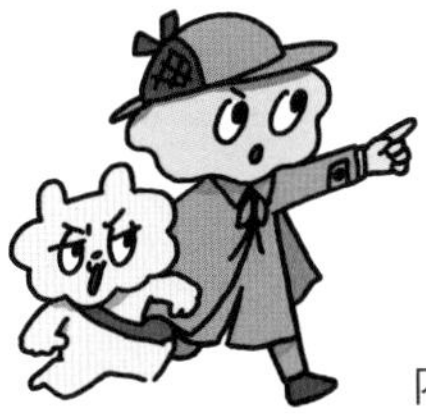

案发现场 内脏

内脏分布在胸腔和腹腔，它们可以促进呼吸和食物消化。内脏之间互相配合，将营养输送到全身体。

1 心脏 → pp.26~35

心脏像水泵一样工作，将富含营养和氧气的血液输送到全身。心脏输出的血液，大约只要一分钟就能在全身循环一遍，最终流回心脏。

2 肺 → pp.28~29

肺通过吸气和呼气完成与外界的气体交换。人一天吸入的空气重量大约是 20 千克。

3 肝脏 → pp.36~45

肝脏是人体最大的内脏器官。它不仅可以将营养转换成身体容易吸收的物质，还可以去除对身体有害的物质。

4 胃 → pp.6~15

胃利用胃液分解食物，营养物质会更容易被身体吸收。胃将分解后的食物送进小肠。

5 小肠和大肠 → pp.16~25

小肠消化食物，并吸收食物中的营养物质。大肠吸收掉食物残渣的水分，形成大便。

胃之谜

肚子为什么咕咕叫？

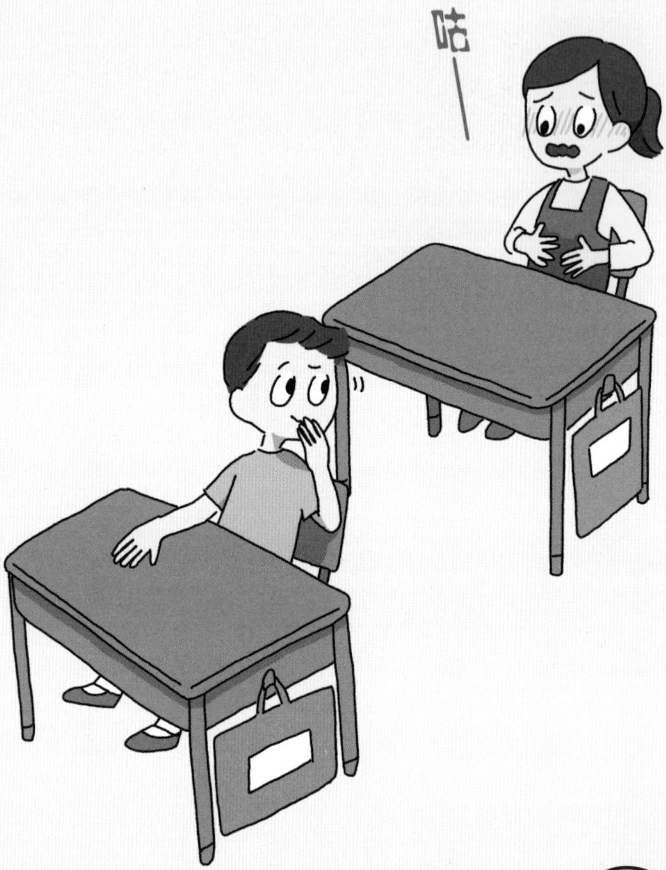

肚子饿的时候，为什么会发出咕咕的声音呢？有没有好办法可以阻止肚子叫？

前几天，我在教室的时候，肚子突然发出咕咕的叫声，我觉得很丢脸。

只有在我饿的时候，肚子才会发出这种声音，是有什么讨厌的东西在里面吗？请身体小侦探快点儿帮我调查吧。

伊藤绘里香

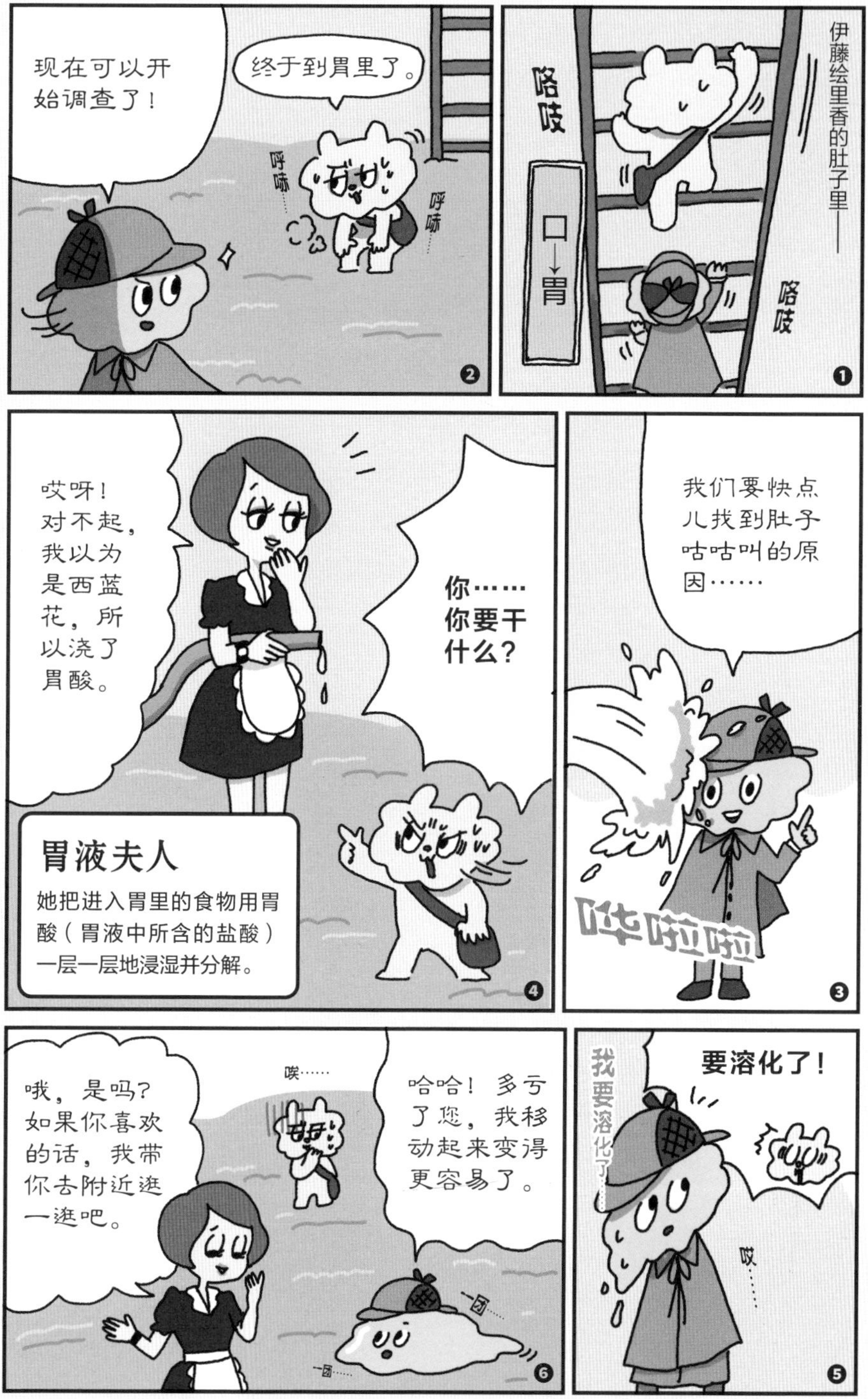
伊藤绘里香的肚子里——
咯吱
口→胃
咯吱
终于到胃里了。
呼哧……
呼哧……
现在可以开始调查了！
我们要快点儿找到肚子咕咕叫的原因……
哗啦啦
你……你要干什么？
哎呀！对不起，我以为是西蓝花，所以浇了胃酸。
胃液夫人
她把进入胃里的食物用胃酸（胃液中所含的盐酸）一层一层地浸湿并分解。
要溶化了！
我要溶化了……
哎……
哈哈！多亏了您，我移动起来变得更容易了。
唉……
哦，是吗？如果你喜欢的话，我带你去附近逛一逛吧。
一团……
一团……

胃的工作图

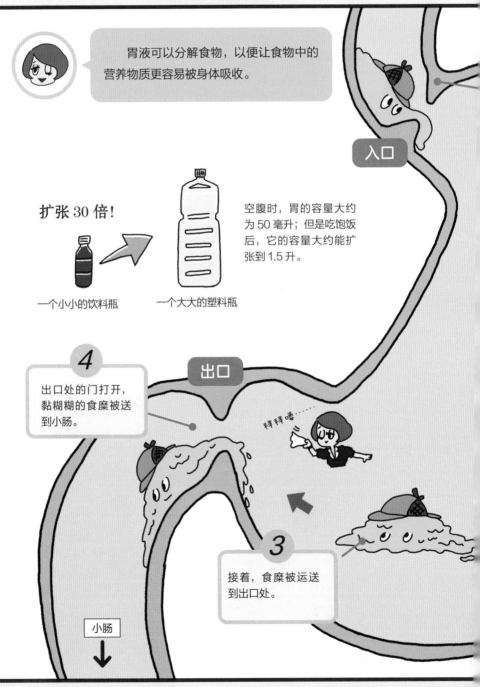

胃液可以分解食物，以便让食物中的营养物质更容易被身体吸收。

扩张 30 倍！

一个小小的饮料瓶　　一个大大的塑料瓶

空腹时，胃的容量大约为 50 毫升；但是吃饱饭后，它的容量大约能扩张到 1.5 升。

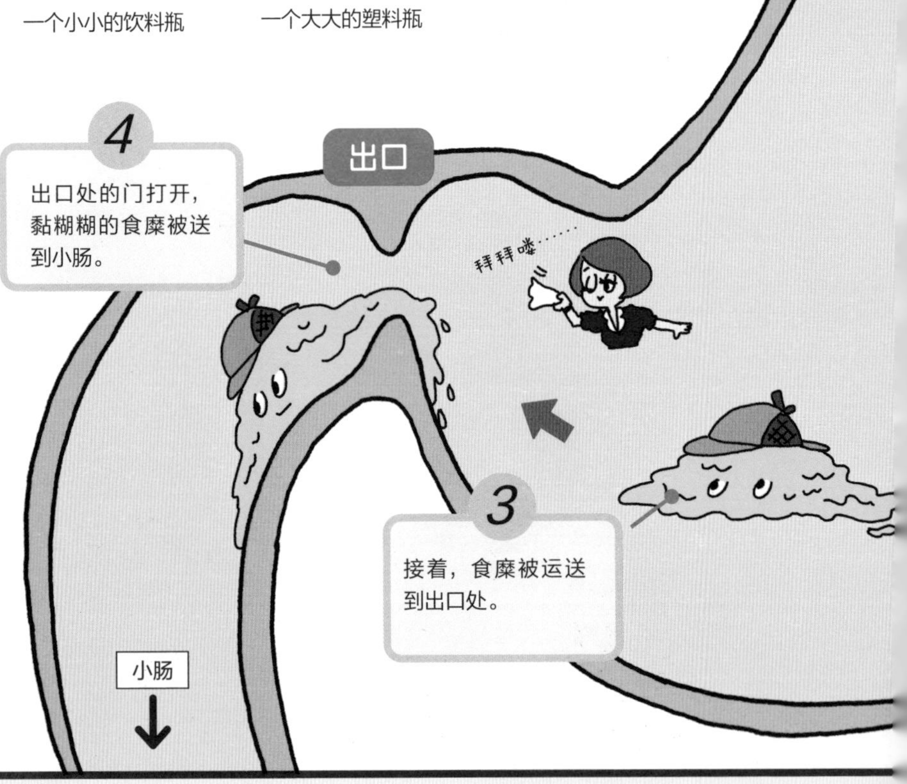

4 出口处的门打开，黏糊糊的食糜被送到小肠。

3 接着，食糜被运送到出口处。

胃的入口和出口处分别有一扇门。这两扇门平时是关闭的，只在有食物通过的时候才会打开。
胃液
啊——啊——
方向没错！
大家注意线条方向！
唰

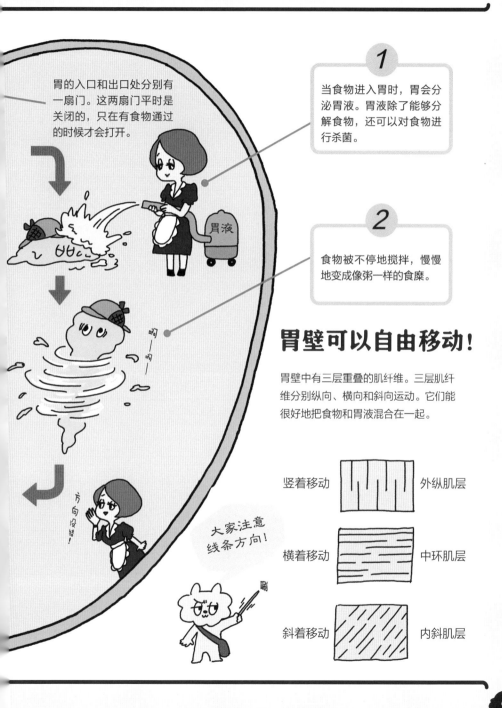

1

当食物进入胃时，胃会分泌胃液。胃液除了能够分解食物，还可以对食物进行杀菌。

2

食物被不停地搅拌，慢慢地变成像粥一样的食糜。

胃壁可以自由移动！

胃壁中有三层重叠的肌纤维。三层肌纤维分别纵向、横向和斜向运动。它们能很好地把食物和胃液混合在一起。

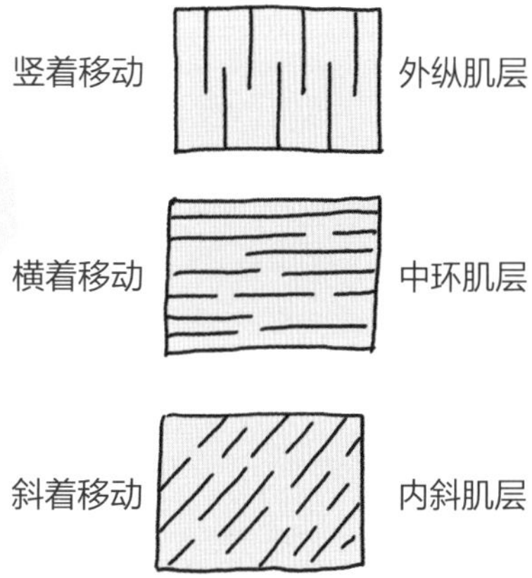
竖着移动
外纵肌层
横着移动
中环肌层
斜着移动
内斜肌层

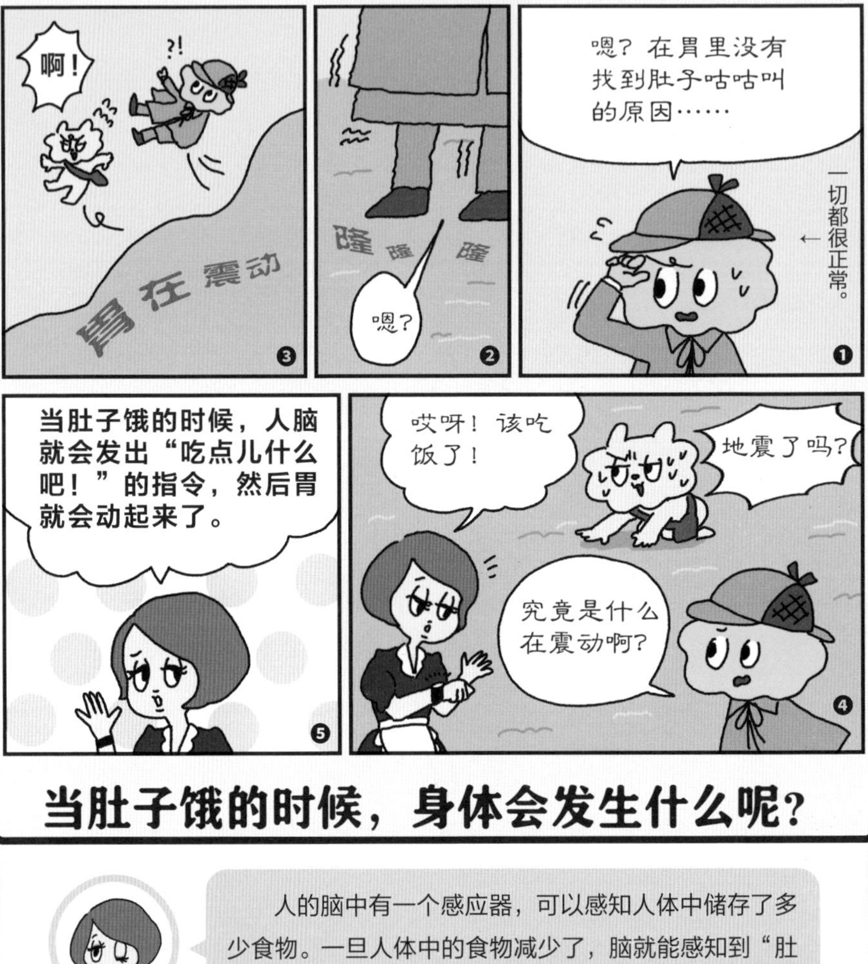
嗯？在胃里没有找到肚子咕咕叫的原因……
一切都很正常。
隆 隆 隆
嗯？
啊！
?!
胃在震动
哎呀！该吃饭了！
地震了吗？
究竟是什么在震动啊？
当肚子饿的时候，人脑就会发出“吃点儿什么吧！”的指令，然后胃就会动起来了。

当肚子饿的时候，身体会发生什么呢？

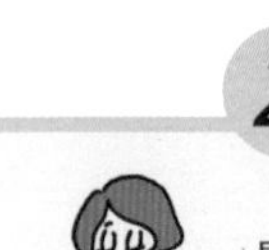

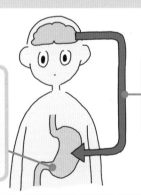

人的脑中有一个感应器，可以感知人体中储存了多少食物。一旦人体中的食物减少了，脑就能感知到“肚子饿了”，然后向胃发出指令。

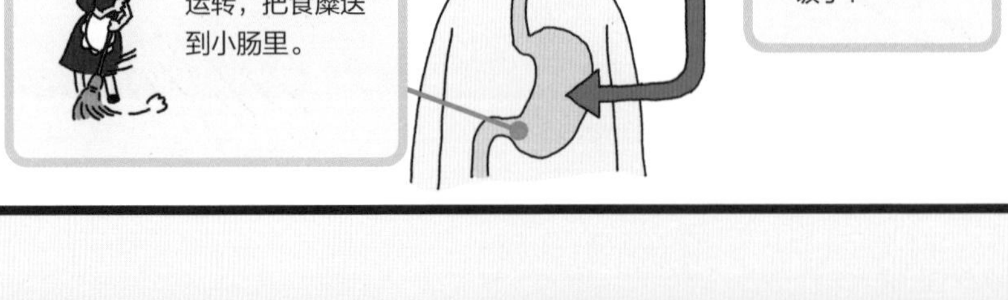
1
脑对胃发出指令：“准备开饭了！”
2
胃像抽水机一样运转，把食糜送到小肠里。

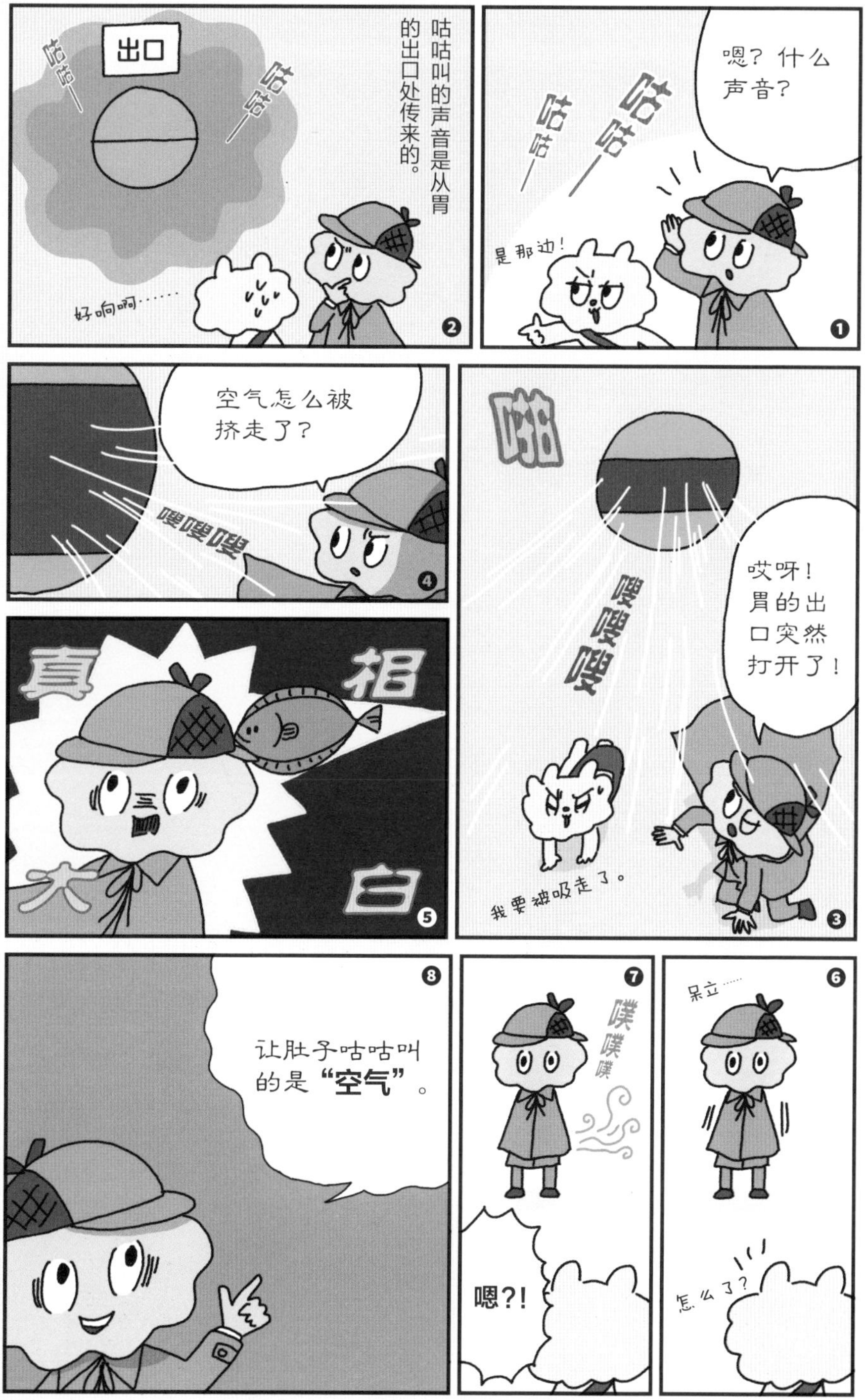
咕咕
咕咕—
嗯？什么声音？
是那边！
出口
咕咕—
咕咕—
咕咕叫的声音是从胃的出口处传来的。
好响啊……
啪
嗖嗖嗖
哎呀！胃的出口突然打开了！
我要被吸走了。
空气怎么被挤走了？
嗖嗖嗖
真相大白
呆立……
怎么了？
噗噗噗
嗯?!
让肚子咕咕叫的是“空气”。

肚子咕咕叫的原因

① 胃接收到脑的指令后，会加快收缩，胃里的空气就会被挤压。

② 积攒在胃出口附近的空气一下子进入小肠。

被挤压的空气向下经过胃和小肠壁，发出咕咕的声音。

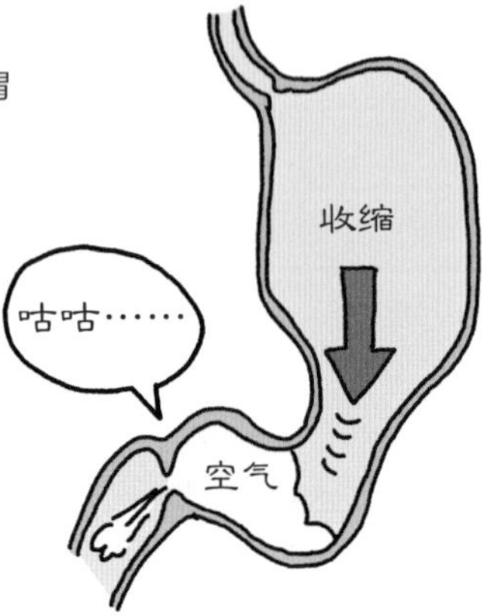
收缩
咕咕……
空气

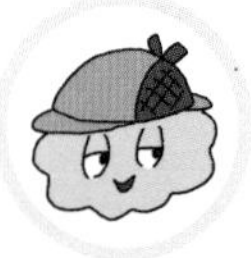

这些空气如果从嘴里排出来，就是“打嗝”；如果是从屁股排出来，就是“放屁”。

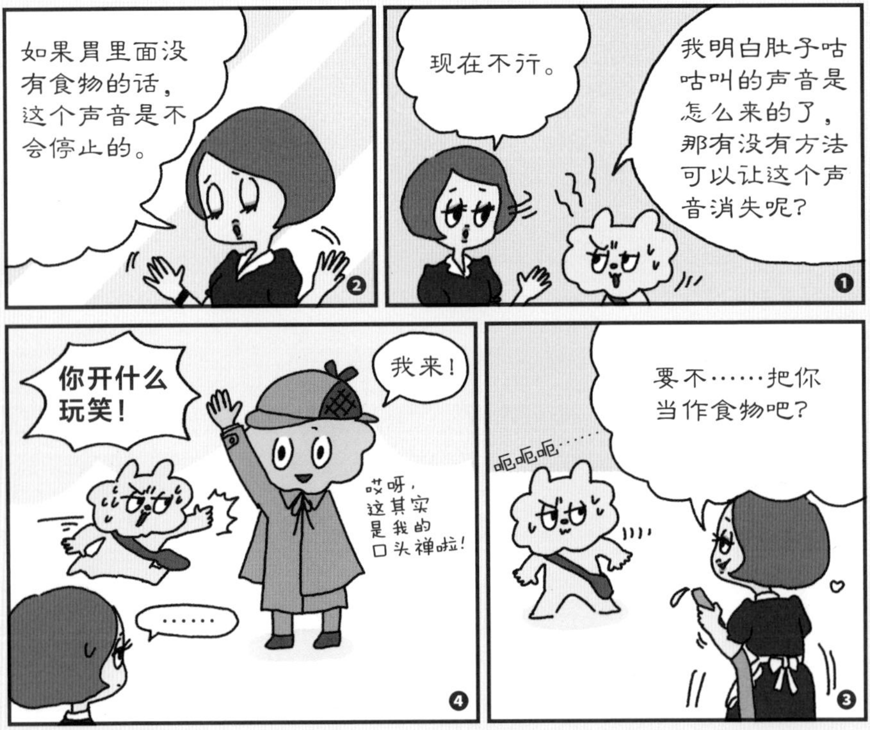
我明白肚子咕咕叫的声音是怎么来的了，那有没有方法可以让这个声音消失呢？
现在不行。
如果胃里面没有食物的话，这个声音是不会停止的。
要不……把你当作食物吧？
呃呃呃……
我来！
你开什么玩笑！
哎呀，这其实是我的口头禅啦！
……

你要来试一试吗？

胃液夫人的小课堂

防止肚子咕咕叫的秘诀

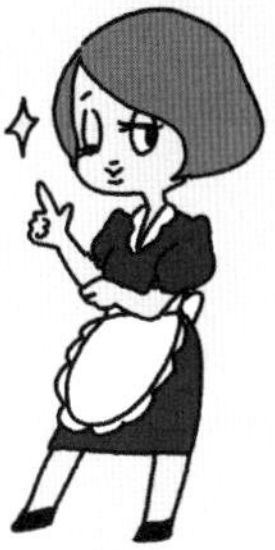

要想防止肚子咕咕叫，就一定要好好吃早餐。推荐你吃可以消除饥饿的水果麦片。除此之外，如果你有以下几种习惯，肚子也容易咕咕叫。

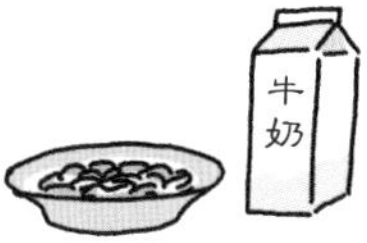

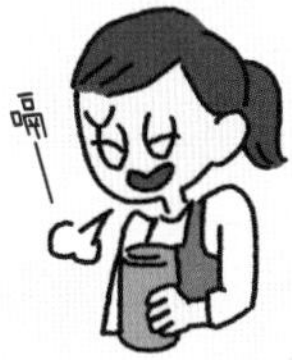

喝碳酸饮料

碳酸饮料中含有大量的气体。如果这些气体积攒在胃里，肚子也容易咕咕叫。

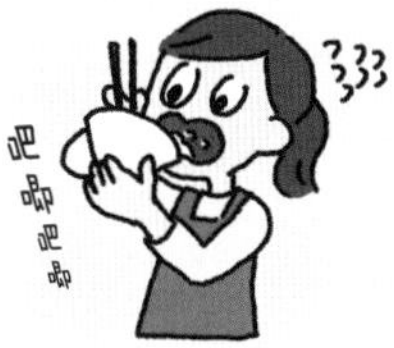

吃饭快

空气很容易随着食物一起被吃进胃里。

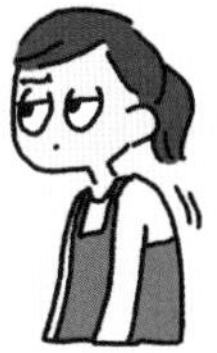

驼背

如果胃被腹部的肌肉挤压，空气就更容易进入小肠。

调查报告

伊藤绘里香：

你的肚子咕咕叫是胃在提醒你需要进食了。虽然这叫声让人很尴尬，但也说明你的身体很健康。

顺便说一下，食物在小肠中移动的时候，也会发出类似的声音。

肚子的叫声会有各种各样的变化，比如『咕噜咕噜』『咕咚咕咚』等，你可以让好朋友把耳朵贴在你的肚子上听一听。

角色档案

01 胃液夫人

在胃中工作的美丽角色

胃液夫人一看到食物，就会往食物上浇胃液，把食物分解成黏稠的食糜，这样食物中的营养就更容易被身体吸收了。此外，胃液还具有杀菌作用。

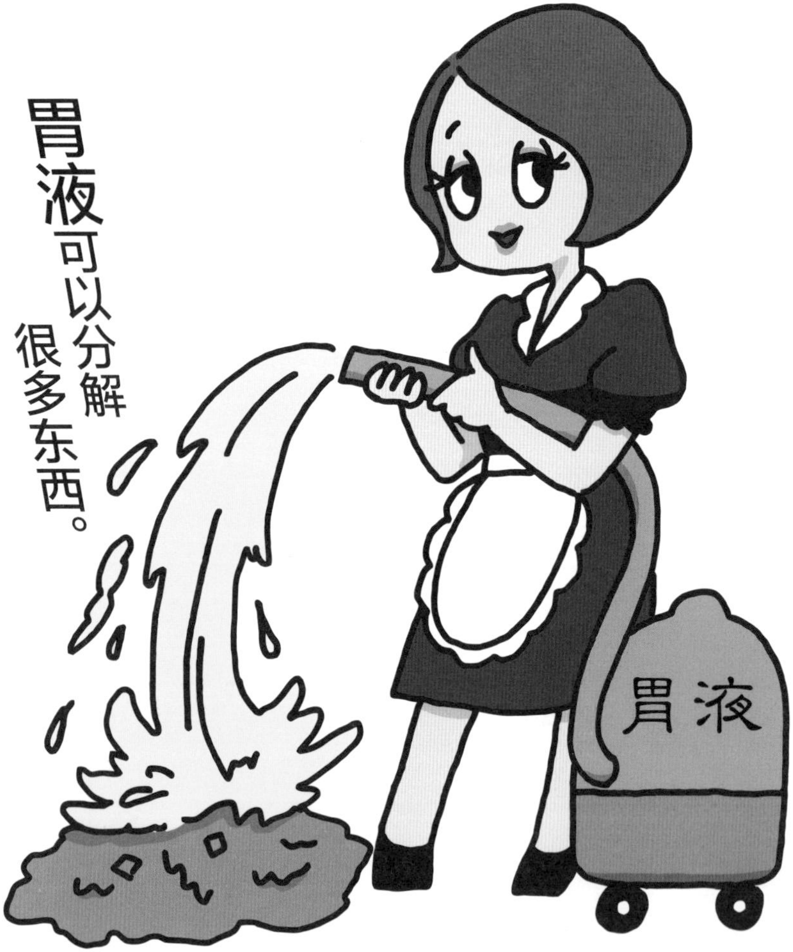
胃液可以分解很多东西。
胃液

位置

胃
位于腹腔的
左上方。

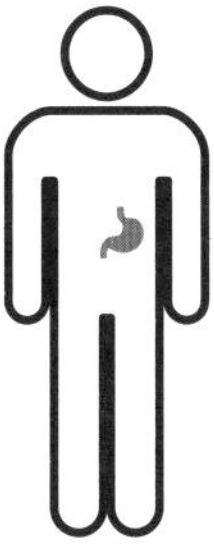

体积

空腹的时候，
胃跟你的拳头差不多大。

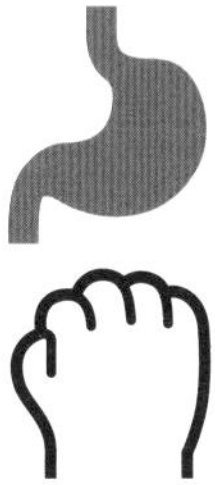

胃的特点

即使胃里
装满了食物，
也能再塞进一些。

即使你吃饱了，看见喜欢的食物时，脑也会让胃活跃起来，腾出空间来容纳新的食物。因此人们常说“甜品是装在另一个胃里的”。

胃的保护屏障

当胃的压力
增大时，保护屏障
就会变弱。

胃之所以没有和食物一起被胃液分解，是因为它能通过分泌黏液来形成一道保护屏障。但当胃的压力增大时，保护屏障就会变弱，胃壁上就容易出现小孔。

小肠和大肠之谜

三天没拉便便了怎么办？

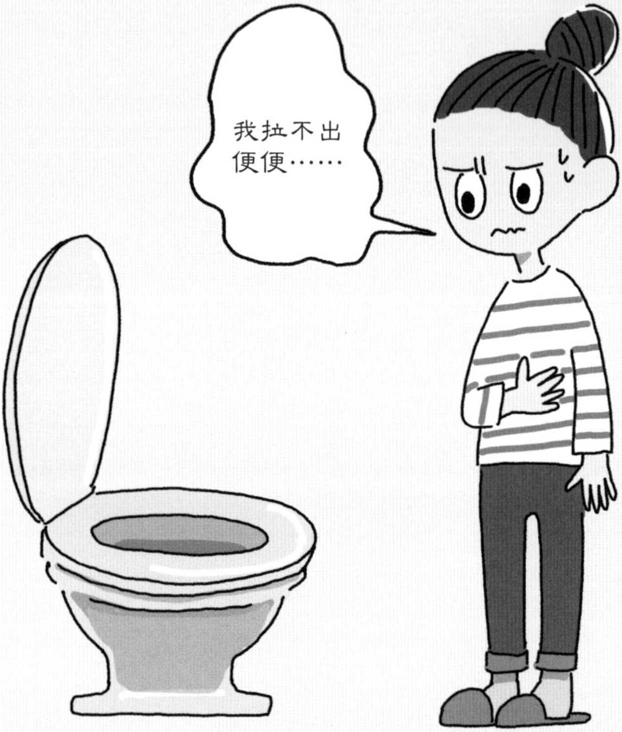

我们为什么会有便便呢？为什么便便有时候会变得又干又硬，拉不出来？

最近，我拉不出便便了，请你一定替我保密。我的肛门好像被什么东西堵住了一样，一用力拉便便，就会非常痛。这样下去，我肚子里的便便会积攒得越来越多，肚子会不会爆炸呀？我想要快点儿把便便拉出来，让身体舒服。

上村菜菜美

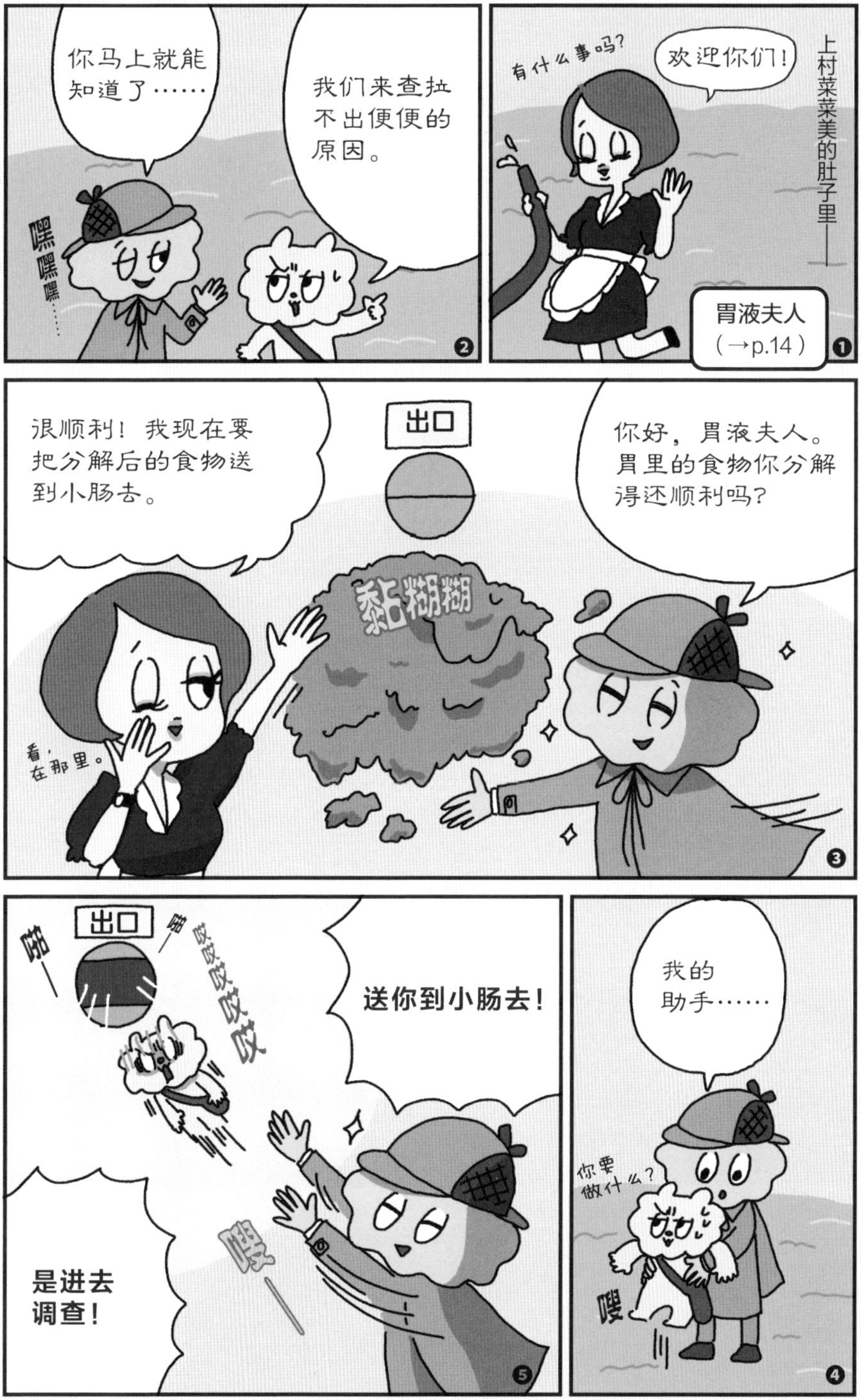

上村菜菜美的肚子里——
有什么事吗？
欢迎你们！
胃液夫人
（→p.14）
我们来查拉不出便便的原因。
你马上就能知道了……
嘿嘿嘿……
你好，胃液夫人。胃里的食物你分解得还顺利吗？
很顺利！我现在要把分解后的食物送到小肠去。
出口
黏糊糊
看，在那里。
我的助手……
你要做什么？
嗖
送你到小肠去！
是进去调查！
出口
啪
啪
哎哎哎哎哎
嗖

小肠和大肠的工作图

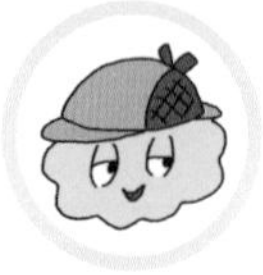

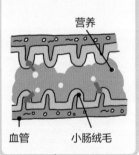

小肠是消化食物并吸收营养的主要场所。大肠可以吸收一些水、无机盐和维生素等物质。成年人的小肠长度约为 5~6 米，大肠约为 1.5 米。

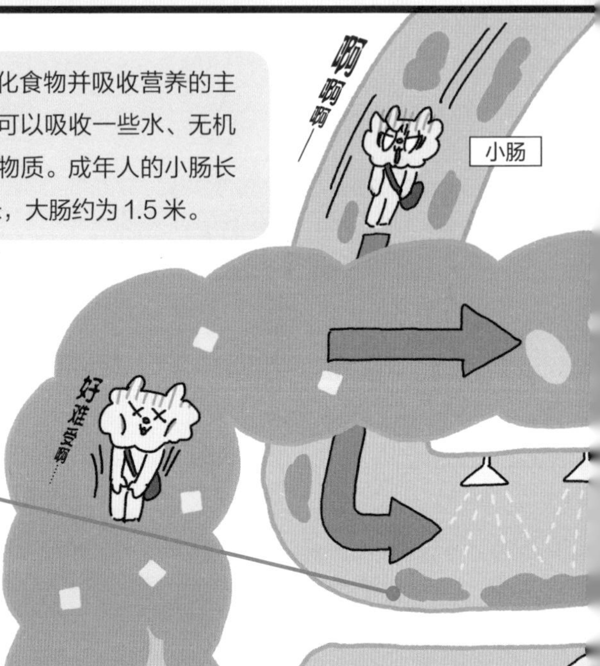

1

经过胃初步消化的食物进入小肠后与肠液融合，变得更加黏稠。肠液有帮助消化的作用。

2

小肠壁的内表面有很多突起的小肠绒毛。食物中的营养被小肠绒毛吸收，并通过毛细血管送到全身。

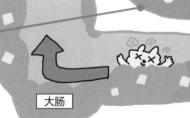

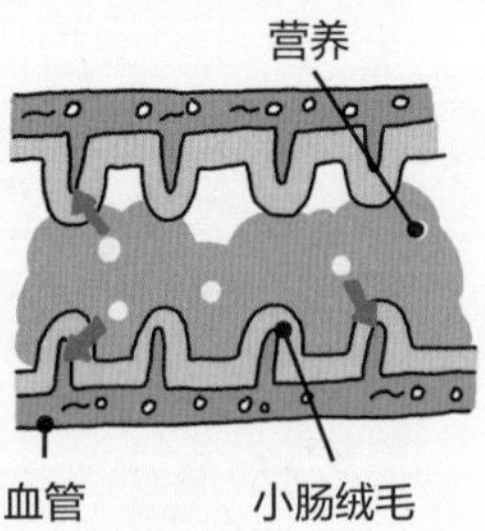

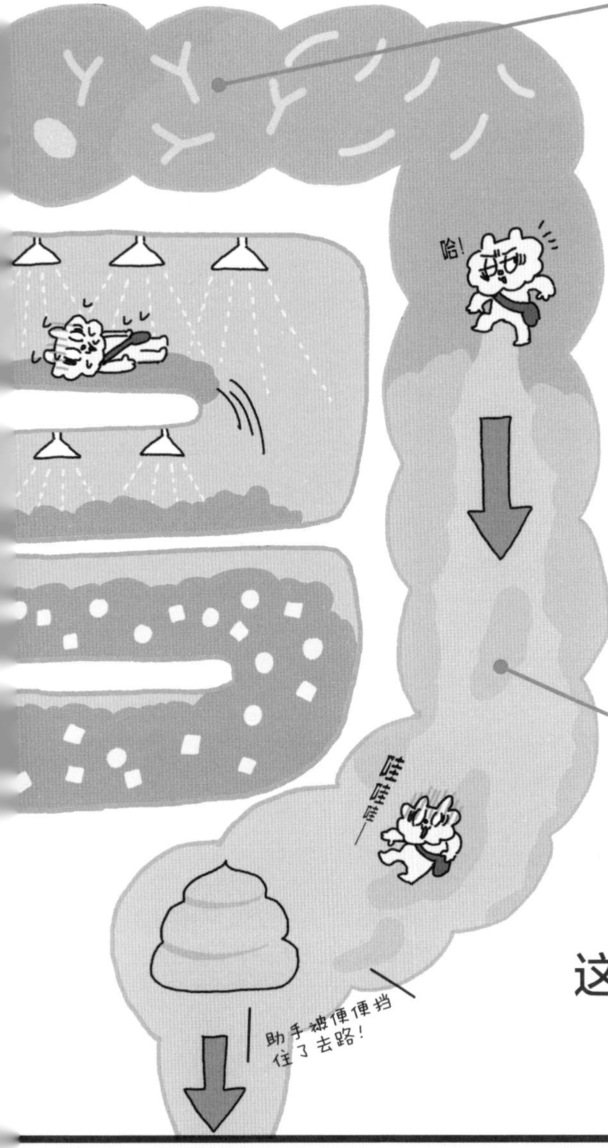

3

大肠内的菌群可以利用食物残渣合成一些维生素。

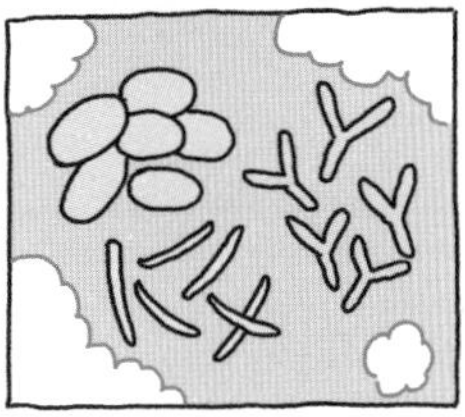

4

食物残渣被大肠吸收水分，形成大便，然后被送到大肠底部。

这样，大便就形成了!

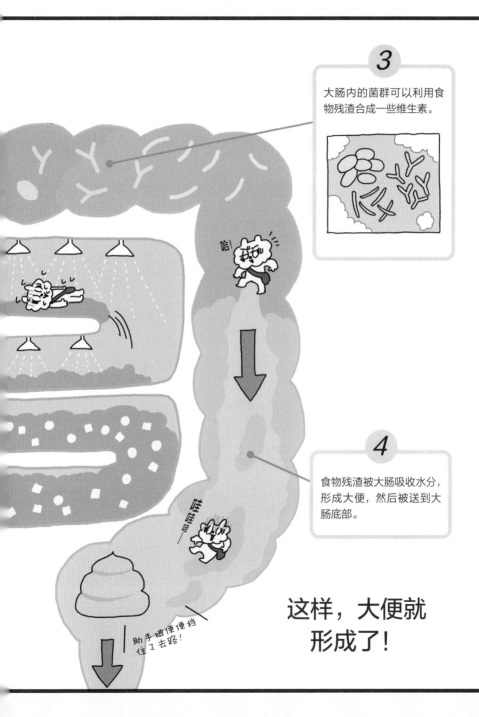

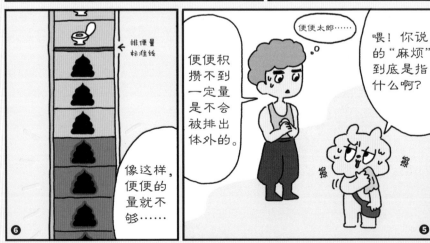

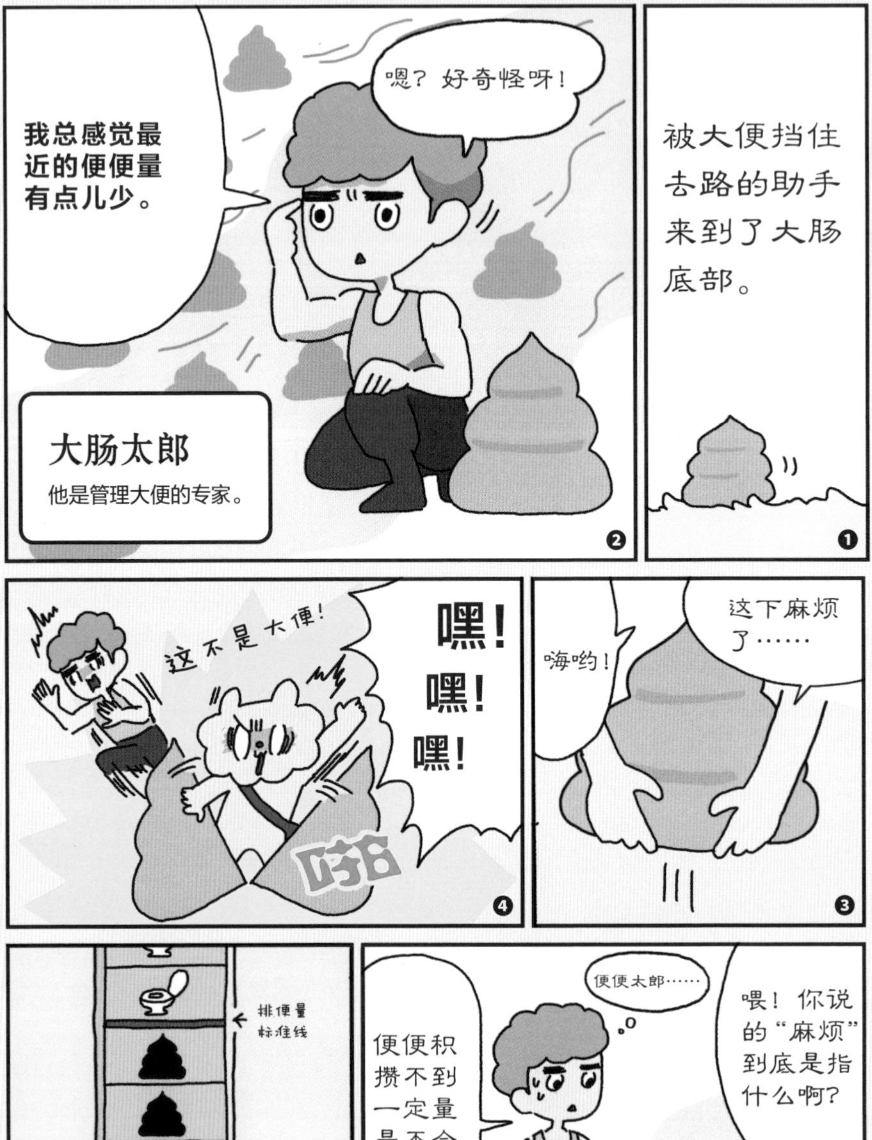
被大便挡住去路的助手来到了大肠底部。
我总感觉最近的便便量有点儿少。
嗯？好奇怪呀！
大肠太郎
他是管理大便的专家。
嗨哟！
这下麻烦了……
嘿！
嘿！
嘿！
这不是大便！
喂！你说的“麻烦”到底是指什么啊？
便便太郎……
便便积攒不到一定量是不会被排出体外的。
擦
擦
排便量标准线
像这样，便便的量就不够……

排便过程图

1

积攒大便

大便积攒到一定量时，直肠壁就会扩张，“大便量足够”这个信息就会通过神经传达给脑。

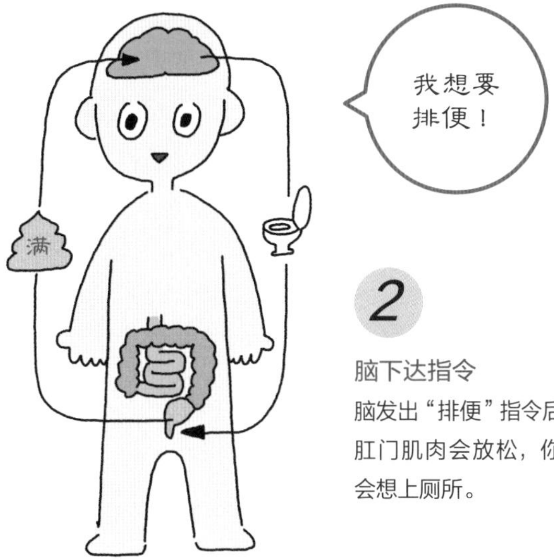

2

脑下达指令

脑发出“排便”指令后，肛门肌肉会放松，你就会想上厕所。

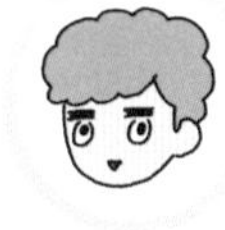

大肠中一直存有大便，因为有脑的控制，所以我们的大便不会被随意排出。

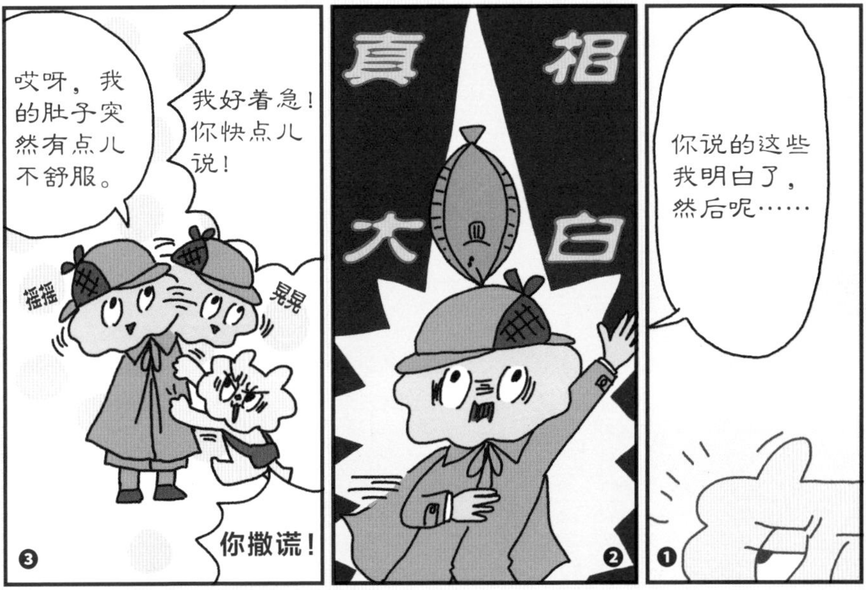

❶
你说的这些我明白了，然后呢……
❷
真相大白
❸
哎呀，我的肚子突然有点儿不舒服。
我好着急！你快点儿说！
摇摇
晃晃
你撒谎！

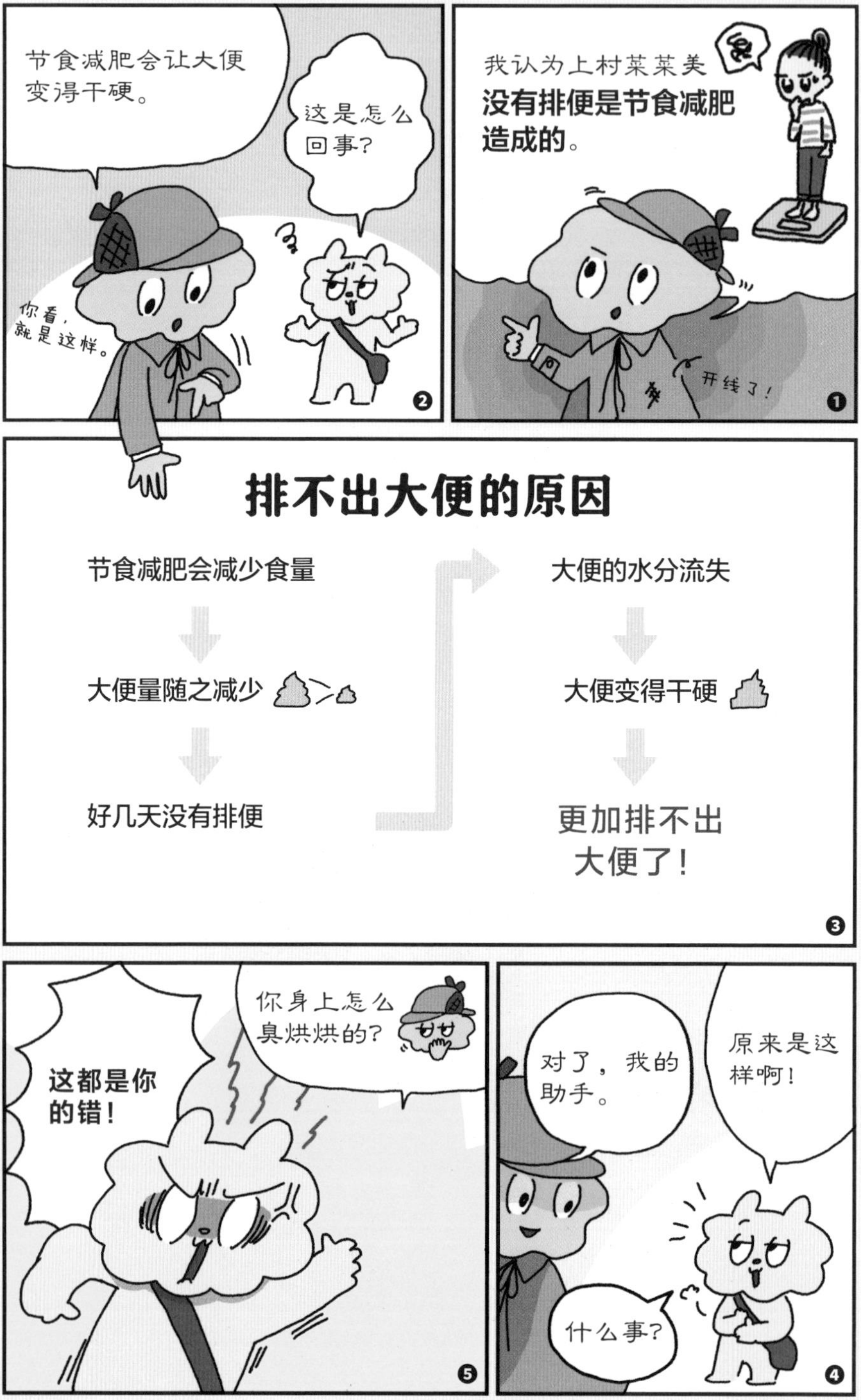
我认为上村菜菜美
没有排便是节食减肥造成的。
开线了！
节食减肥会让大便变得干硬。
这是怎么回事？
你看，就是这样。
排不出大便的原因
节食减肥会减少食量
大便量随之减少
好几天没有排便
大便的水分流失
大便变得干硬
更加排不出大便了！
原来是这样啊！
对了，我的助手。
什么事？
你身上怎么臭烘烘的？
这都是你的错！

你要来试一试吗？

大肠太郎的小课堂

轻松排便的方法

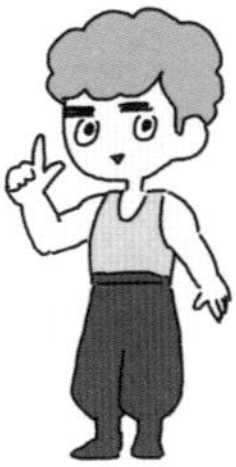

早点儿起床，这样你就有充足的时间排便了。除此之外，你还可以这样做：

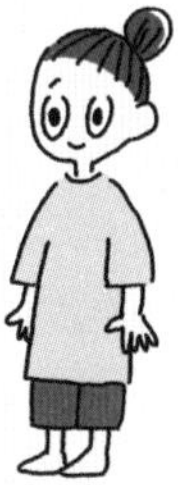

穿宽松的衣服

如果身上的衣服比较紧，大肠就蠕动得比较慢。穿宽松的衣服有助于大肠蠕动。

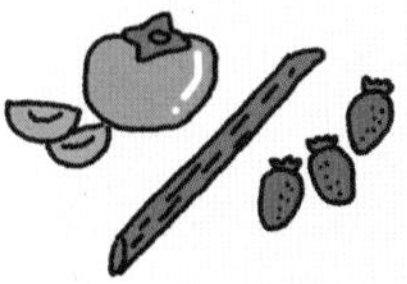

多吃蔬菜和水果

蔬菜和水果中的膳食纤维可以软化我们的大便。牛蒡、柿子、草莓等都含有大量的膳食纤维。

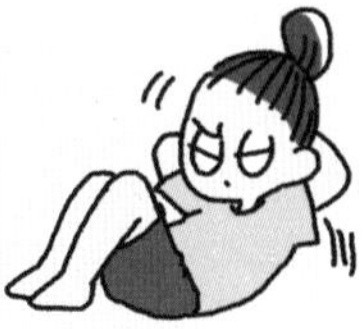

多做运动

我们运动时，肚子上肌肉的活动量会增加，排便的力量也会增强。比起节食减肥，运动减肥更健康。

调查报告

上村菜菜美：

如果你想要排出大便，就一定要多吃饭。

大便正常是身体健康的标志之一，健康的大便有着跟小香蕉一样的大小和硬度。如果你排出的大便像兔子大便那样一颗颗的，就说明体内水分不足；如果你排出的大便很稀，就说明食物营养没有被身体充分吸收。

另外，如果你吃了辛辣的食物，排便的时候，肛门就可能会痛，所以你要做好心理准备。

身体小侦探

角色档案

02 大肠太郎

在大肠里工作的重要角色

食物残渣被大肠吸收水分后，最后形成大便。大便积攒到一定量，肛门肌肉就会放松，排出大便。

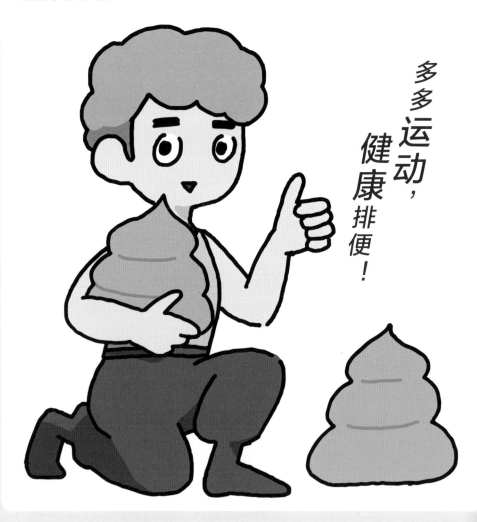

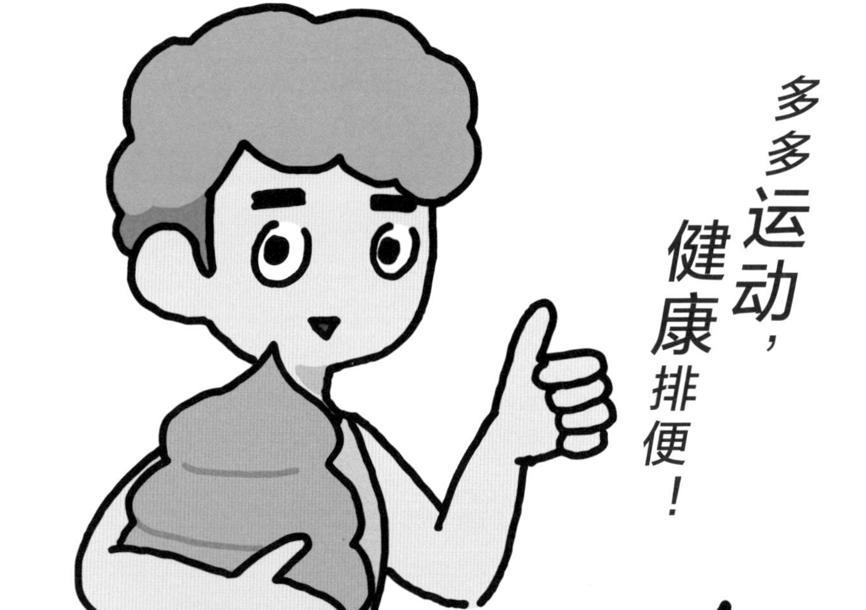

位置

大肠
位于
腹腔的下部。

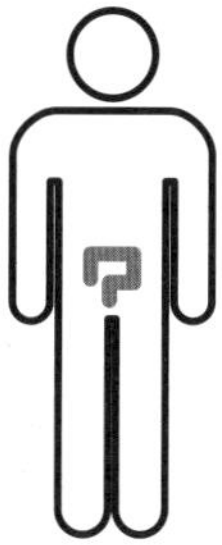

长度

大肠的长度相当于小学六年级女生的平均身高（约为 1.5 米）。

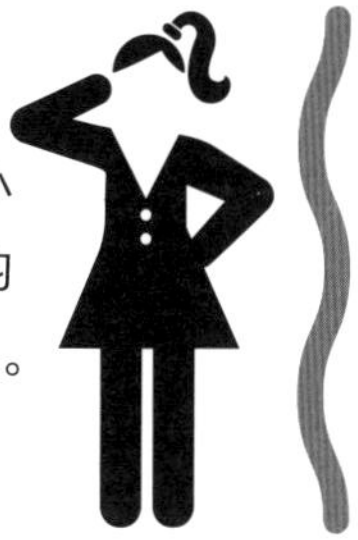

大肠的优点

最多
能储存
6 千克大便。

根据计算，大肠中可以储存 4.5~6 千克大便。过度憋便对身体有害，一定不要这样做。

大肠的缺点

吃冷的食物
会导致
腹泻。

冷的食物会刺激大肠，从而加快大肠运送食物的速度，导致食物中的水分不能被大肠充分地吸收，从而引起腹泻。

心脏之谜

心脏总是怦怦跳……

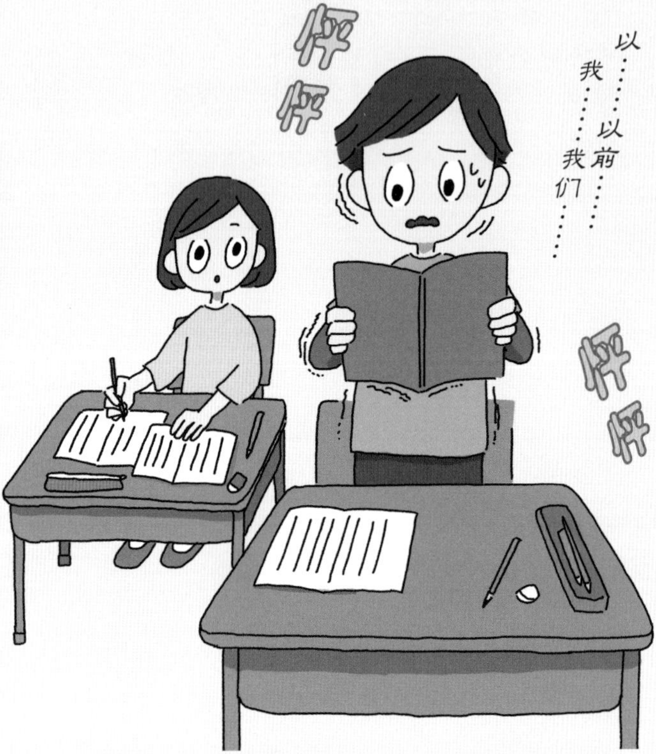

我在演讲或参加运动会时，如果很多人盯着我看，我就会紧张得心脏怦怦直跳，这是为什么呢？

我非常讨厌在语文课上朗读课文，每当轮到我朗读的时候，我的脸会一下子变热，大脑会一片空白。

我课下自己读课文的时候不会紧张，为什么在大家面前朗读时会紧张呢？我告诉自己『不要紧张』时，心脏反而跳得更快了，这让我非常苦恼。

小田勇人

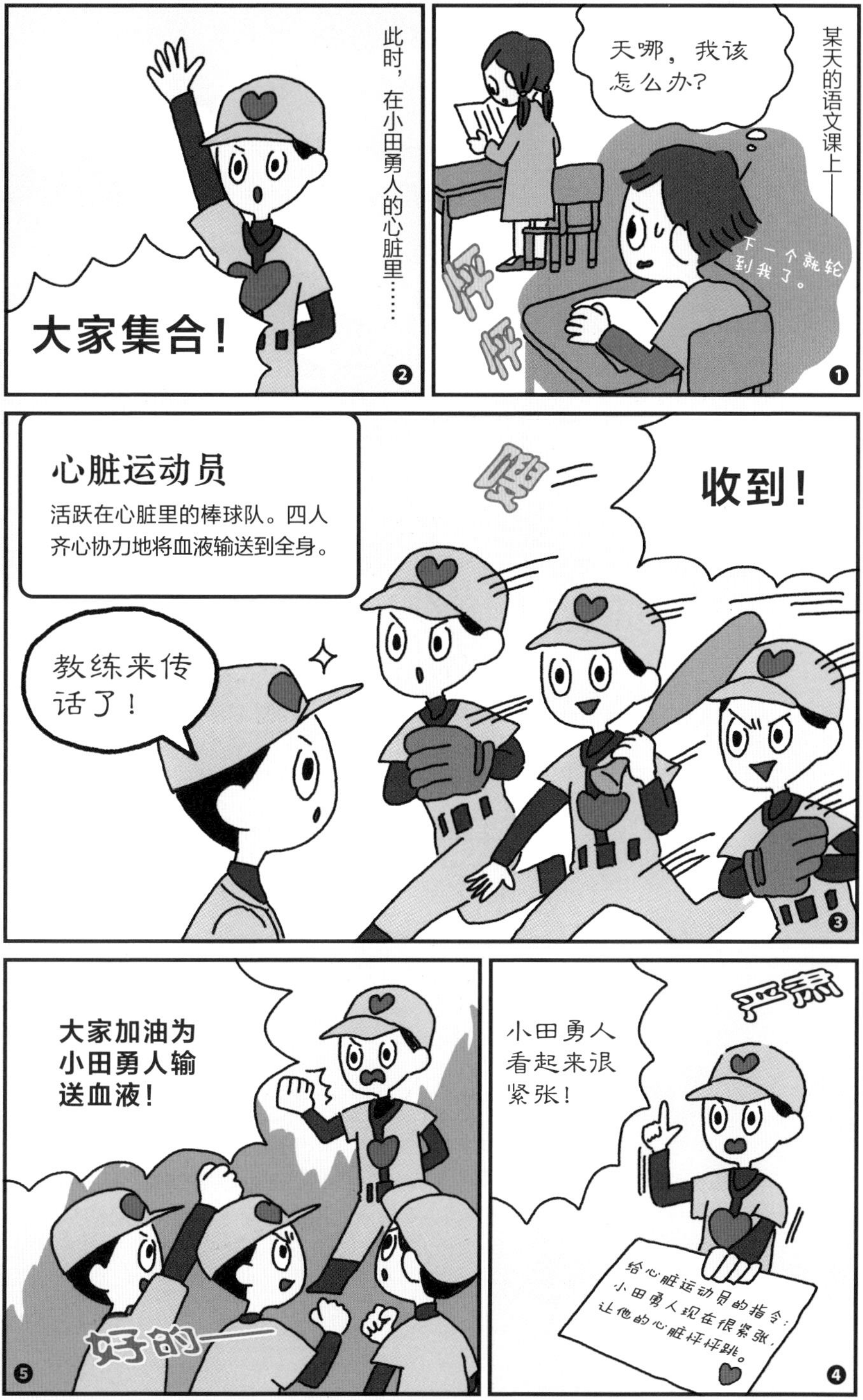
某天的语文课上——
天哪，我该怎么办？
下一个就轮到我了。
怦怦
此时，在小田勇人的心脏里……
大家集合！
心脏运动员
活跃在心脏里的棒球队。四人齐心协力地将血液输送到全身。
教练来传话了！
嗖
收到！
严肃
小田勇人看起来很紧张！
给心脏运动员的指令：小田勇人现在很紧张，让他的心脏怦怦跳。
大家加油为小田勇人输送血液！
好的——

心脏的工作图

大家都各就各位了吗？我们要加快输送血液的速度，让他的身体更加活跃！

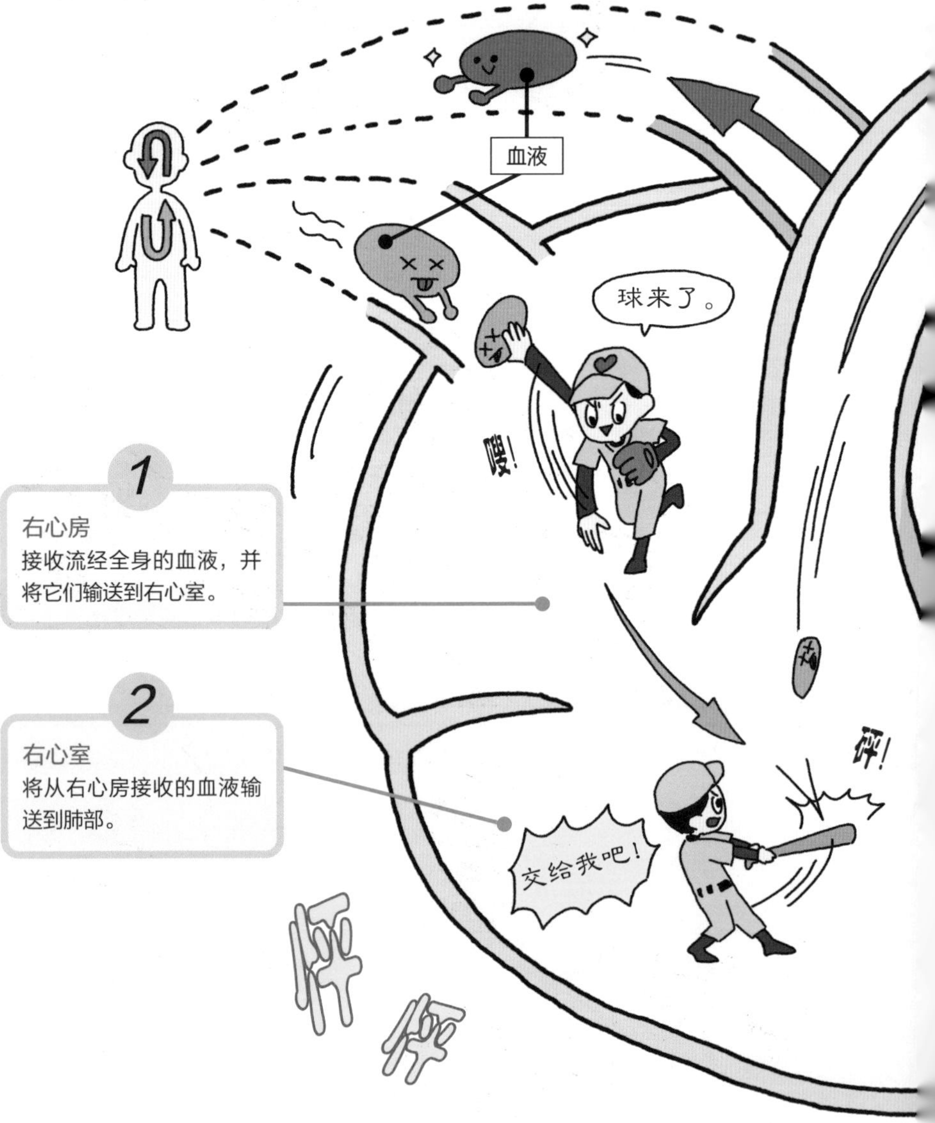
血液
球来了。
嗖！
1
右心房
接收流经全身的血液，并将它们输送到右心室。
2
右心室
将从右心房接收的血液输送到肺部。
砰！
交给我吧！
怦
怦

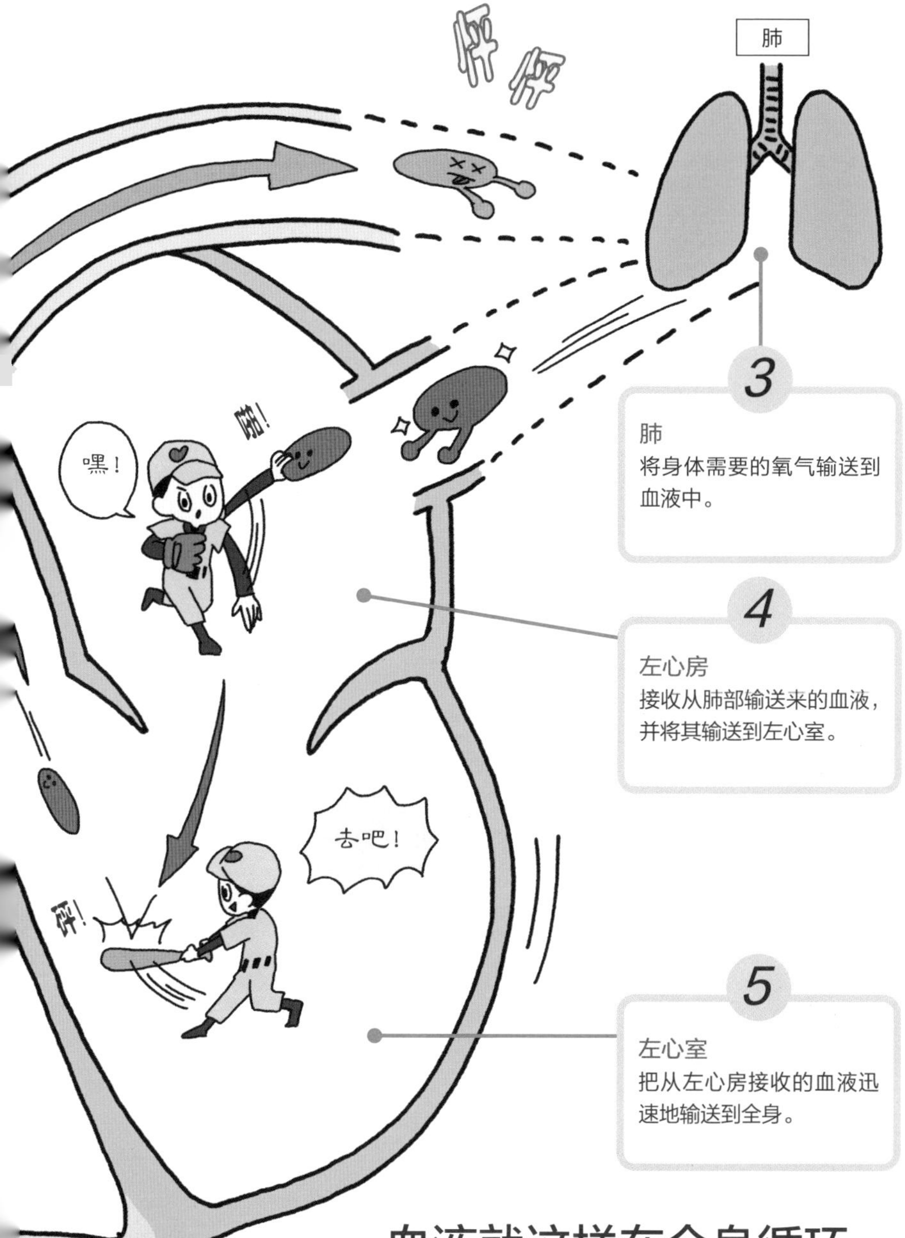

肺
啪！
嘿！
去吧！
砰！
3
肺
将身体需要的氧气输送到血液中。
4
左心房
接收从肺部输送来的血液，并将其输送到左心室。
5
左心室
把从左心房接收的血液迅速地输送到全身。

血液就这样在全身循环。

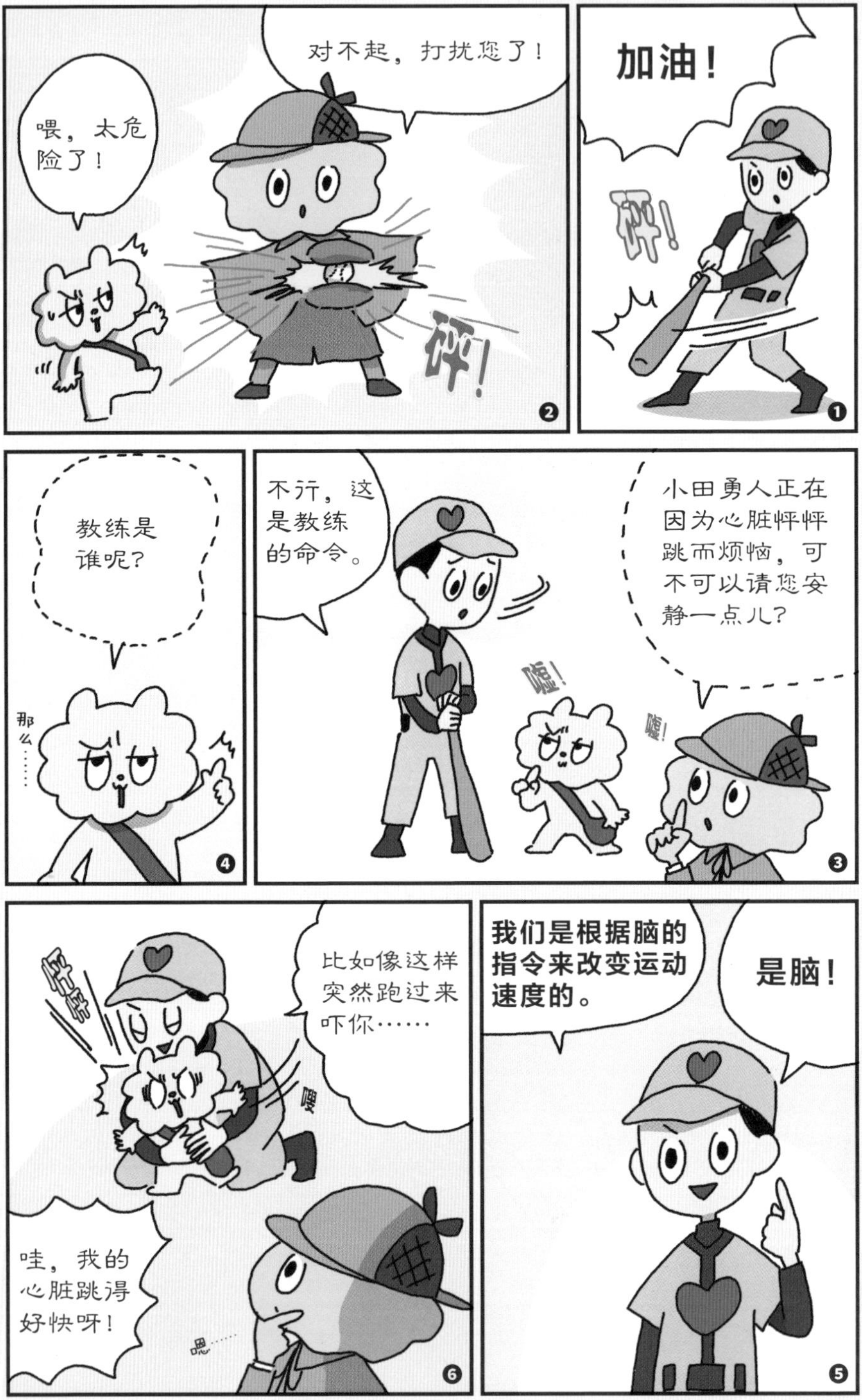
加油！
砰！
对不起，打扰您了！
喂，太危险了！
砰！
小田勇人正在因为心脏怦怦跳而烦恼，可不可以请您安静一点儿？
嘘！
嘘！
不行，这是教练的命令。
教练是谁呢？
那么……
是脑！
我们是根据脑的指令来改变运动速度的。
比如像这样突然跑过来吓你……
怦怦
嗖
哇，我的心脏跳得好快呀！
嗯……

心脏怦怦跳的原因

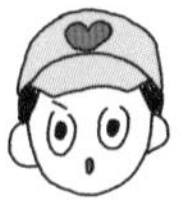

人的脑会根据外部环境影响心脏跳动的速度，让身体兴奋或休息。

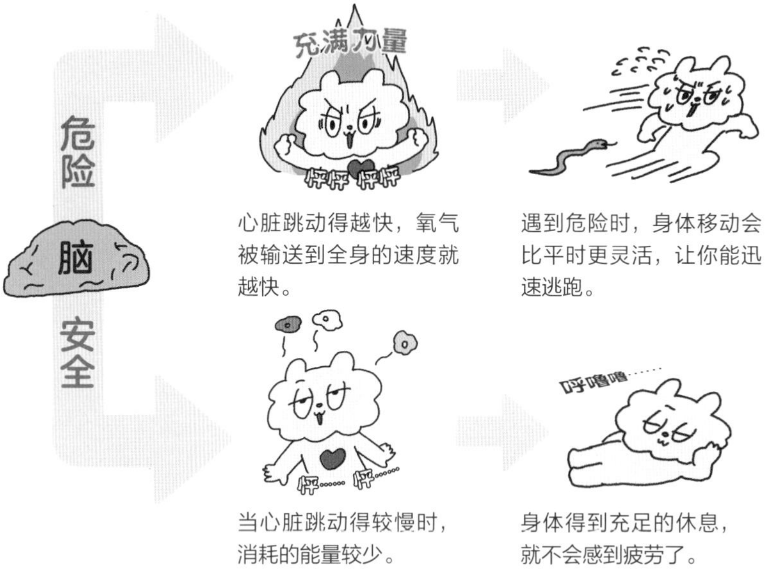

危险
脑
安全
充满力量
怦怦 怦怦
心脏跳动得越快，氧气被输送到全身的速度就越快。
遇到危险时，身体移动会比平时更灵活，让你能迅速逃跑。
怦…… 怦……
当心脏跳动得较慢时，消耗的能量较少。
呼噜噜……
身体得到充足的休息，就不会感到疲劳了。

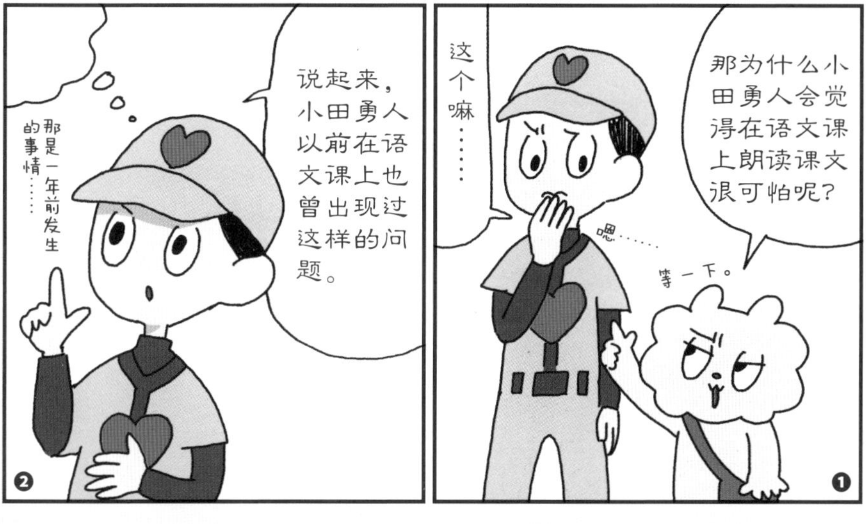

1
那为什么小田勇人会觉得在语文课上朗读课文很可怕呢？
等一下。
这个嘛……
嗯……
2
说起来，小田勇人以前在语文课上也曾出现过这样的问题。
那是一年前发生的事情……

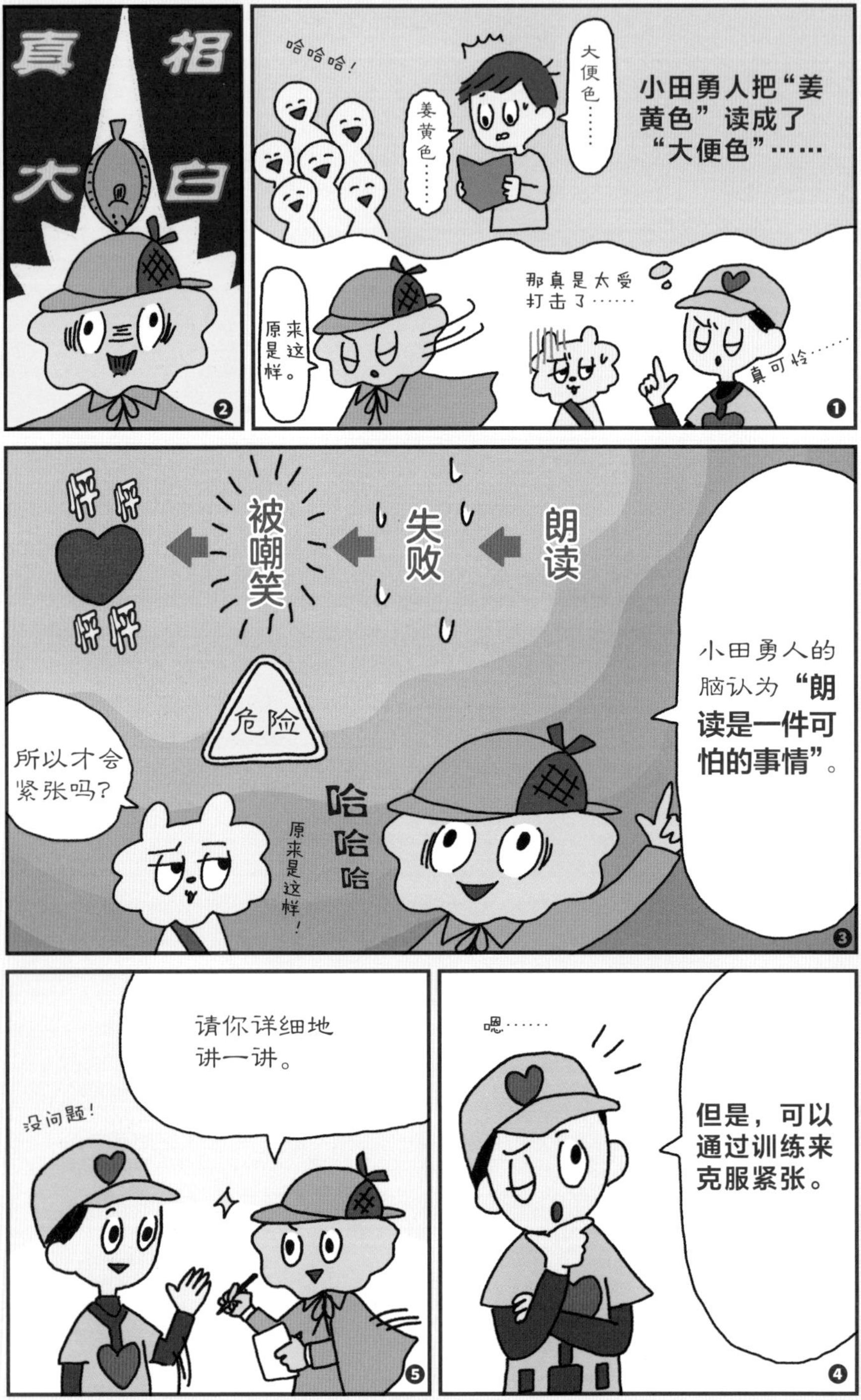
小田勇人把“姜黄色”读成了“大便色”……
哈哈哈！
姜黄色……
大便色……
那真是太受打击了……
真可怜……
原来这样。
真相大白
朗读
失败
被嘲笑
怦怦
怦怦
危险
小田勇人的脑认为“朗读是一件可怕的事情”。
所以才会紧张吗？
哈哈哈
原来是这样！
嗯……
但是，可以通过训练来克服紧张。
请你详细地讲一讲。
没问题！

你要来试一试吗？

心脏运动员的小课堂

克服紧张的小秘诀

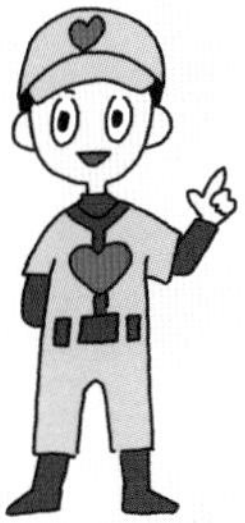

人脑一旦遇到不懂的问题，就会容易紧张，变得不安。把不懂的事说出来就可以了。此外，你还可以这样做：

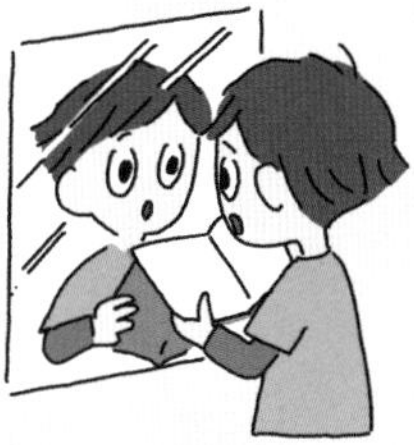

做好准备

如果你多练习，脑就会知道每一步该做什么以及如何去做，这样你就不容易紧张。

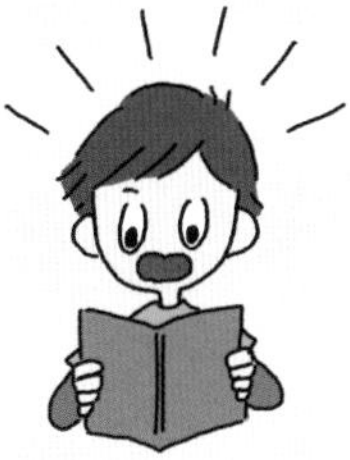

量力而行

一旦你想“做得完美”时，脑就会更加紧张。这时，你需要量力而行。

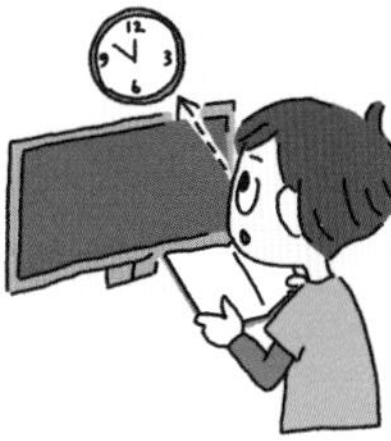

对物说话

一想到“别人会怎么看我呢”，脑就会紧张。这时对着黑板或时钟朗读，就会好很多。

调查报告

小田勇人：

当你紧张的时候，你很难把事情做到和平时一样好，所以尽力就可以。事先准备好，并告诉自己『紧张也没关系』，而不是『不要紧张』。

我紧张的时候，就会想助手的脸，数他的脸上有多少个小疙瘩，这样我就不紧张了。

身体小侦探

角色档案

03 心脏运动员

在心脏里工作的活跃角色

心脏运动员能 24 小时不间断地向全身输送血液，将营养和氧气送往身体各个部位。他们根据脑的指令来改变输送血液的速度。

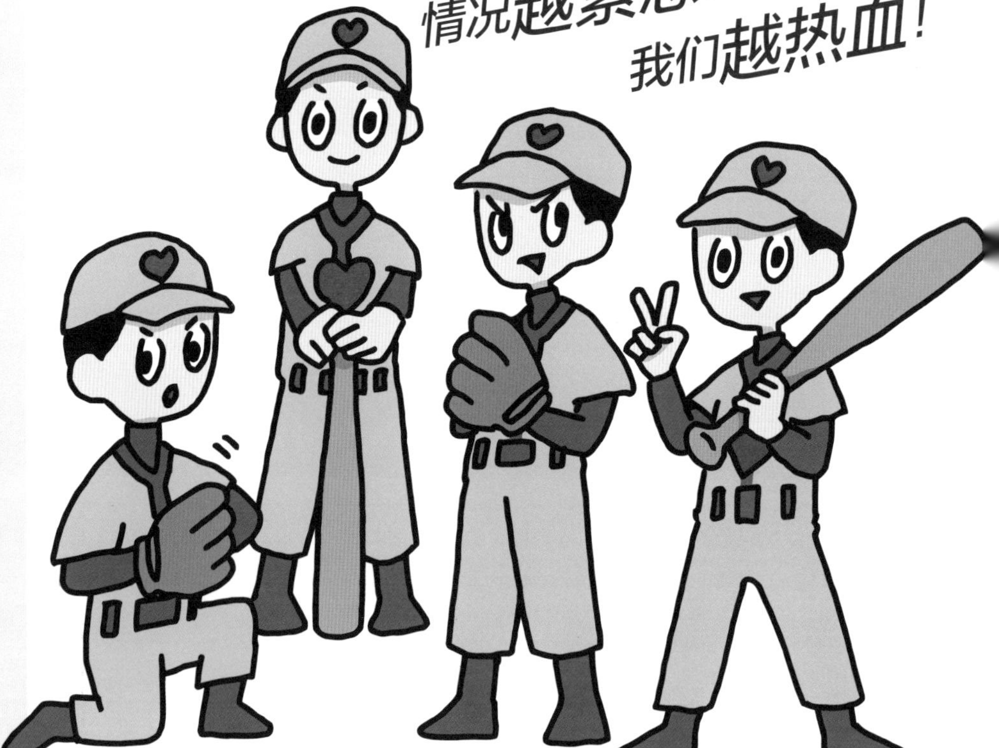

位置

心脏位于胸腔
的中央偏左下方。

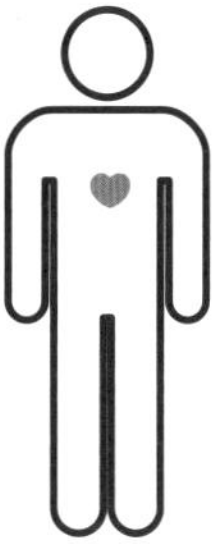

体积

你的心脏跟
你的拳头差不多大。

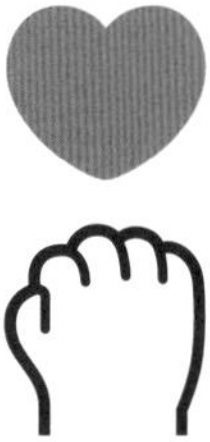

心脏的优点

心脏一天
能给人体输送
约 35 缸的血液。

成年人在安静的状态下，心脏平均每分钟跳动 75 次，每次跳动的输出血量约为 70 毫升。心脏一天的输出血量约为 7560 升（能装满 35 个容积超过 200 升的水缸）。

心脏的缺点

睡眠不足
可能会引起
心脏病。

人的心脏时时刻刻都在跳动。但是你睡觉的时候，心脏会放慢跳动的速度来休息。因此，如果睡眠不足，心脏会因为没有好好休息而生病。严重的话，它可能会突然停止跳动。

肝脏之谜

奇怪的醉酒

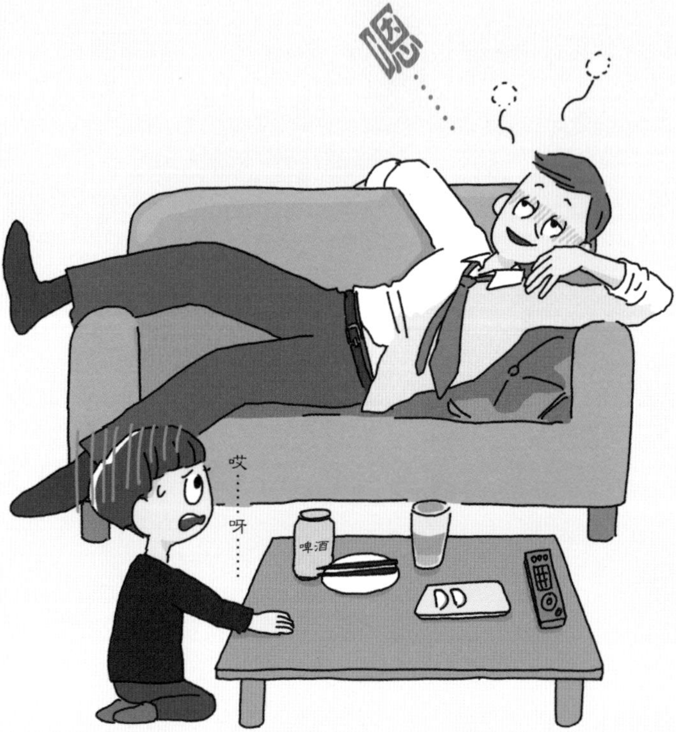

为什么成年人醉酒后会一会儿兴奋，一会儿忧伤呢？

爸爸一喝酒，脸就会变红，然后开始讲笑话（其实根本不好笑），过一会儿就倒头睡在沙发上，因此总是被妈妈训斥。

爸爸平时是个很认真、很可靠的人，为什么一喝酒就变得这么奇怪呢？

加藤春树

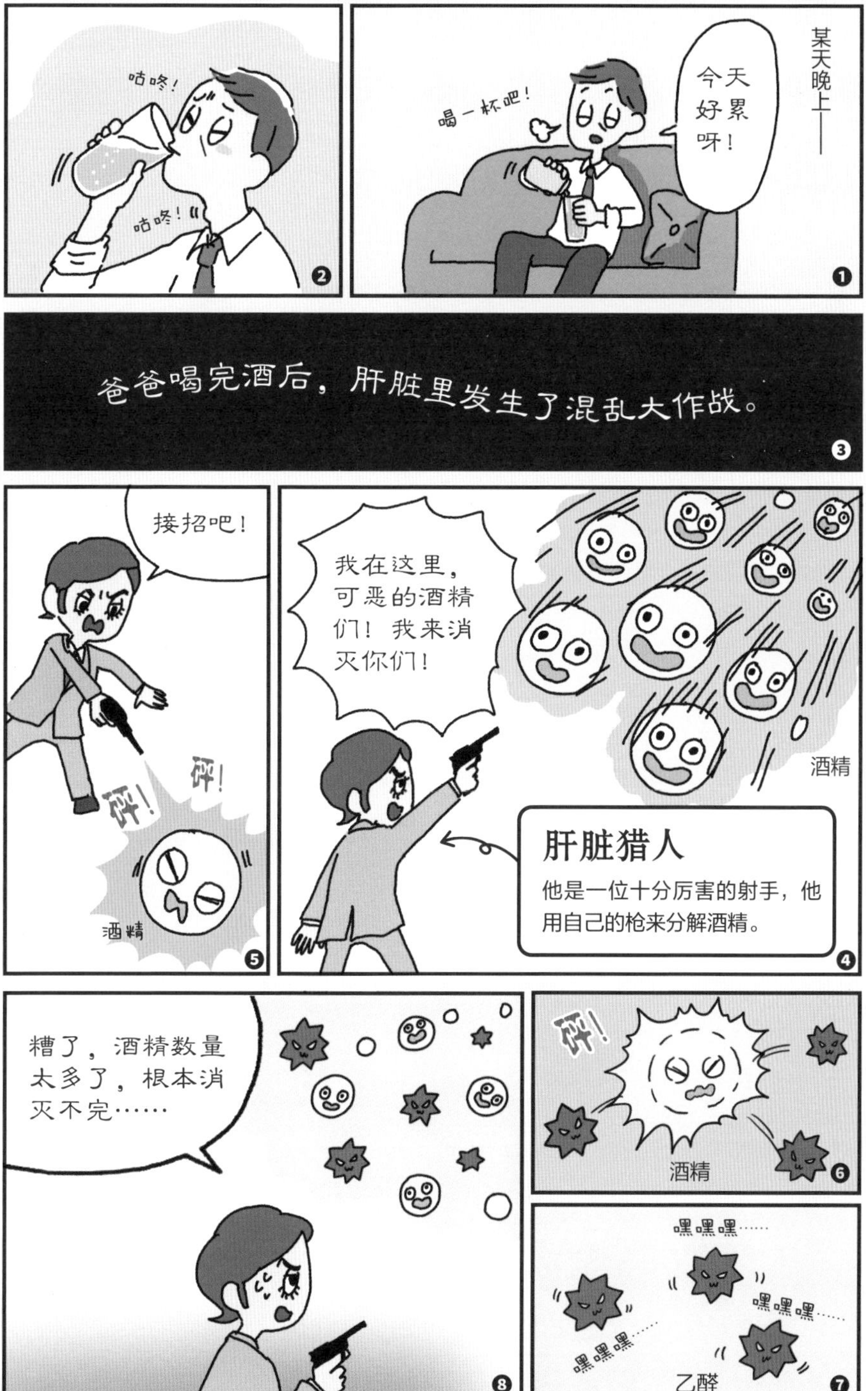

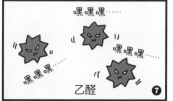

某天晚上——
今天好累呀！
喝一杯吧！
咕咚！
咕咚！
爸爸喝完酒后，肝脏里发生了混乱大作战。
我在这里，可恶的酒精们！我来消灭你们！
酒精
肝脏猎人
他是一位十分厉害的射手，他用自己的枪来分解酒精。
接招吧！
砰！
砰！
酒精
砰！
酒精
嘿嘿嘿……
嘿嘿嘿……
嘿嘿嘿……
乙醛
糟了，酒精数量太多了，根本消灭不完……

肝脏的工作图

酒中含有对人体有害的成分——酒精。但是我可以把它转化成对人体无害的物质。

2

酒精进入肝脏后，首先被分解为乙醛，之后再被分解为无害的乙酸。

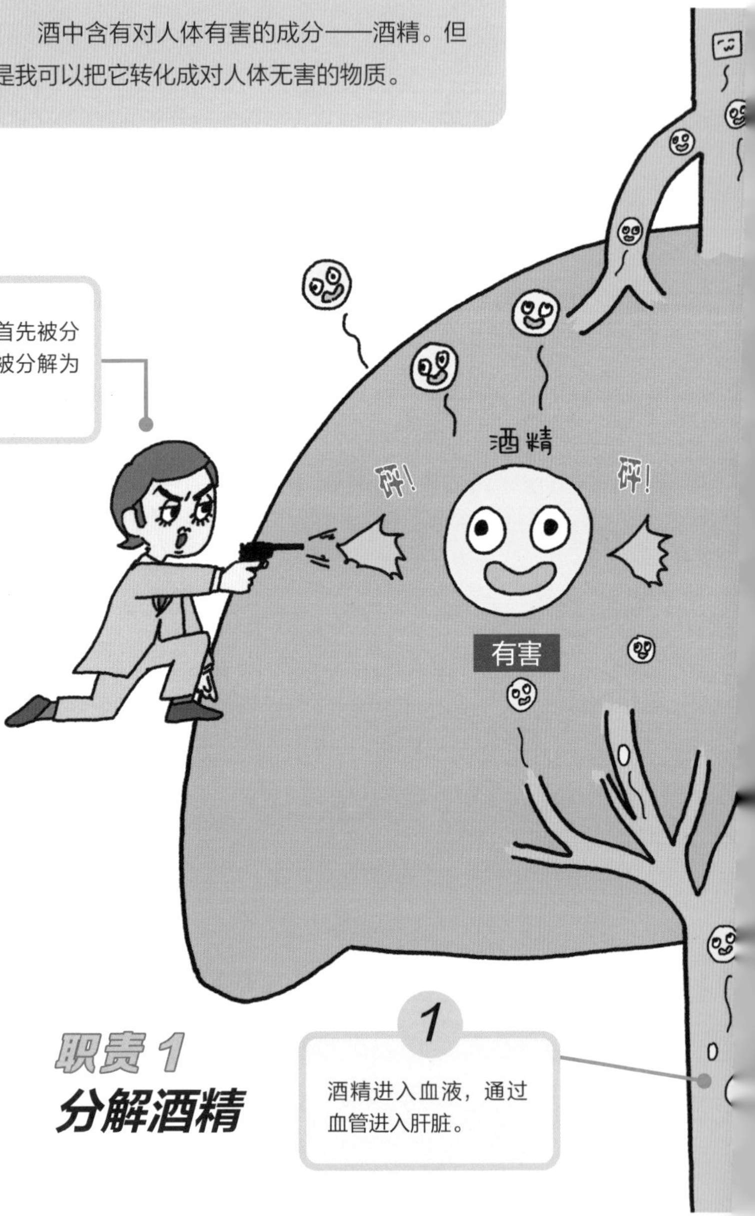

职责 1

分解酒精

1

酒精进入血液，通过血管进入肝脏。

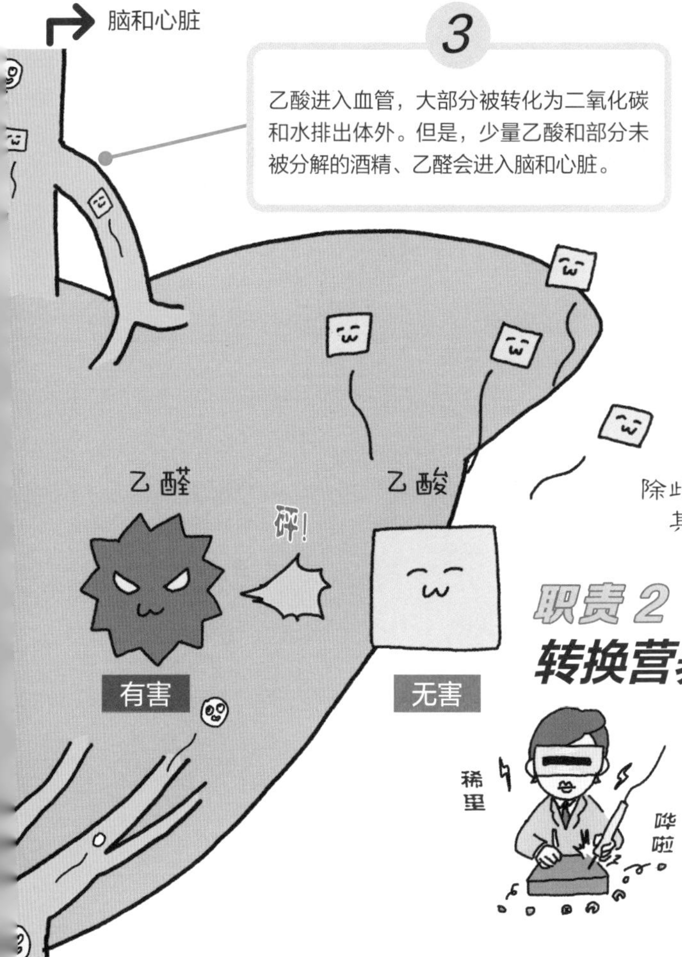
脑和心脏
3
乙酸进入血管，大部分被转化为二氧化碳和水排出体外。但是，少量乙酸和部分未被分解的酒精、乙醛会进入脑和心脏。
乙醛
乙酸
砰!
有害
无害
除此之外，我还有其他的职责。
稀里
哗啦
胃和小肠

职责 2
转换营养

肝脏能将从食物里吸收到的营养转化成容易被身体吸收的物质。

职责 3
储存营养

肝脏中储存的铁和维生素等物质是制造血液不可缺少的营养元素，必要时肝脏会将它们输送到血液中。

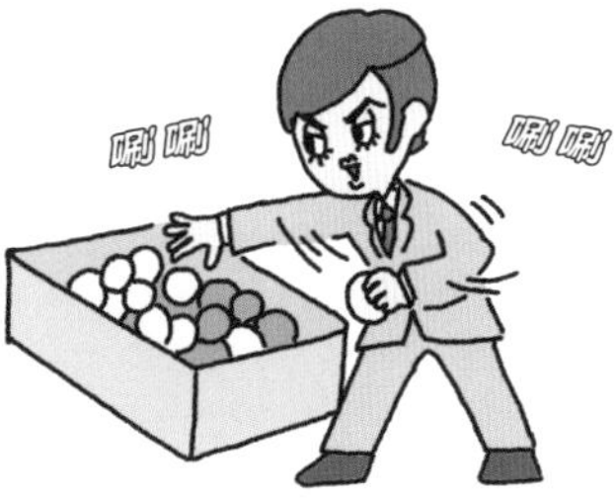
唰唰
唰唰

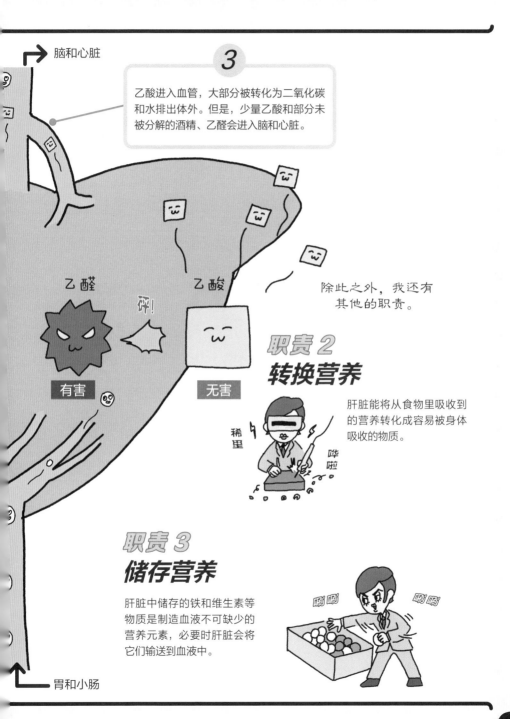

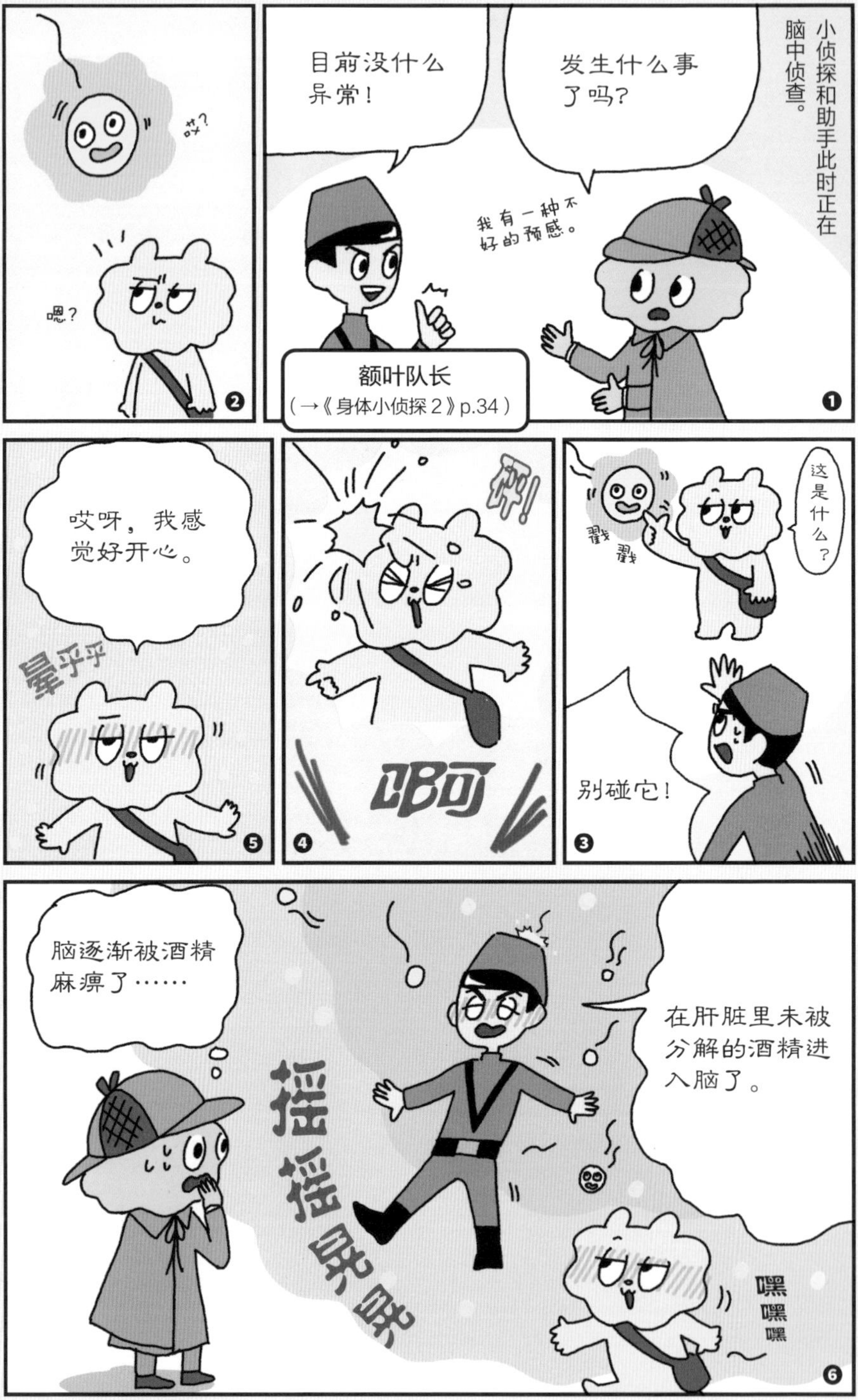
小侦探和助手此时正在脑中侦查。
发生什么事了吗？
我有一种不好的预感。
目前没什么异常！
额叶队长
（→《身体小侦探 2》p.34）
哎？
嗯？
这是什么？
戳戳
别碰它！
砰！
啊
哎呀，我感觉好开心。
晕乎乎
脑逐渐被酒精麻痹了……
在肝脏里未被分解的酒精进入脑了。
摇摇晃晃
嘿嘿嘿

人体醉酒的原因

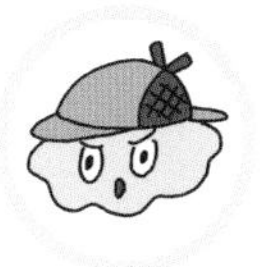

如果饮酒过量，肝脏就难以分解全部的酒精，未被分解的酒精就会进入人脑，逐渐麻痹人脑。

醉酒级别 1

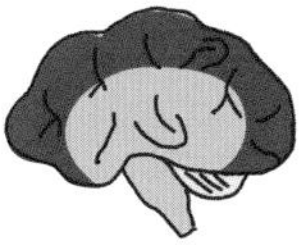

人脑的外层被麻痹。这时，人体机能下降，人比平时更喜怒无常。这种醉酒程度可以让人放松，所以不是那么糟糕。

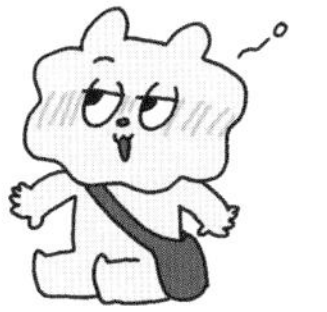

醉酒级别 2

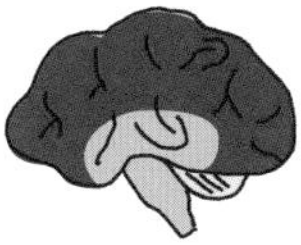

人脑的内层被麻痹。这时，人会重复地说相同的话，走路开始摇摇晃晃。

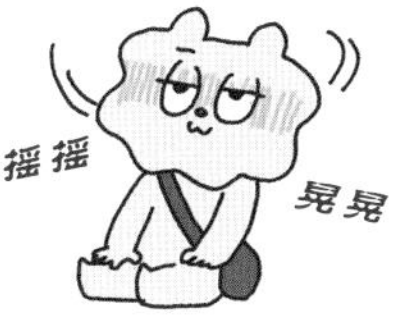
摇摇
晃晃

醉酒级别 3

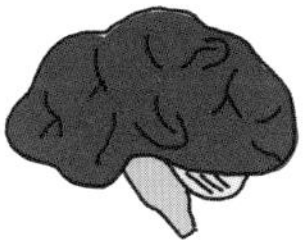

人脑整体被麻痹。这时，人的意识变得模糊，情况十分危险，严重的话，甚至会失去意识。此时应该马上去医院寻求帮助。

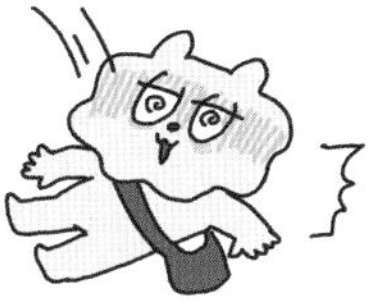

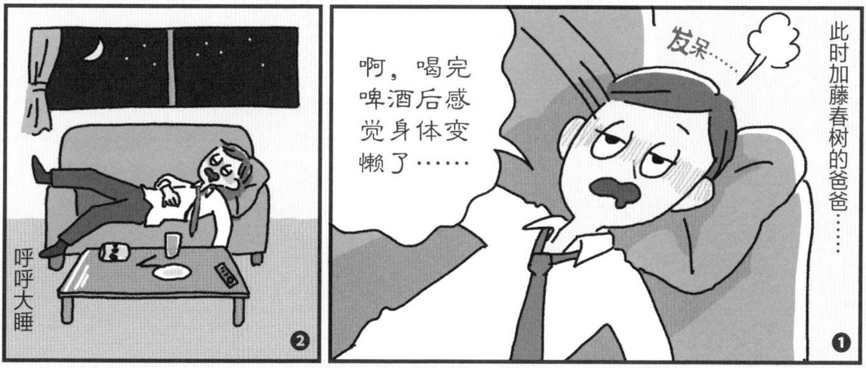
此时加藤春树的爸爸……
发呆……
啊，喝完啤酒后感觉身体变懒了……
呼呼大睡

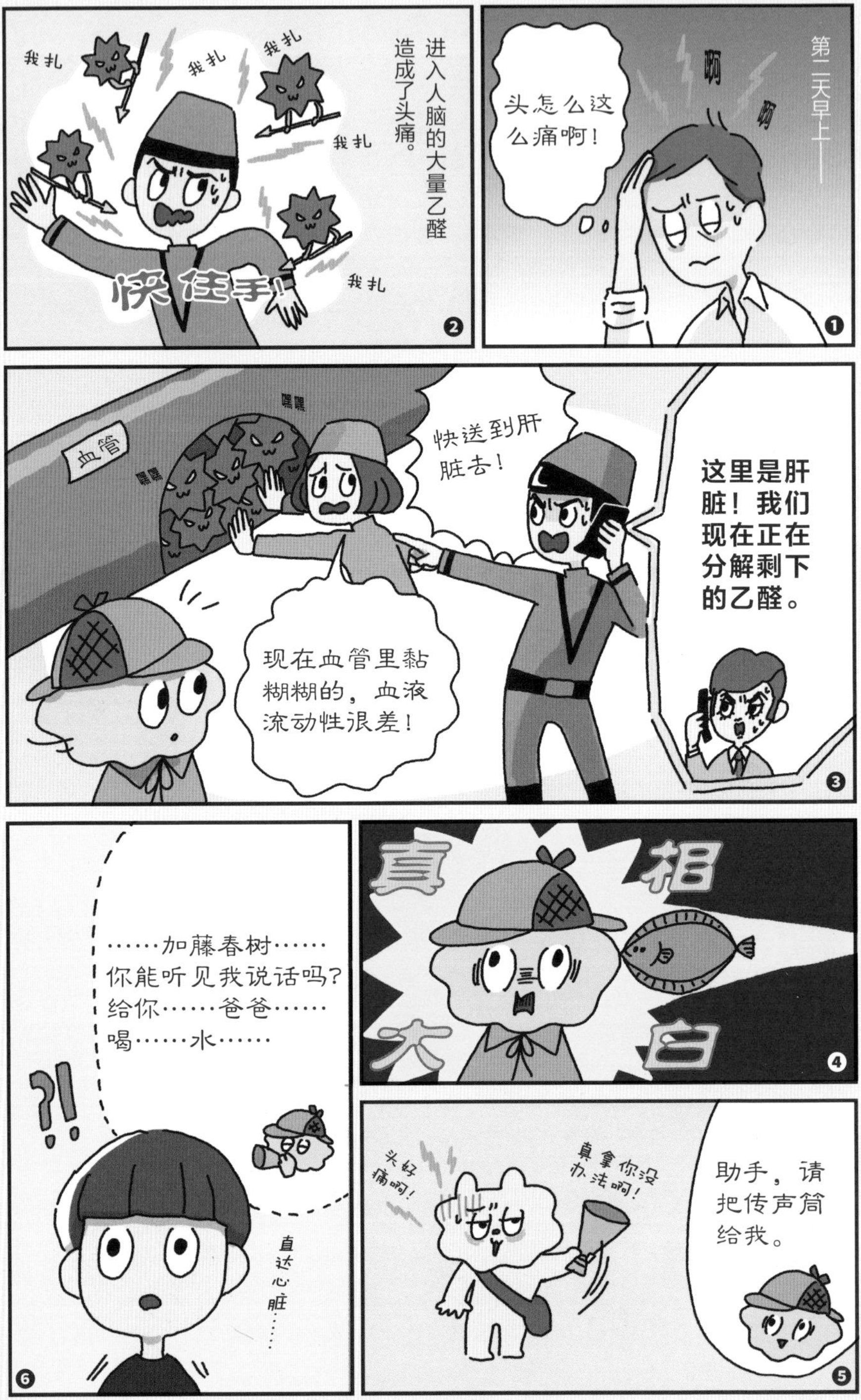
第二天早上——
啊
啊
头怎么这么痛啊！
进入人脑的大量乙醛造成了头痛。
我扎
我扎
我扎
我扎
我扎
快住手！
这里是肝脏！我们现在正在分解剩下的乙醛。
快送到肝脏去！
血管
嘿嘿
嘿嘿
现在血管里黏糊糊的，血液流动性很差！
真相大白
助手，请把传声筒给我。
头好痛啊！
真拿你没办法啊！
……加藤春树……你能听见我说话吗？给你……爸爸……喝……水……
?!
直达心脏……

你要来试一试吗？

肝脏猎人的小课堂

击退宿醉指南

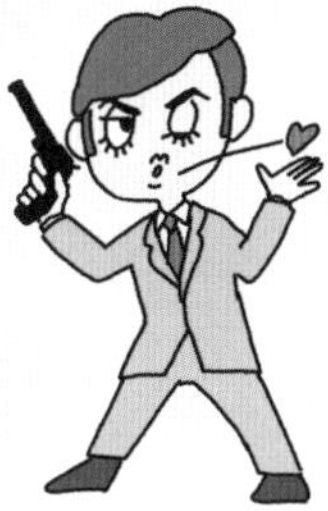

喝完酒后第二天早晨容易出现头痛、口渴等症状，这些症状是由体内残留的乙醛造成的。一起来击退它们吧！

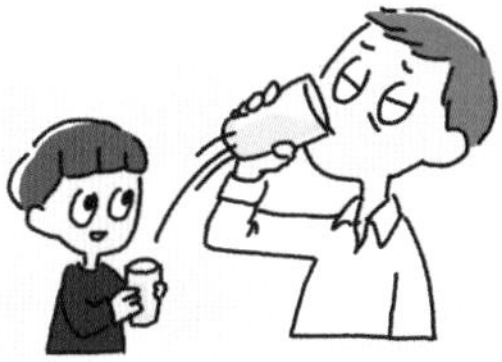

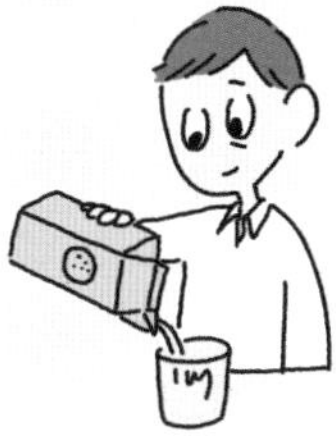

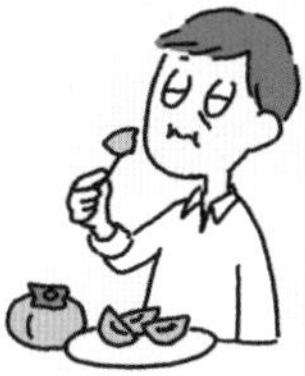

多喝水

喝完酒后，人的血液会变得黏稠。多喝水有助于缓解血液黏稠的状况，让乙醛更容易被排出体外。

喝西柚汁饮料

西柚汁中的果糖有助于分解乙醛。

吃柿子

柿子中的鞣酸可以分解酒精和乙醛。分解后的物质会随着尿液和汗液排出体外。

调查报告

加藤春树：

人喝完酒后，能很自然地表达自己的心情。

长大之后，人很难在别人面前想哭就哭，想笑就笑。有些人认为喝完酒可以放松情绪，其实喝酒不仅会影响人的记忆力，长期喝酒还会对肝脏造成损害。

角色档案

04 肝脏猎人

肝脏内的勇敢角色

肝脏的工作特别多，不仅要将食物营养转化为身体容易吸收的物质，还要分解身体内的酒精。总之，肝脏总共要做 500 多种工作。

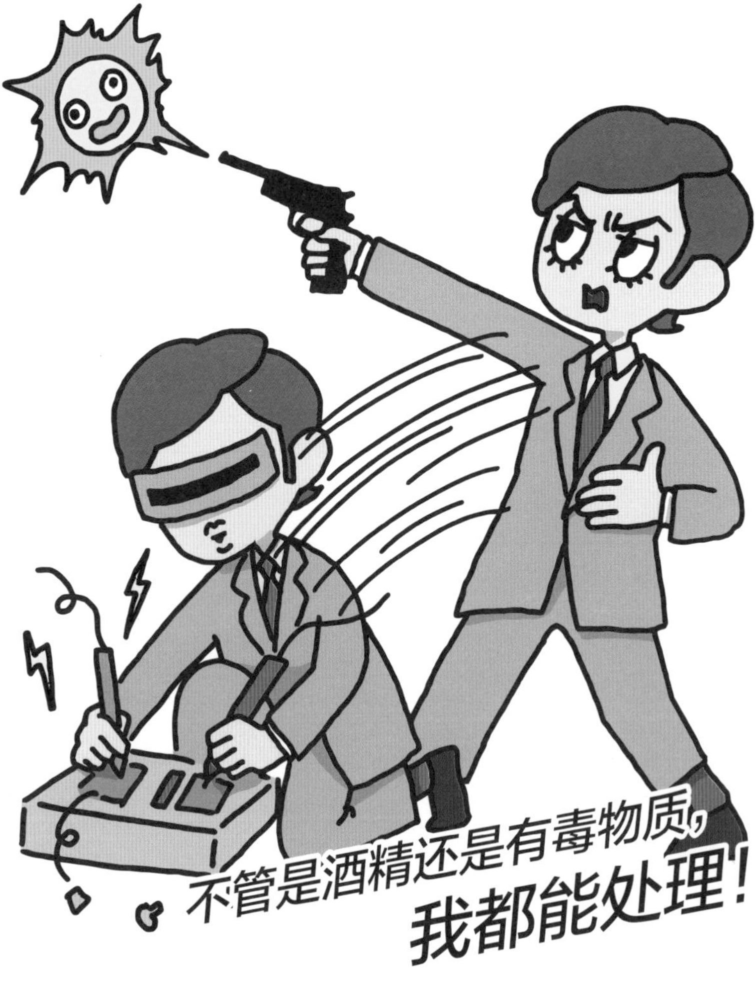
不管是酒精还是有毒物质，
我都能处理！

位置

肝脏
大部分位于
腹腔的右上部分。

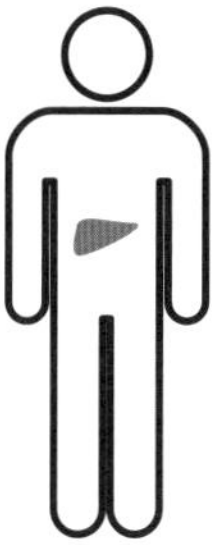

面积

你肝脏的面积
约是你手掌的
2 倍大。

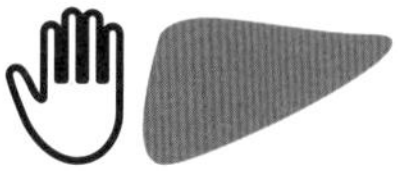

肝脏的优点

肝脏
即使被切除一部分
也能恢复原样。

与其他内脏器官相比，肝脏的再生能力非常强。即使被切掉三分之二，健康的肝脏半年就能恢复到原来的大小。

肝脏的缺点

人不运动，
肝脏就会
变胖。

肝脏也负责储存营养。人不运动的话，营养就会在肝脏中堆积。这样一来，肝脏会变胖，它的机能就会变弱，容易导致身体产生各种疾病。

肌肉和骨

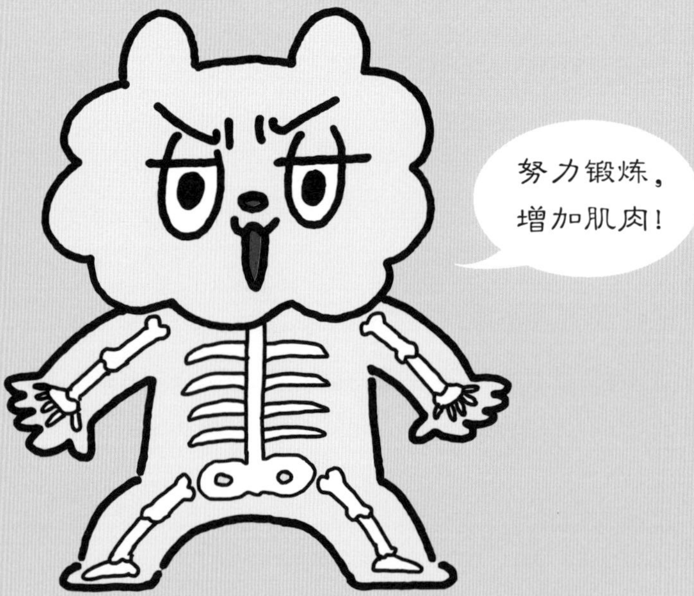

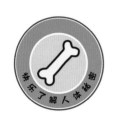

里的谜团！

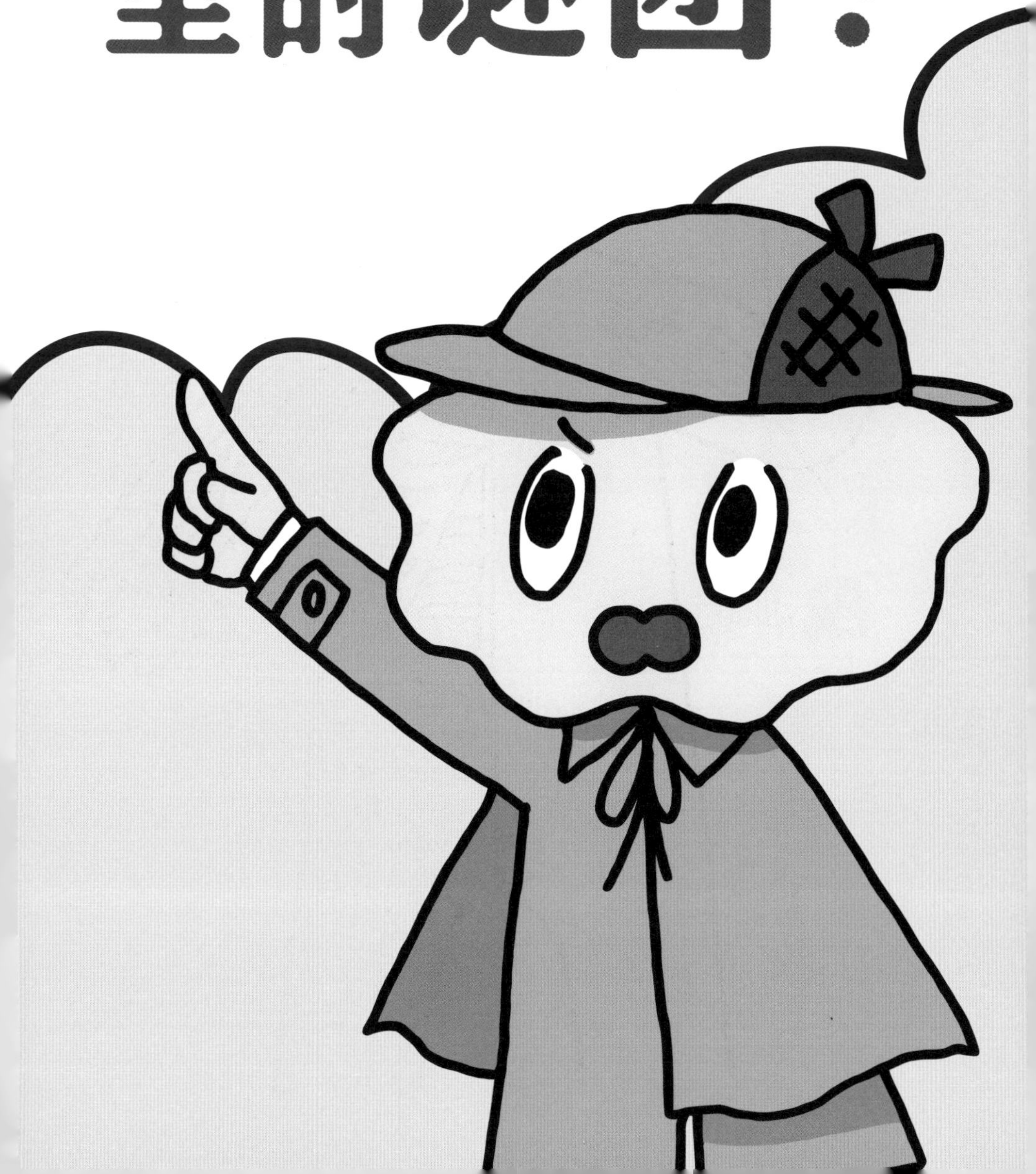

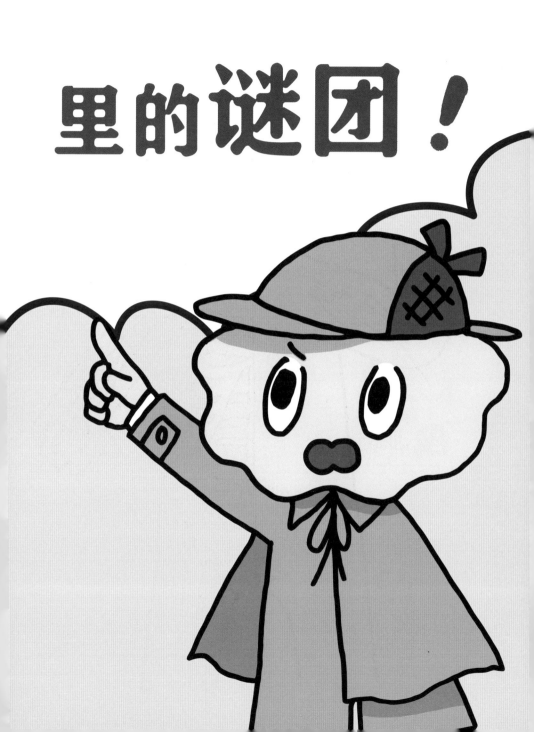

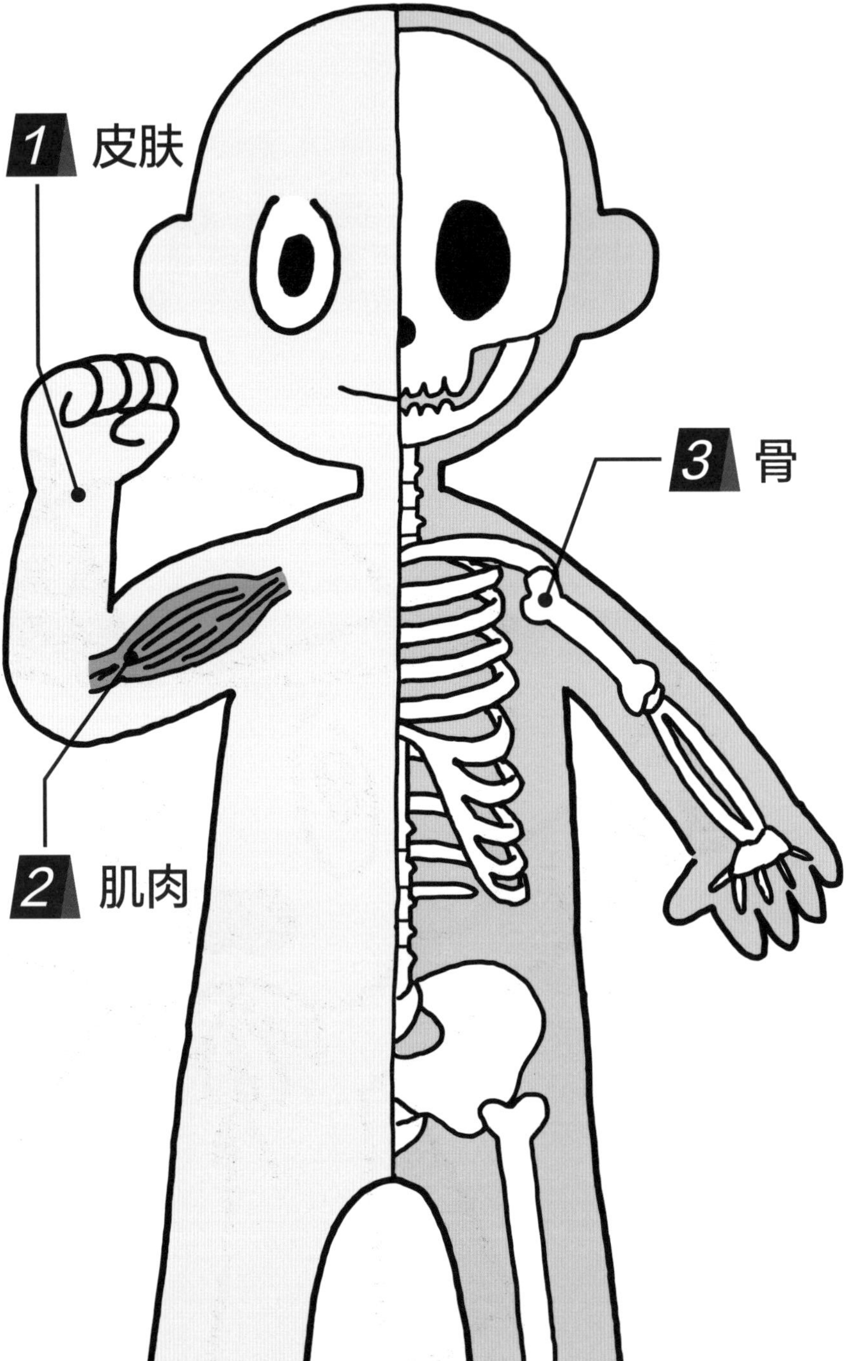
1 皮肤
2 肌肉
3 骨

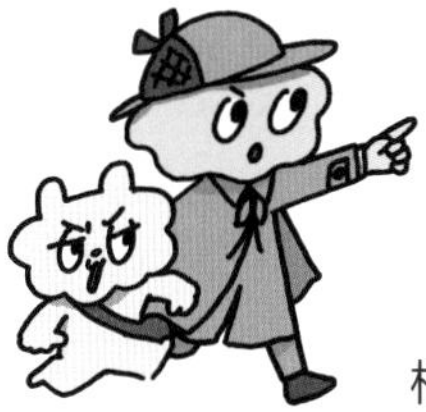

案发现场 肌肉和骨

肌肉能帮我们完成各种运动。骨与骨之间通过关节等方式相连形成骨骼。骨骼对身体有支持作用。

1 皮肤 →pp.70~79

皮肤覆盖在身体表面，不仅能够调节体温，还能够防止细菌、病毒等侵入体内。成人全身的皮肤面积平均约为 1.6 平方米（相当于一张单人床的大小）。

2 肌肉 →pp.50~59

肌肉由许多条线状的肌纤维组成。我们通过肌肉的舒张和收缩来活动身体或举起重物。

3 骨 →pp.60~69

骨一般很坚硬，不易断裂。骨骼除了能支持身体，还有保护和运动等多种功能。

骨的小知识

① 人体共有 206 块骨（成年人）。

② 最小的骨是耳朵里的镫骨，长 3 毫米左右。

③ 最大的骨是大腿上的股骨，长度约为身高的 1/4。

妈妈减不掉小肚腩

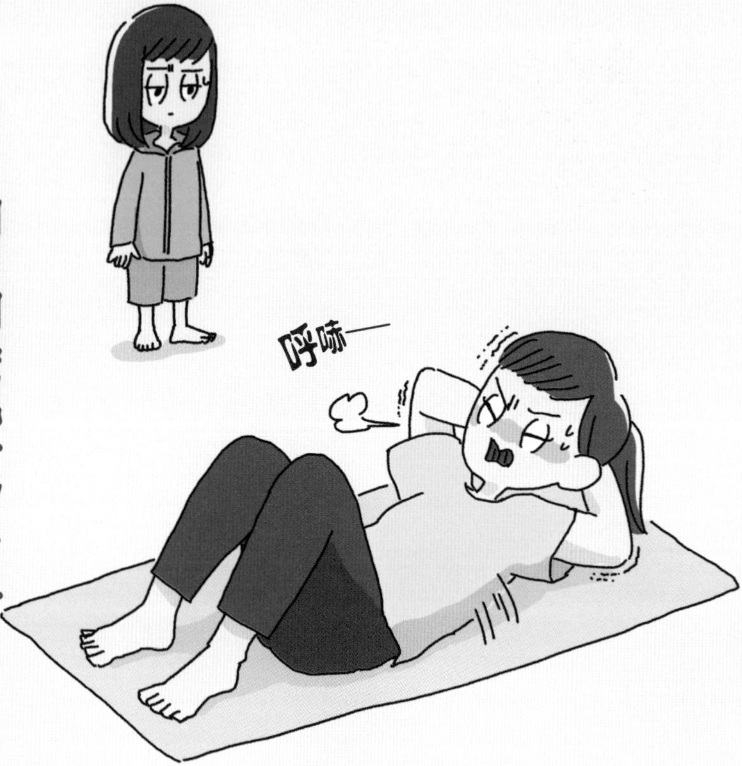

人为什么会变胖或变瘦呢？
怎样才能减掉身上的赘肉呢？

请您帮一帮我妈妈！最近，为了减掉肚子上的赘肉，她开始做腹部锻炼，可是不管她多么努力，赘肉始终都没有减少。看到她这么辛苦，我很心疼。

为什么妈妈减不掉肚子上的赘肉呢？请您帮忙调查一下原因。

长泽由衣

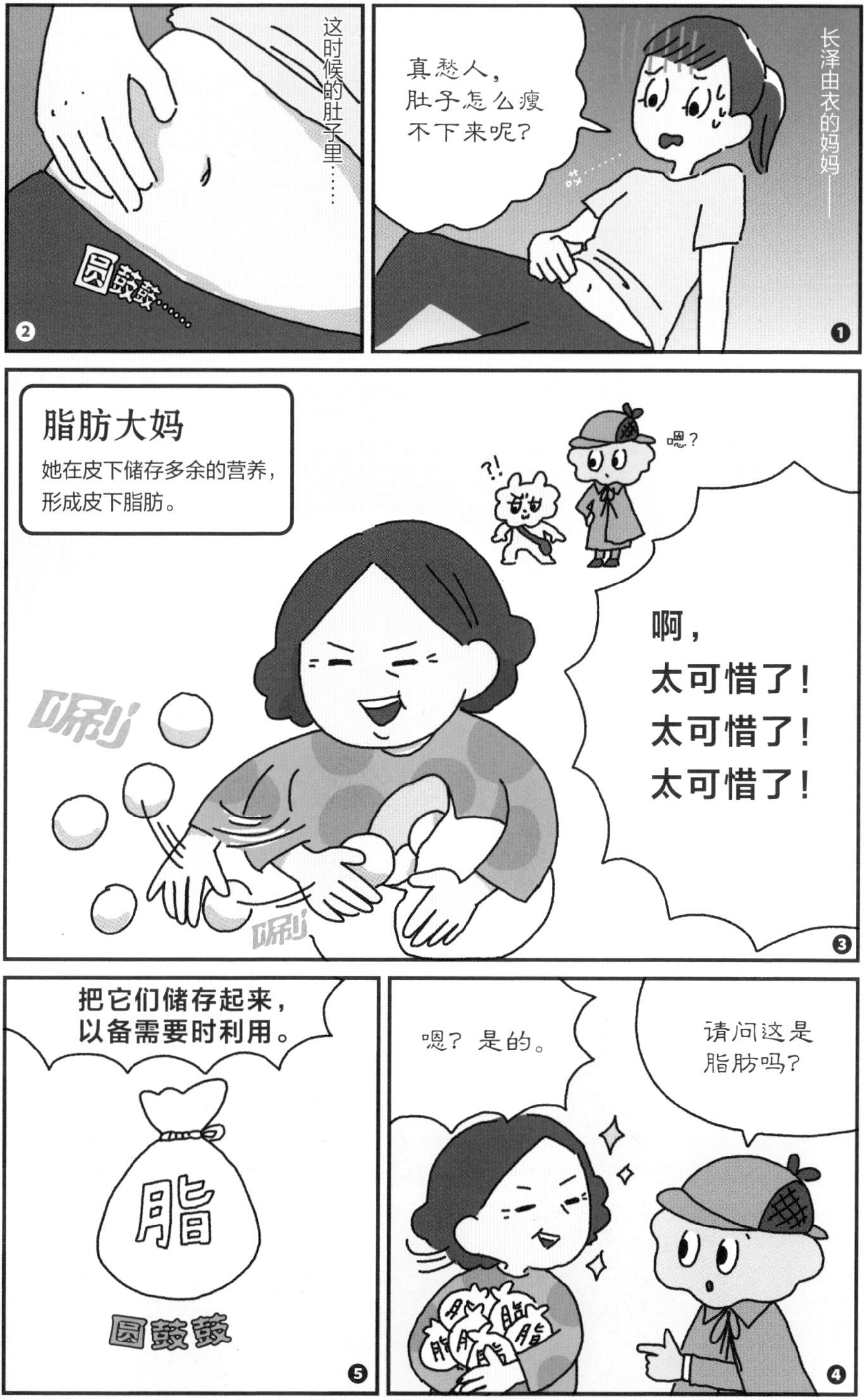
长泽由衣的妈妈——
真愁人，
肚子怎么瘦
不下来呢？
这时候的肚子里……
圆鼓鼓……
脂肪大妈
她在皮下储存多余的营养，
形成皮下脂肪。
嗯？
?!
啊，
太可惜了！
太可惜了！
太可惜了！
唰
唰
请问这是
脂肪吗？
嗯？是的。
把它们储存起来，
以备需要时利用。
脂
圆鼓鼓

肥胖的原因

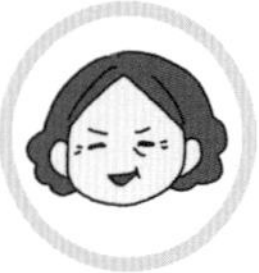

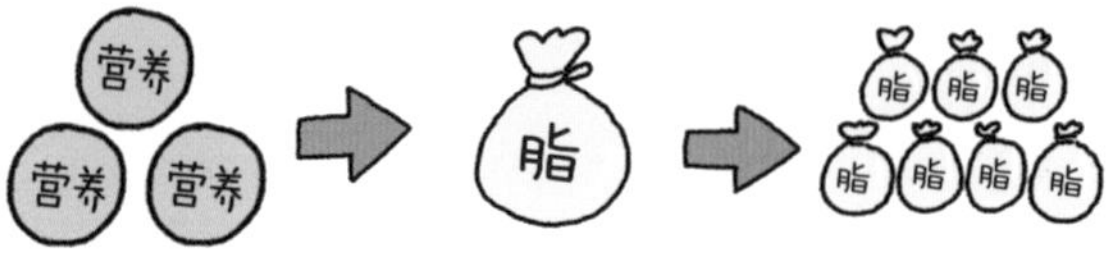
营养
营养
营养
脂
脂

我将未消耗的营养储存在皮肤和肌肉之间！

运动中未消耗完的食物营养残留在体内。

脂肪大妈将食物营养转化为脂肪。

体内的脂肪逐渐堆积。

我们就是这样长胖的！

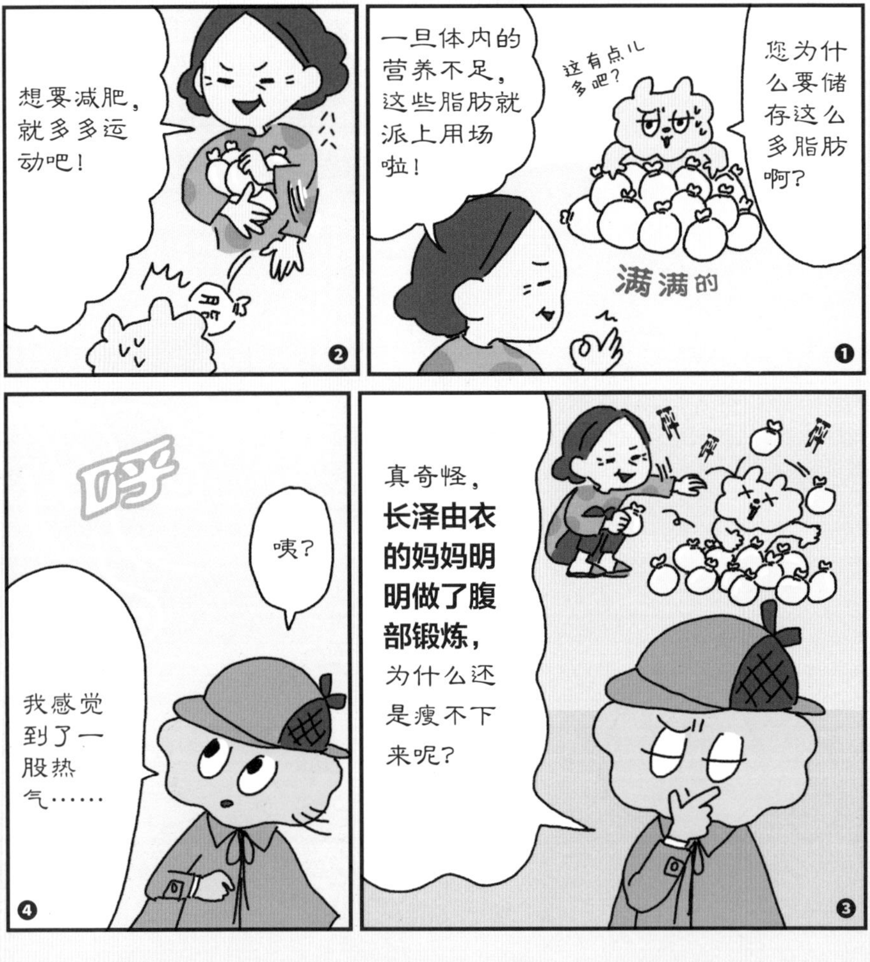
您为什么要储存这么多脂肪啊？
这有点儿多吧？
一旦体内的营养不足，这些脂肪就派上用场啦！
满满的
想要减肥，就多多运动吧！
真奇怪，**长泽由衣的妈妈明明做了腹部锻炼，**为什么还是瘦不下来呢？
砰
砰
砰
呼
咦？
我感觉到了一股热气……

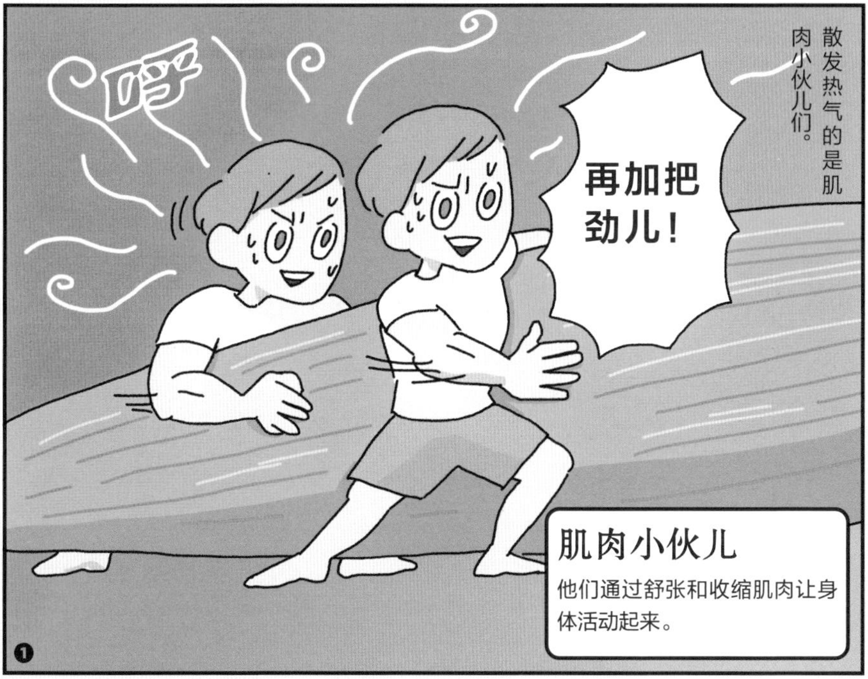
散发热气的是肌肉小伙儿们。
呼
再加把劲儿！
肌肉小伙儿
他们通过舒张和收缩肌肉让身体活动起来。

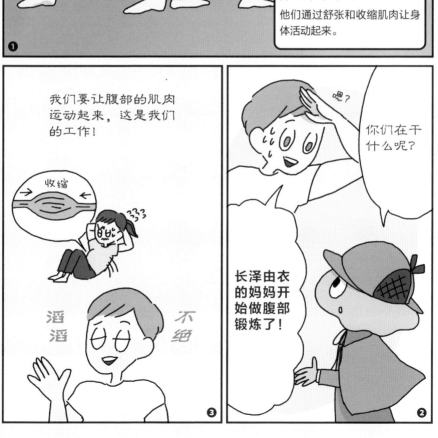

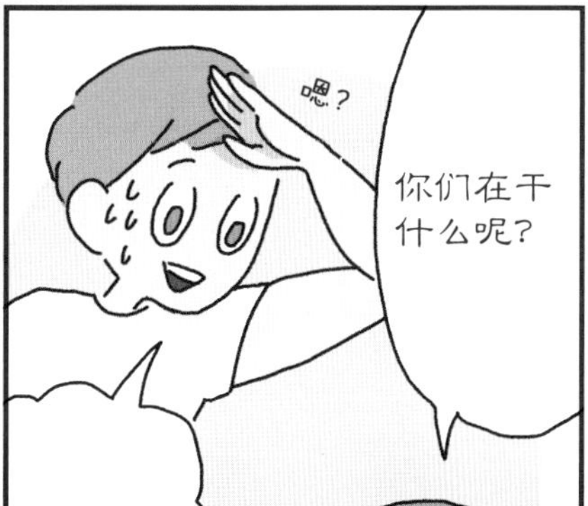
嗯？
你们在干什么呢？
长泽由衣的妈妈开始做腹部锻炼了！

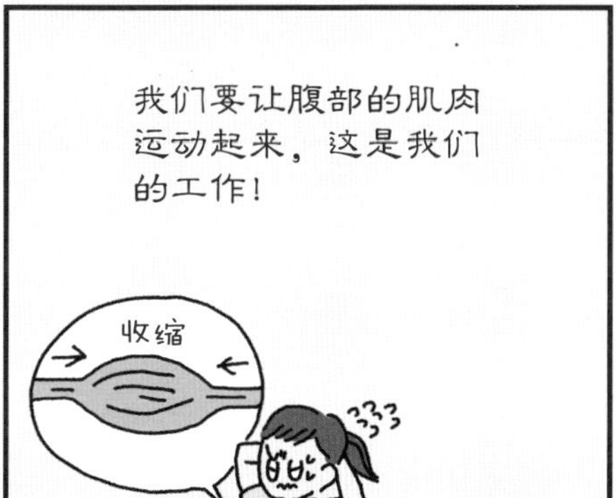
我们要让腹部的肌肉运动起来，这是我们的工作！
收缩
滔滔不绝

肌肉的工作图

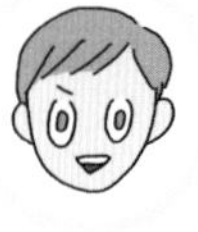

人能够行走和提重物都是我们的功劳。因为完成这些动作都需要骨骼肌通过舒张和收缩提供动力。

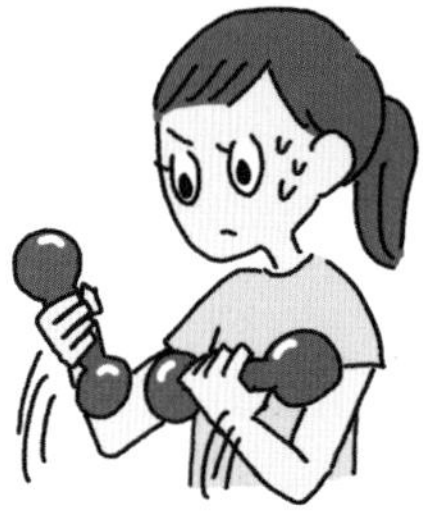

提起物体

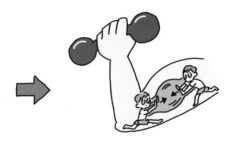

骨骼肌收缩

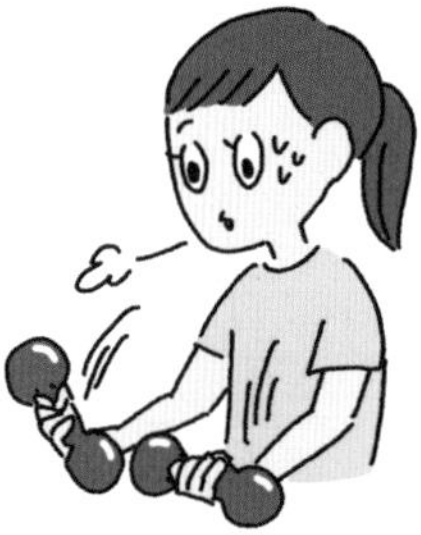

放下物体

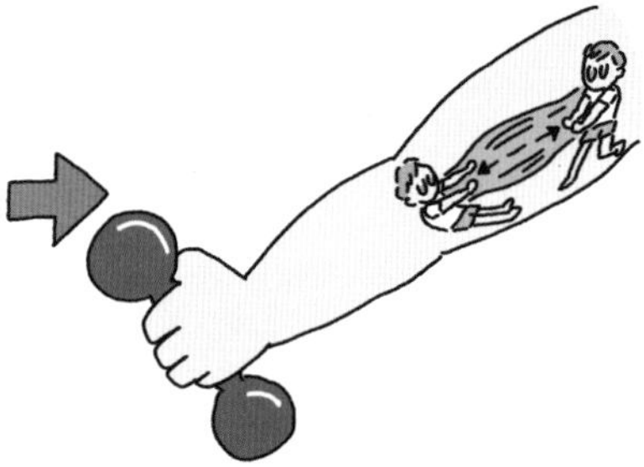

骨骼肌舒张

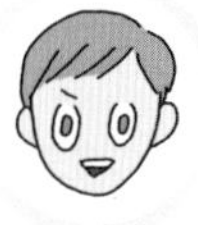

除了骨骼肌之外，还有心肌和平滑肌。

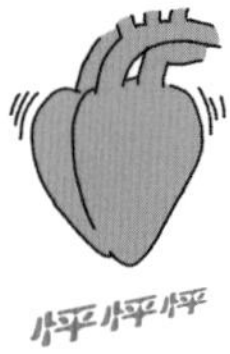

心肌
位于心脏的肌肉。心肌像水泵一样工作，将血液输送到全身。

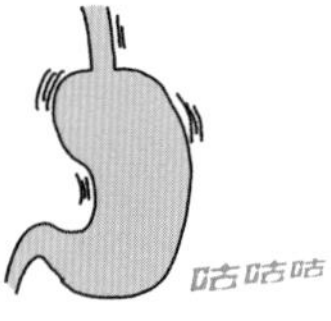

平滑肌
分布在胃血管壁和某些器官上的肌肉。它们的活动不受人的意识的控制。

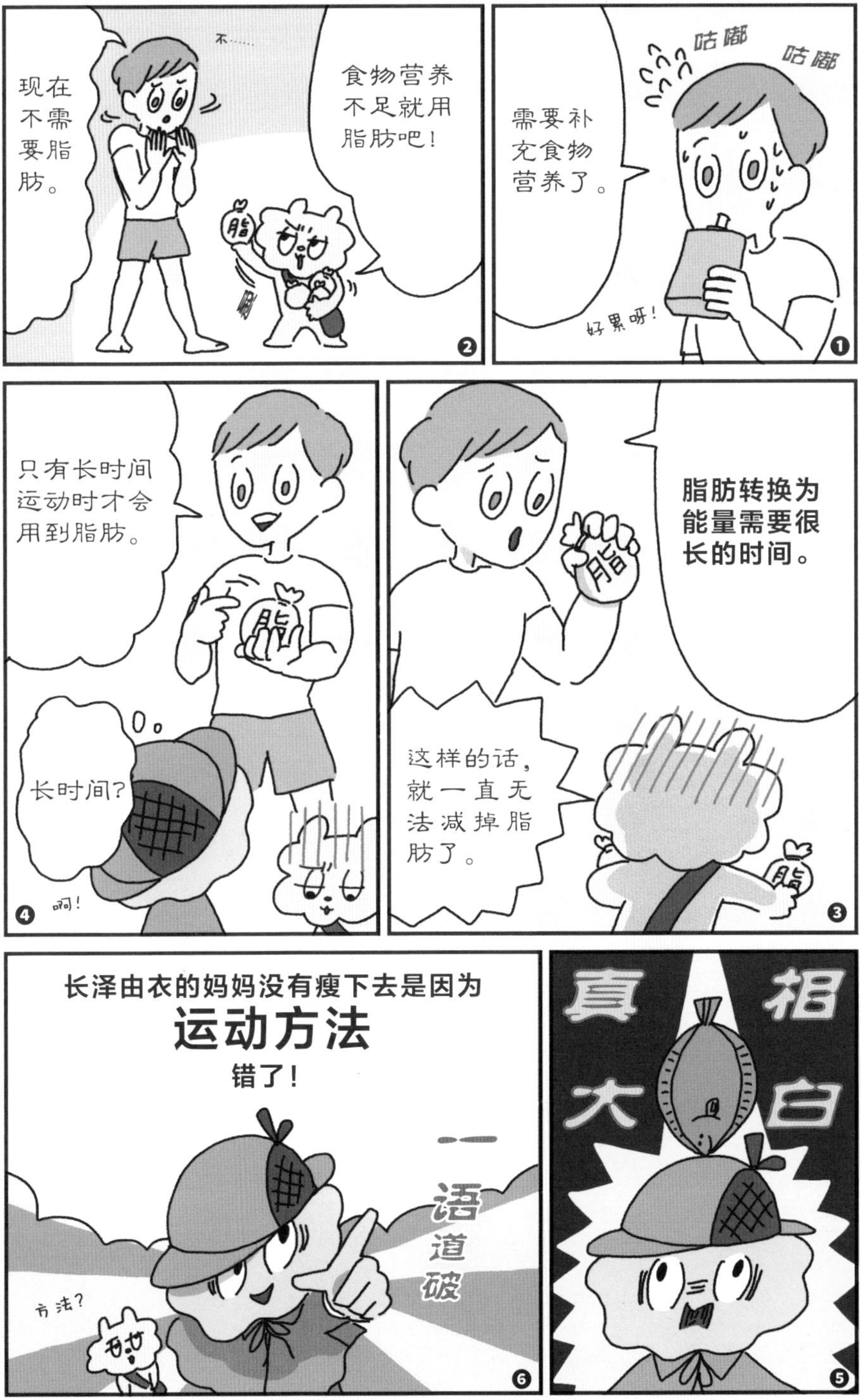

咕嘟 咕嘟
需要补充食物营养了。
好累呀！
食物营养不足就用脂肪吧！
脂
唰
不……
现在不需要脂肪。
脂肪转换为能量需要很长的时间。
脂
这样的话，就一直无法减掉脂肪了。
脂
只有长时间运动时才会用到脂肪。
脂
长时间？
啊！
真相大白
长泽由衣的妈妈没有瘦下去是因为
运动方法
错了！
一语道破
方法？

无氧运动和有氧运动的区别

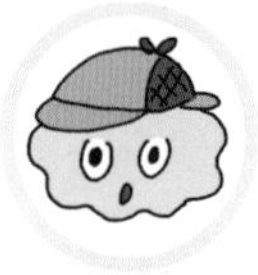

运动分为有氧运动和无氧运动。选对运动方式才能又快又健康地变瘦。

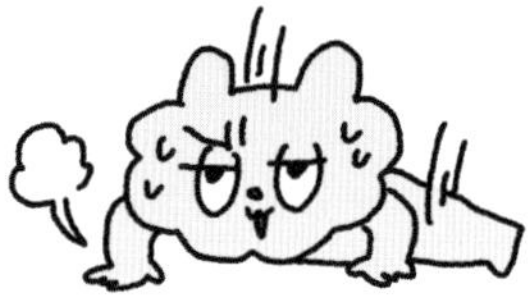

无氧运动

短时间内做高速且剧烈的运动，运动的耗氧量超过人体所摄入的氧，比如 50 米短跑、肌力训练等。无氧运动只消耗肌肉里的营养。

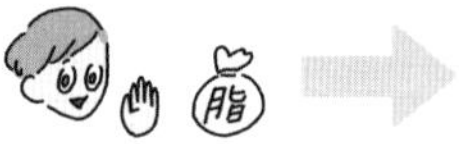
脂

脂肪不减少就很难变瘦。

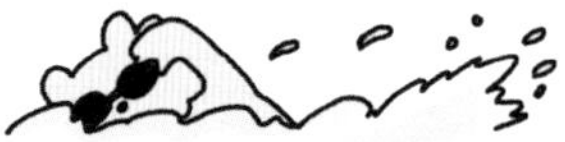

有氧运动

在需氧量等于吸氧量的稳定状态下进行的中等强度运动，比如游泳、慢跑等。有氧运动不仅消耗肌肉中的营养，还消耗人体中的脂肪。

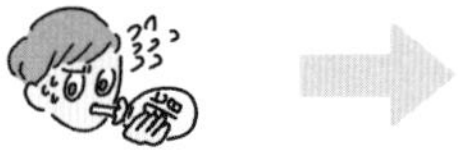

脂肪减少就能变瘦。

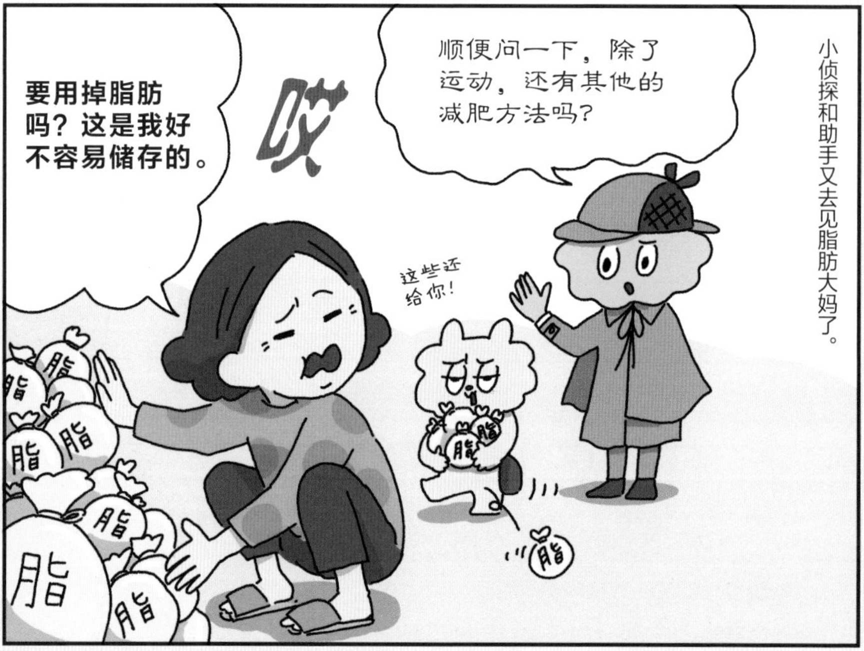
小侦探和助手又去见脂肪大妈了。
顺便问一下，除了运动，还有其他的减肥方法吗？
哎
要用掉脂肪吗？这是我好不容易储存的。
这些还给你！
脂

你要来试一试吗？

脂肪大妈的小课堂

减肥秘诀

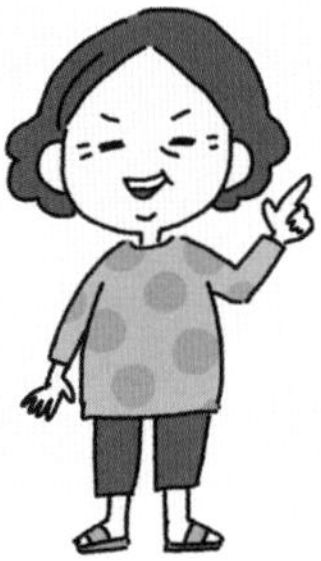

你可以试一试用以下方法消耗脂肪。但是，脂肪过少不利于身体健康，所以不要过度减肥。

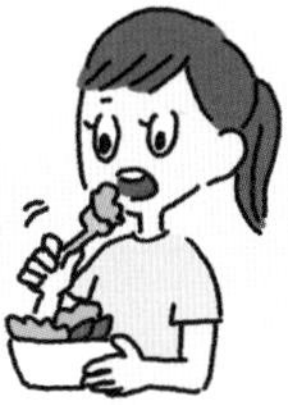

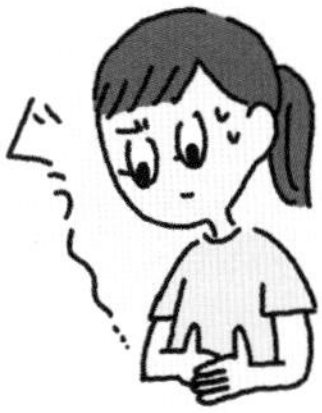

好好吃早饭

不吃早饭的话，肚子饿了就容易吃更多零食。可以少吃晚饭，因为不久后就要睡觉，晚饭吃多了，身体会更容易积攒脂肪。

多吃蔬菜

蔬菜中的营养成分几乎不会转化为脂肪，而且多吃蔬菜对皮肤也好。另外，蔬菜还能防止身体吸收多余的食物营养。

规律饮食

在肚子饿的状态下进食，身体吸收的食物营养会更多，这样我们更容易变胖，所以要规律饮食。

调查报告

长泽由衣：

你的妈妈瘦不下来是因为运动方法不对，请让她多做有氧运动。

过去食物匮乏，大多数人很瘦，因此，人们认为胖一些看起来更加健康、更受欢迎。

但是，现在人们则会因为肥胖而烦恼。

身体小侦探

角色档案

05 脂肪大妈

在皮下工作的节俭角色

脂肪大妈能把身体内的多余营养转化为脂肪储存起来，以备身体营养不足时使用。

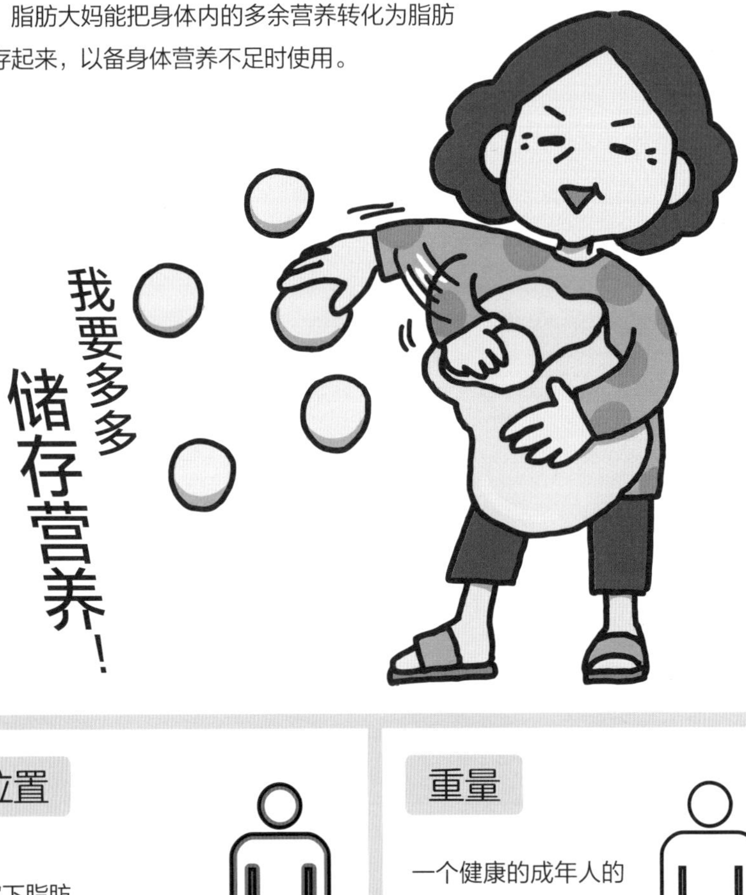

位置

皮下脂肪
位于皮肤下方。

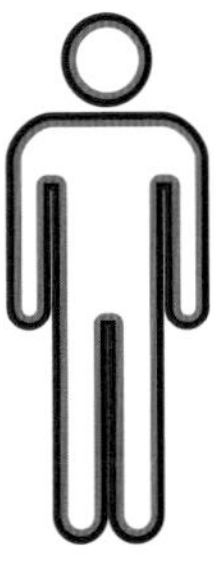

重量

一个健康的成年人的脂肪重量约占体重的15%~20%。

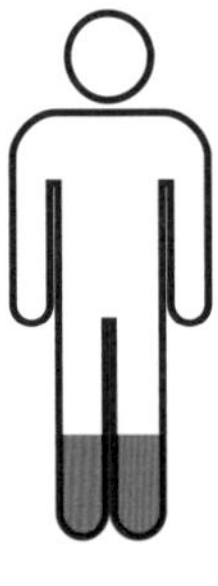

角色档案

06 肌肉小伙儿

让全身肌肉动起来的勤劳角色

肌肉小伙儿们通过舒张和收缩骨骼肌让我们完成行走或提起重物等动作。人体全身有 600 多块骨骼肌。

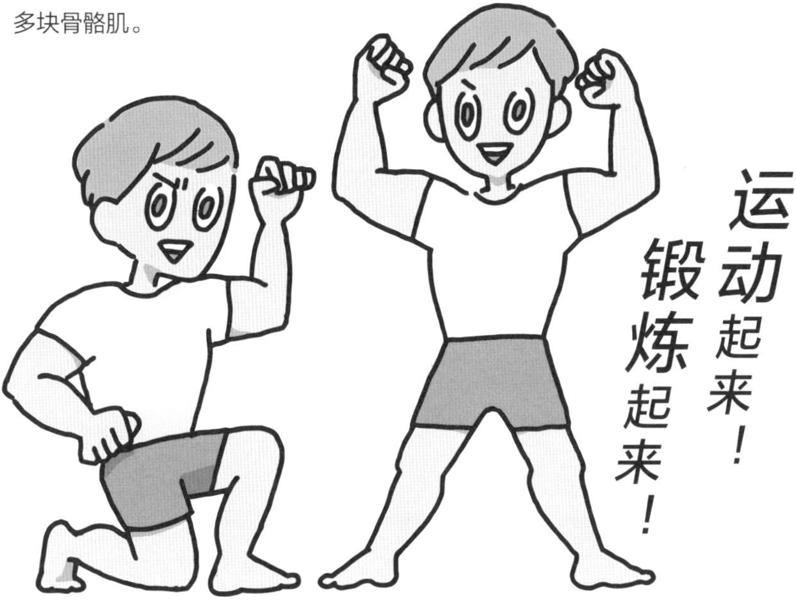

位置

骨骼肌一般附着在骨骼上。

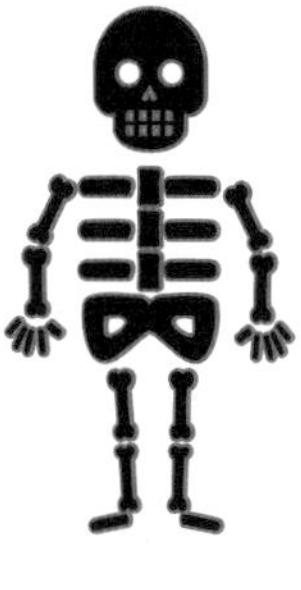

重量

骨骼肌的重量约占体重的 25%~35%。

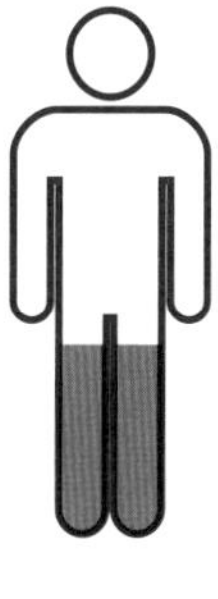

骨之谜

我为什么长不高？

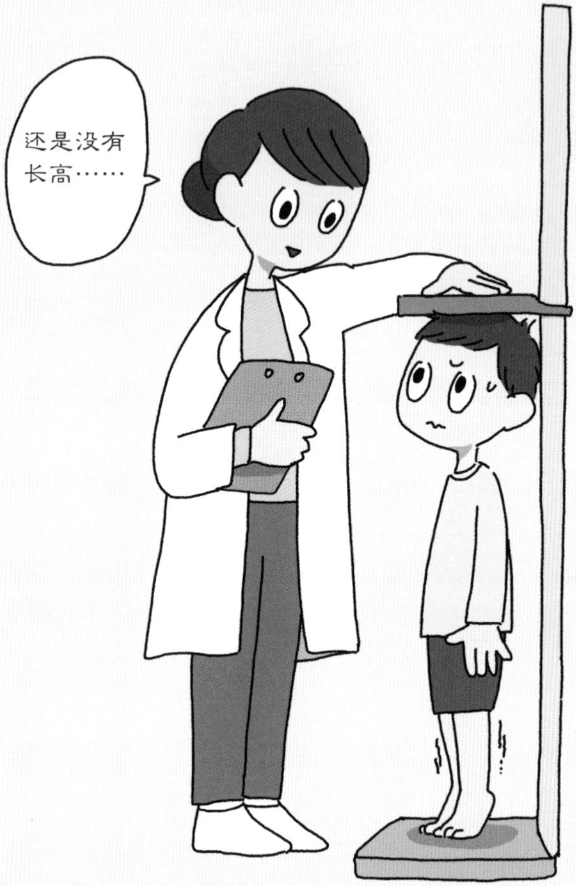

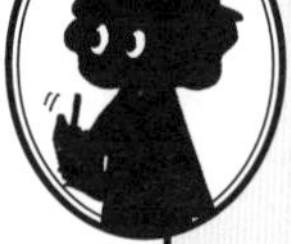

人在成长过程中，为什么会长高或变胖？

最近，我测量了自己的身高，一点儿变化都没有。我身边的朋友们都长高了，只有我没有长高。

明明我们吃的都一样，为什么身高会有这么大的差别呢？想到自己以后可能个子不高，我就很烦恼。

铃木诚

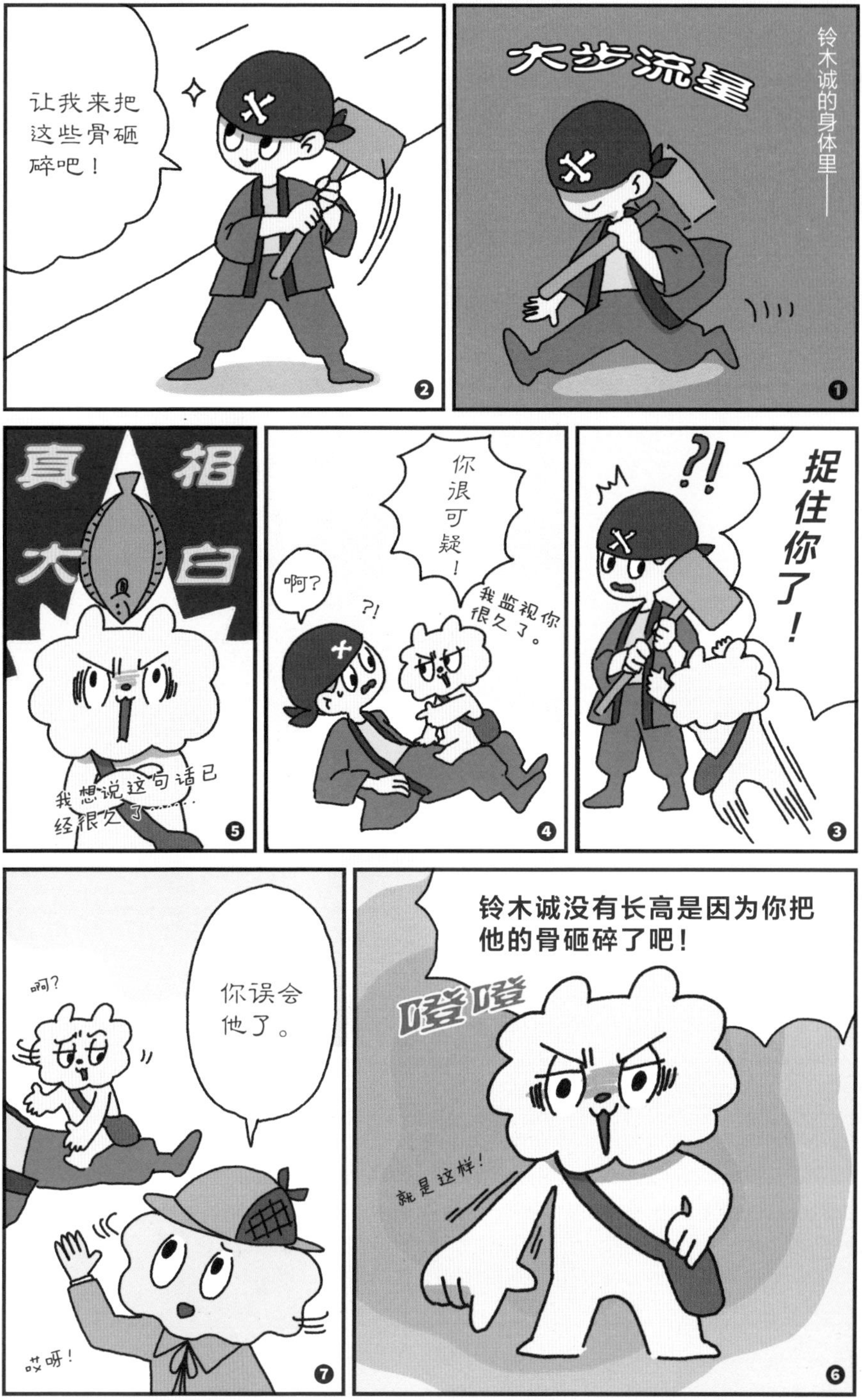
铃木诚的身体里——
大步流星
让我来把这些骨砸碎吧！
?!
捉住你了！
你很可疑！
啊？
?!
我监视你很久了。
真相大白
我想说这句话已经很久了……
铃木诚没有长高是因为你把他的骨砸碎了吧！
噔噔
就是这样！
啊？
你误会他了。
哎呀！

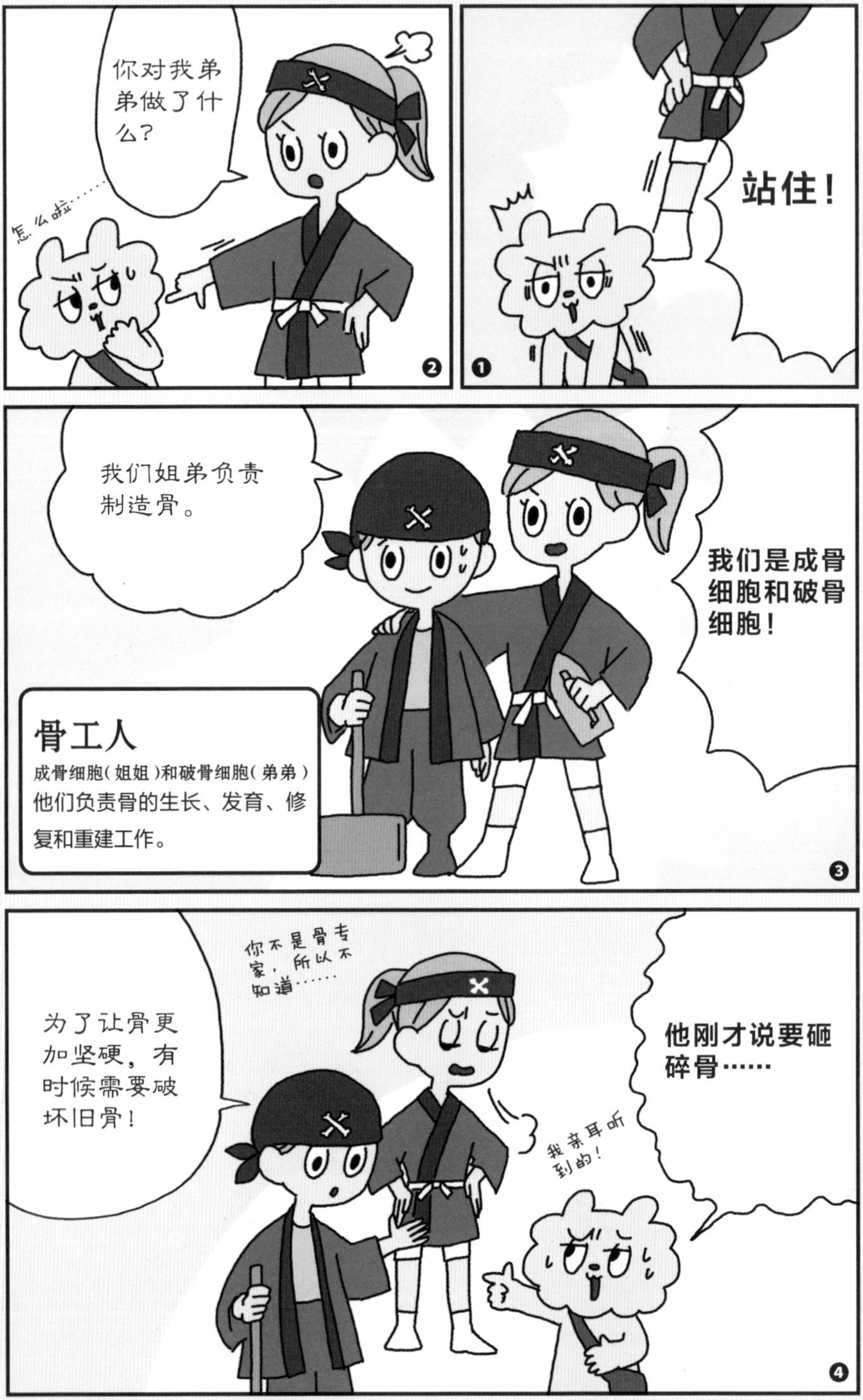
站住！
你对我弟弟做了什么？
怎么啦……
我们是成骨细胞和破骨细胞！
我们姐弟负责制造骨。
骨工人
成骨细胞（姐姐）和破骨细胞（弟弟）
他们负责骨的生长、发育、修复和重建工作。
他刚才说要砸碎骨……
我亲耳听到的！
为了让骨更加坚硬，有时候需要破坏旧骨！
你不是骨专家，所以不知道……

骨的结构图

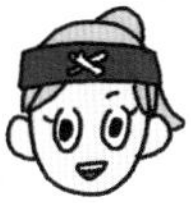

为了支撑我们的身体，骨必须非常坚硬。

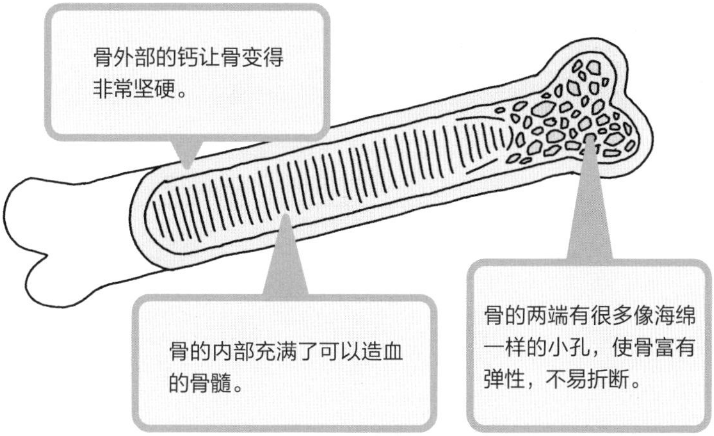

骨外部的钙让骨变得非常坚硬。
骨的内部充满了可以造血的骨髓。
骨的两端有很多像海绵一样的小孔，使骨富有弹性，不易折断。

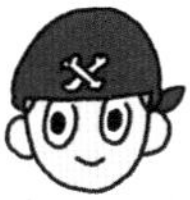

但是随着时间的推移，骨会逐渐变得陈旧和脆弱，所以我们需要更新它们。

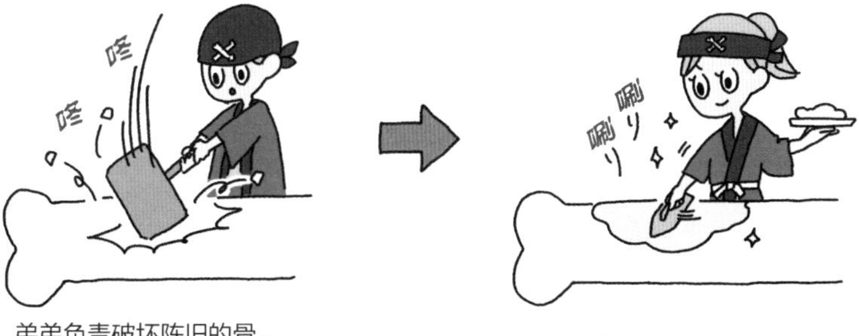

咚
咚
唰り
唰り

弟弟负责破坏陈旧的骨。

姐姐负责收集钙，以便将旧骨重建为新骨。

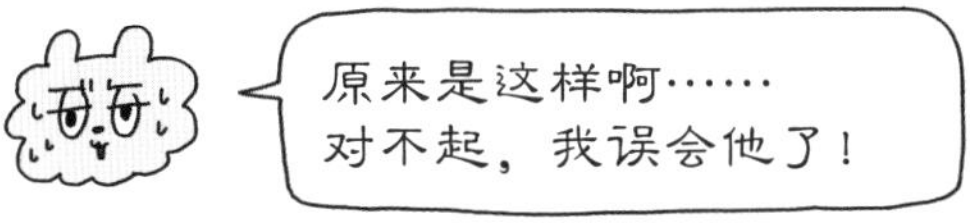

原来是这样啊……
对不起，我误会他了！

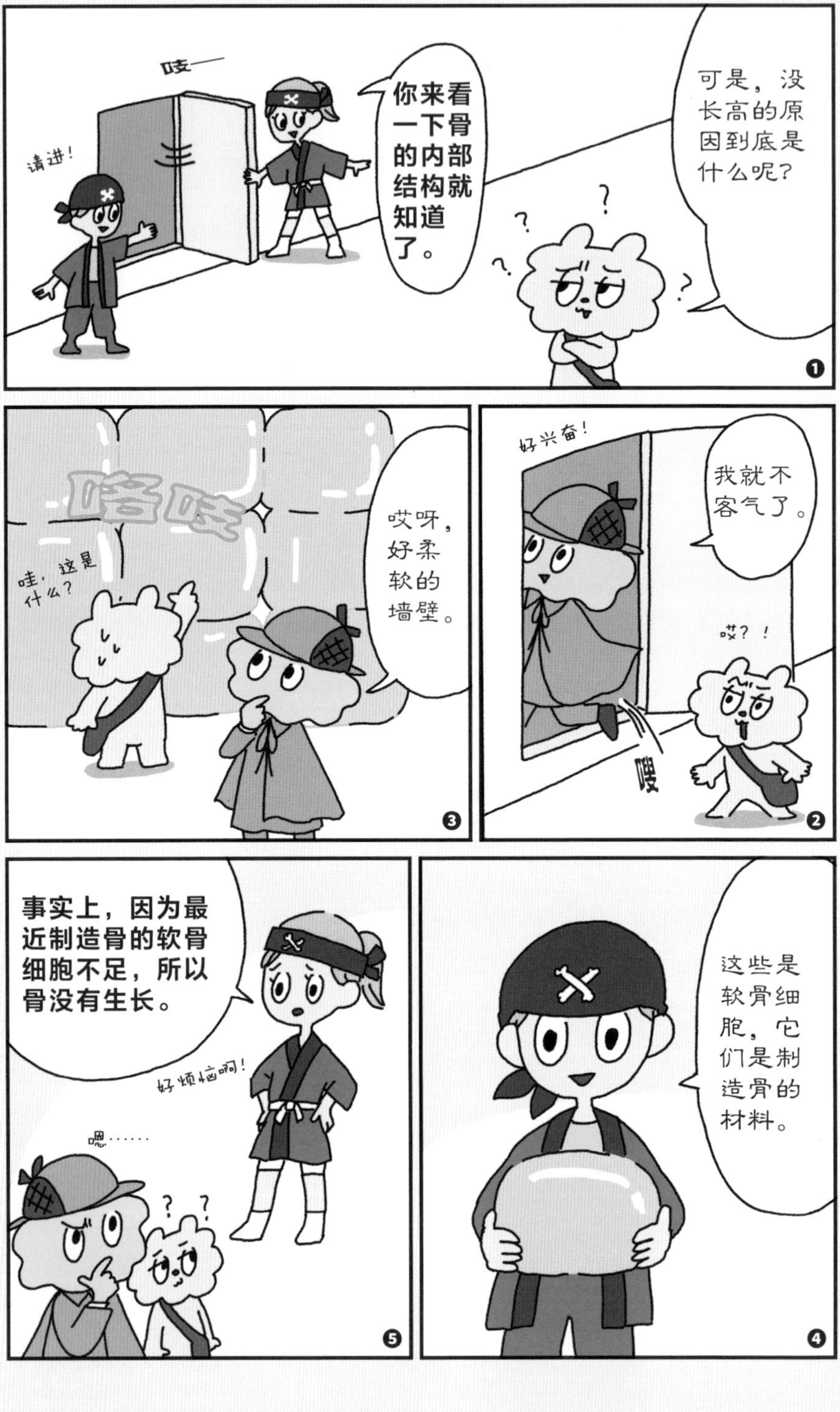

可是，没长高的原因到底是什么呢？
你来看一下骨的内部结构就知道了。
吱——
请进！
我就不客气了。
好兴奋！
哎？！
嗖
哎呀，好柔软的墙壁。
咯吱
哇，这是什么？
这些是软骨细胞，它们是制造骨的材料。
事实上，因为最近制造骨的软骨细胞不足，所以骨没有生长。
好烦恼啊！
嗯……

骨生长的过程

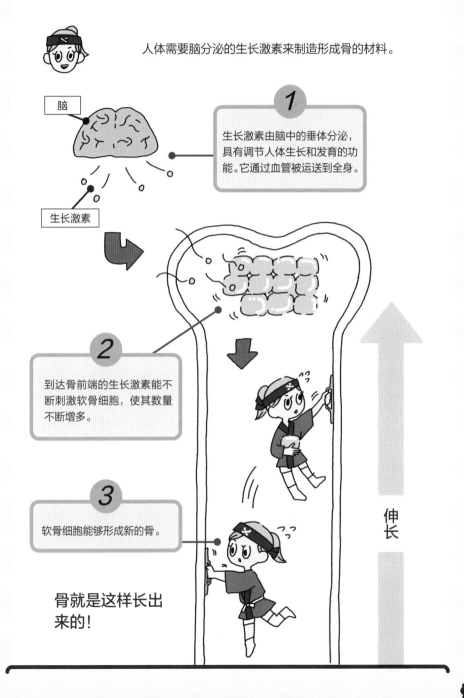

人体需要脑分泌的生长激素来制造形成骨的材料。

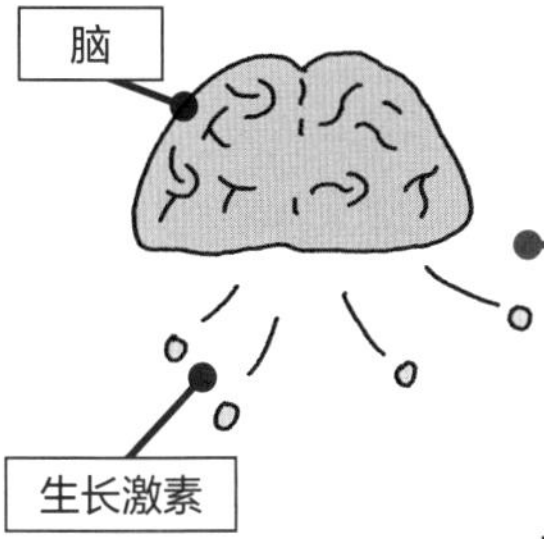

1

生长激素由脑中的垂体分泌，具有调节人体生长和发育的功能。它通过血管被运送到全身。

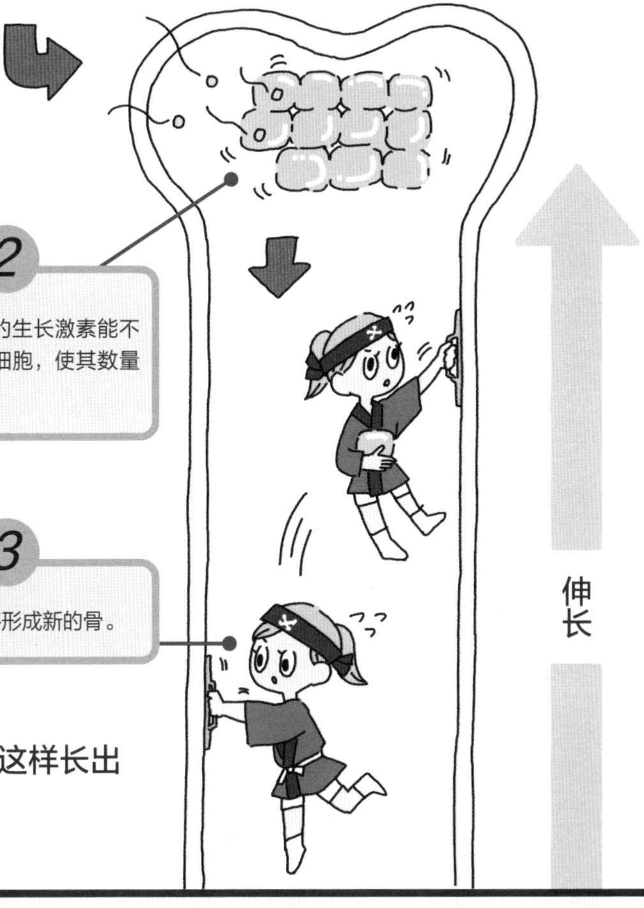

2

到达骨前端的生长激素能不断刺激软骨细胞，使其数量不断增多。

3

软骨细胞能够形成新的骨。

骨就是这样长出来的！

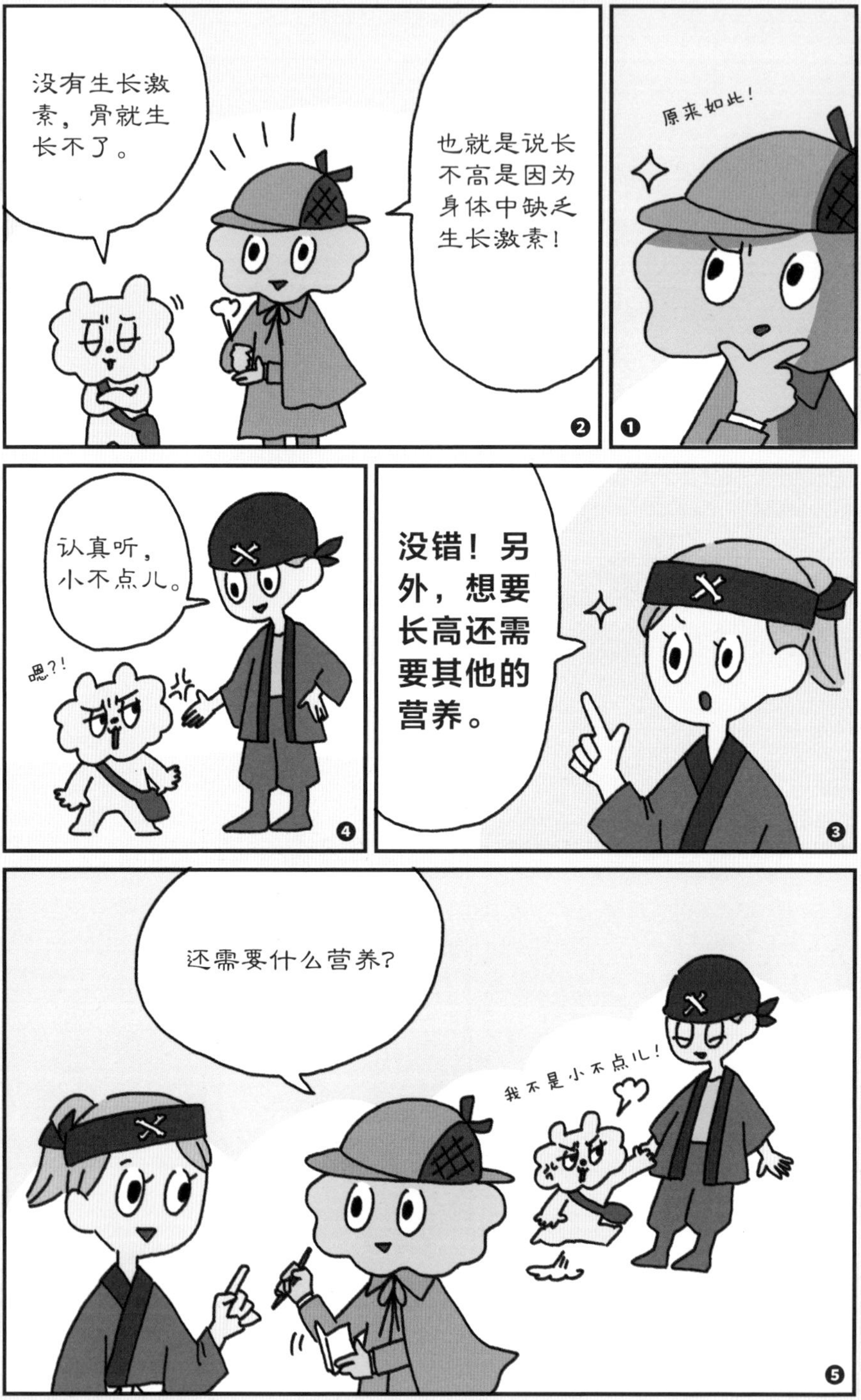
原来如此！
没有生长激素，骨就生长不了。
也就是说长不高是因为身体中缺乏生长激素！
没错！另外，想要长高还需要其他的营养。
认真听，小不点儿。
嗯?!
还需要什么营养?
我不是小不点儿！

你要来试一试吗？

成骨细胞姐姐的小课堂

让骨坚硬的小秘诀

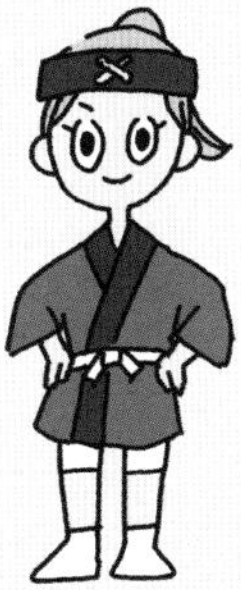

如果你想长高，还需要有健康的骨。骨生长发育得好，身材就会高大。所以大家需要让自己的骨更加强壮。

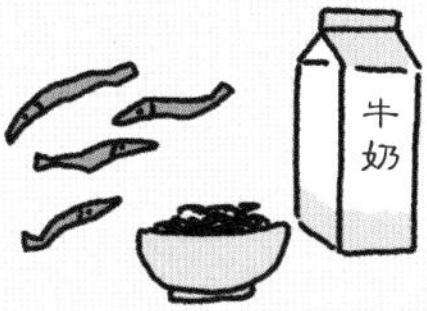

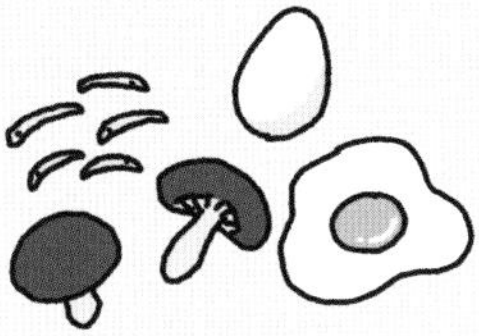

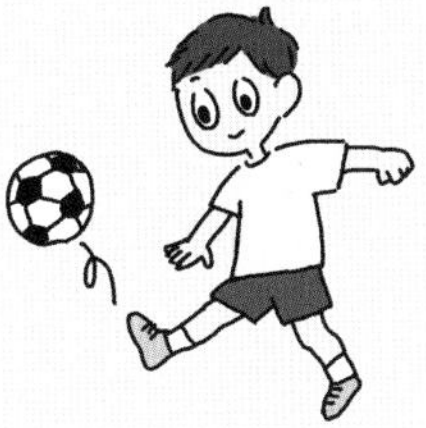

补钙

钙是骨生长所需的重要营养物质。多吃鱼、菠菜，多喝牛奶可以补充钙。

补充维生素 D

维生素 D 有助于身体对钙的吸收。你可以多吃小银鱼、香菇和蛋黄。

参加户外运动

运动有助于分泌生长激素，而且晒太阳还能补充维生素 D。

调查报告

铃木诚：

长高这件事有很多不确定因素。有时候，个子不高的父母也会生出高个子的孩子。不同国家的人，平均身高也不同。荷兰成年男性的平均身高是 182 厘米；日本成年男性的平均身高是 170 厘米；中国成年男性的平均身高是 169 厘米。

但是，你可以尝试多吃鱼和鸡蛋，多喝牛奶，多运动，说不定你很快就会发现自己长高了。

我的助手听到这些，留下一句『我要去荷兰』就跑了……

身体小侦探

角色档案

07 骨工人（成骨细胞和破骨细胞）

在骨里认真工作的角色

为了让我们的骨更加坚硬，姐弟俩会不断更新骨。人体全部的骨更新一次大约需要 10 年时间。

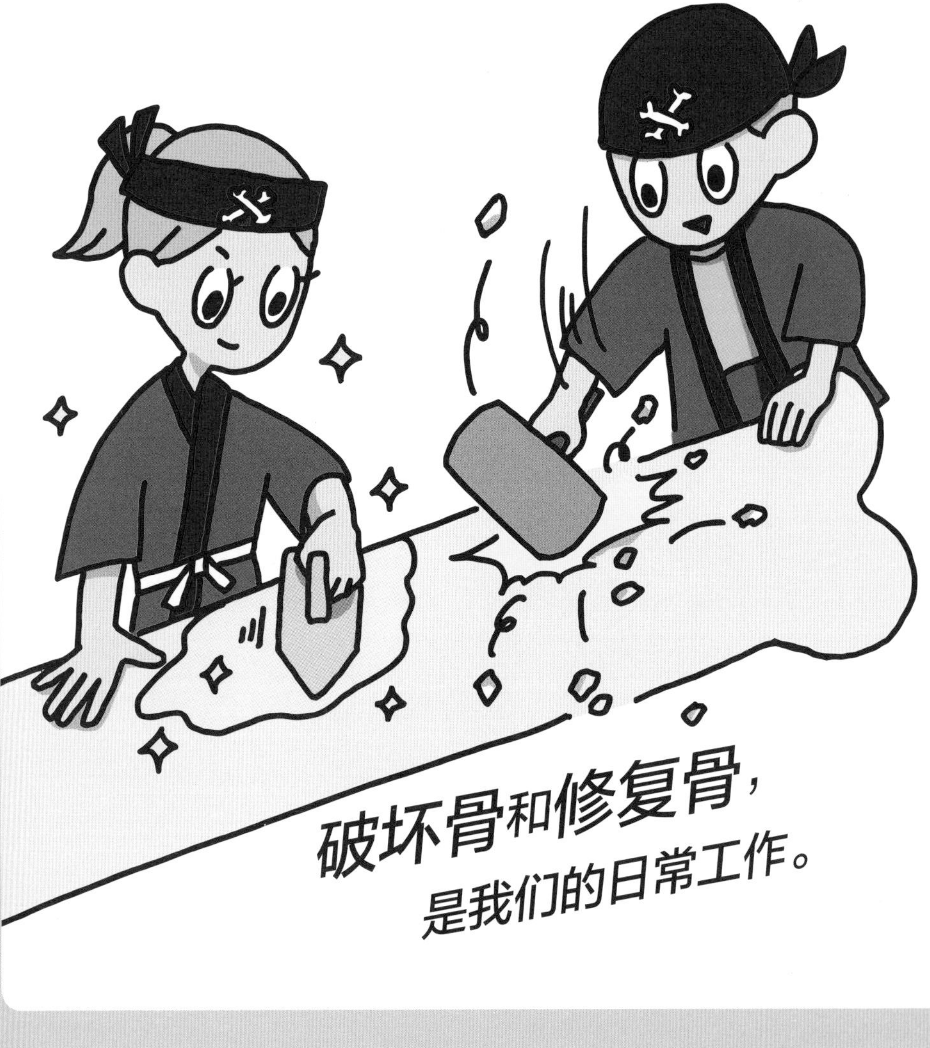
破坏骨和修复骨，
是我们的日常工作。

位置

成骨细胞
和破骨细胞
遍布全身的骨。

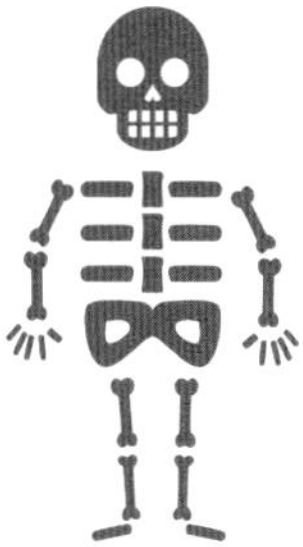

重量

一个成年人骨的
重量约占体重的
15%~20%。

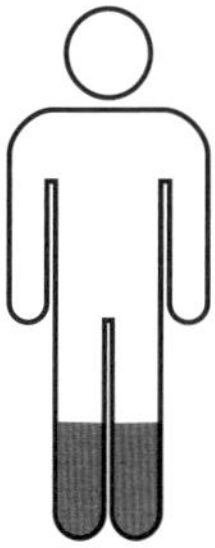

骨的特点

健康的骨
和铁
一样坚硬。

用硬度计测量，铁和珍珠的莫氏硬度约是 4~5 度，而骨的莫氏硬度一般也是 4~5 度。人体中最坚硬的骨是牙齿，莫氏硬度为 6~7 度，与玻璃差不多。

骨的数量

儿童的
骨的数量
和成人的不同。

婴儿全身有 300 多块骨，但是随着身体不断生长，骨之间逐渐连接起来，成年人的骨变成 200 多块。

皮肤之谜

太阳为什么会晒伤皮肤？

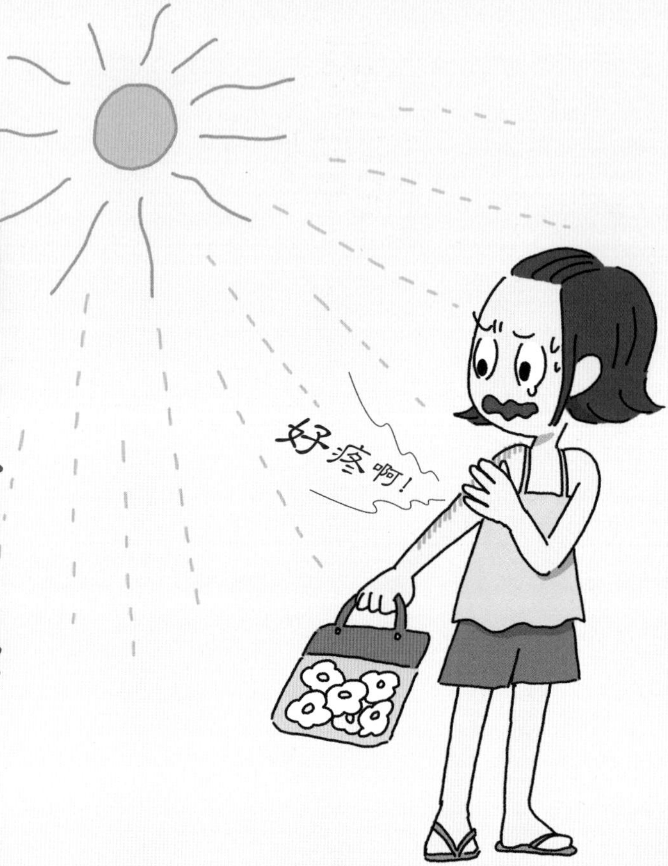

为什么皮肤长时间暴露在太阳下会感到疼痛，而且还会变黑呢？

我前几天去海边玩，后背和胳膊都被太阳晒得通红……皮肤十分疼，我感觉很难受。我还担心皮肤会被晒黑。

为什么太阳会把人晒伤呢？

原田优里奈

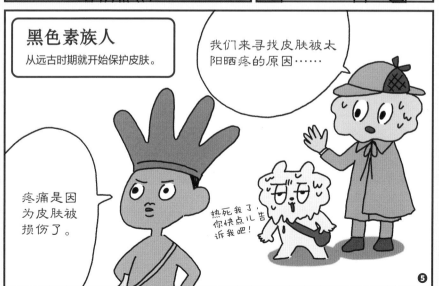

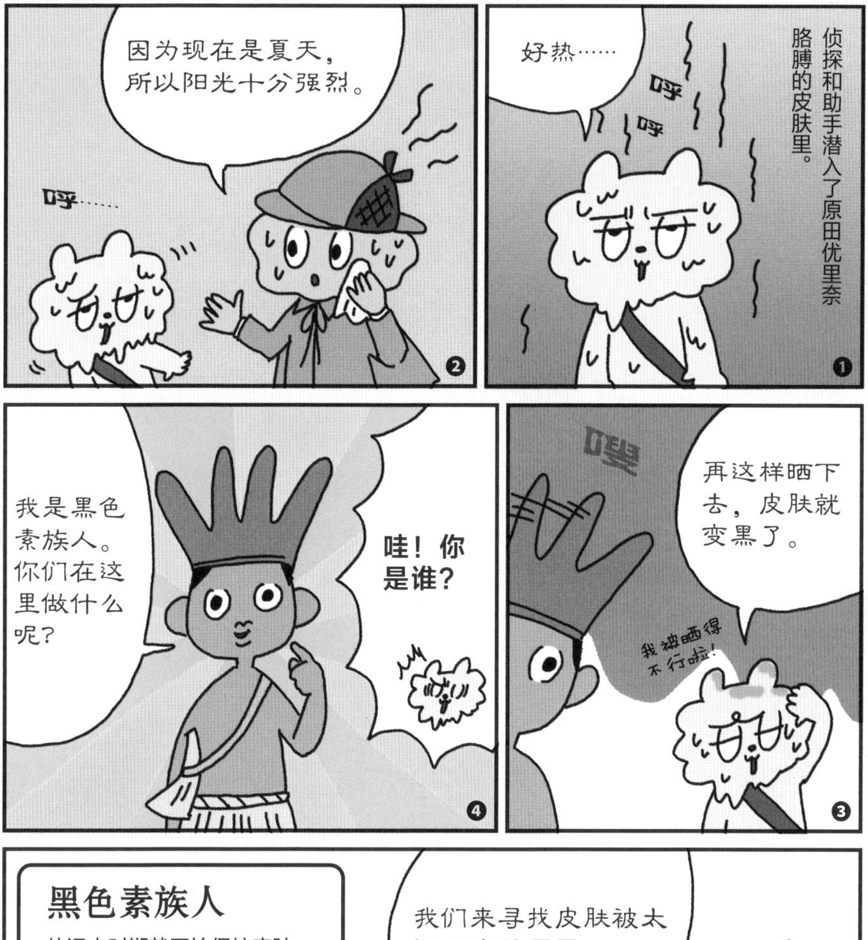
侦探和助手潜入了原田优里奈胳膊的皮肤里。
好热……
呼
呼
因为现在是夏天，所以阳光十分强烈。
呼……
再这样晒下去，皮肤就变黑了。
我被晒得不行啦！
我是黑色素族人。你们在这里做什么呢？
哇！你是谁？
黑色素族人
从远古时期就开始保护皮肤。
我们来寻找皮肤被太阳晒疼的原因……
热死我了，你快点儿告诉我吧！
疼痛是因为皮肤被损伤了。

皮肤的结构图

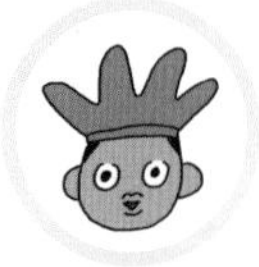

皮肤具有屏障作用，能防止细菌和病毒等进入人体。

皮肤表皮会不断更新。老化的皮肤会自然脱落，新皮肤会不断长出来。

皮肤的真皮层分布着汗腺，可以通过分泌汗液来调节体温。此外，这里还有能感知疼痛和温度的感觉神经末梢。

皮下组织有厚厚的脂肪，不仅有助于缓解我们和其他物体撞击时的疼痛，还耐热抗寒。皮下组织的下面是肌肉。

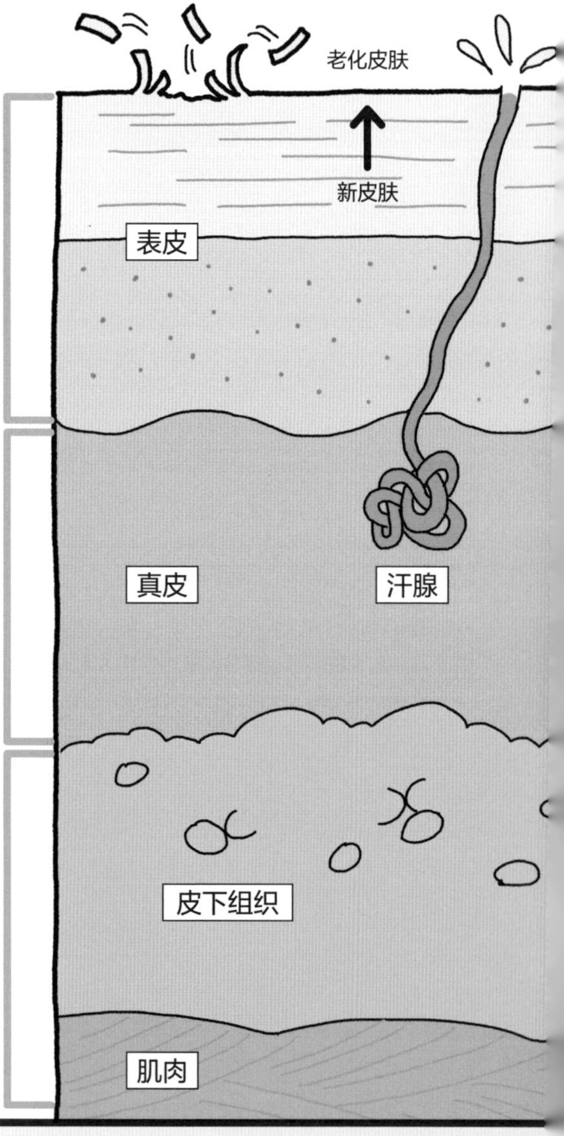

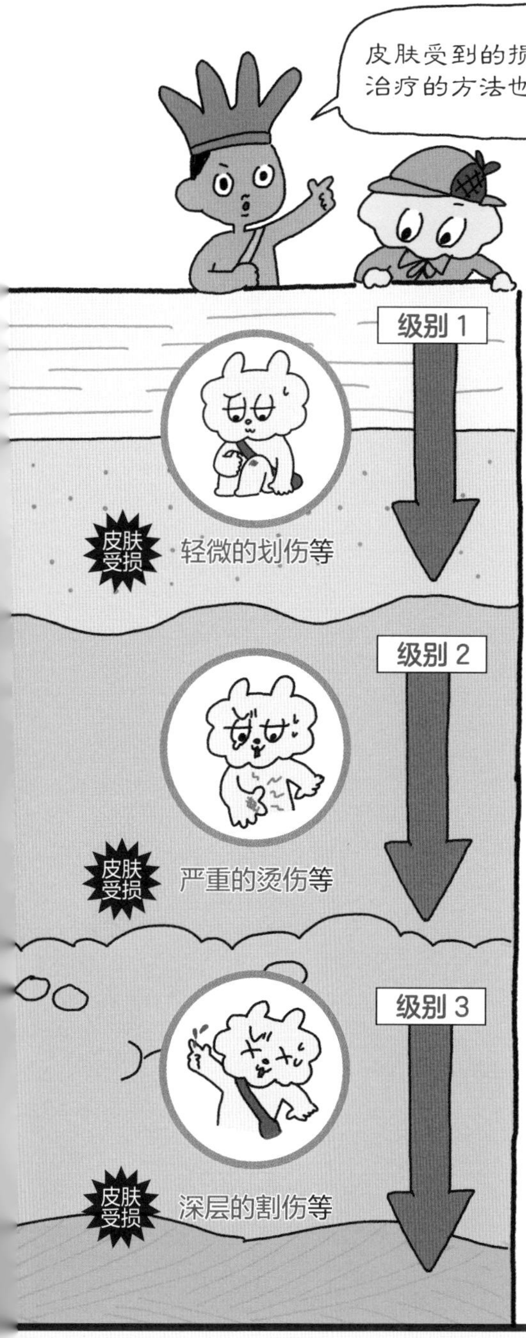

皮肤受到的损伤程度不同，治疗的方法也不一样。
级别 1
皮肤受损
轻微的划伤等
级别 2
皮肤受损
严重的烫伤等
级别 3
皮肤受损
深层的割伤等

损伤程度 1 ☆☆☆

皮肤表皮受损后会变红，并伴有轻微疼痛。这种程度的损伤不用处理，皮肤会自己痊愈。

损伤程度 2 ☆☆☆

如果损伤的位置很深，皮肤除了会出现强烈的疼痛外，还会鼓出水泡。这种程度的损伤，虽然伤口会愈合，但可能会留下疤痕。

损伤程度 3 ☆☆☆

如果伤口的位置更深，皮肤的组织就会坏死。伤口不能自愈，而且细菌会从伤口进入人体，引发疾病。这时需要做缝合手术。

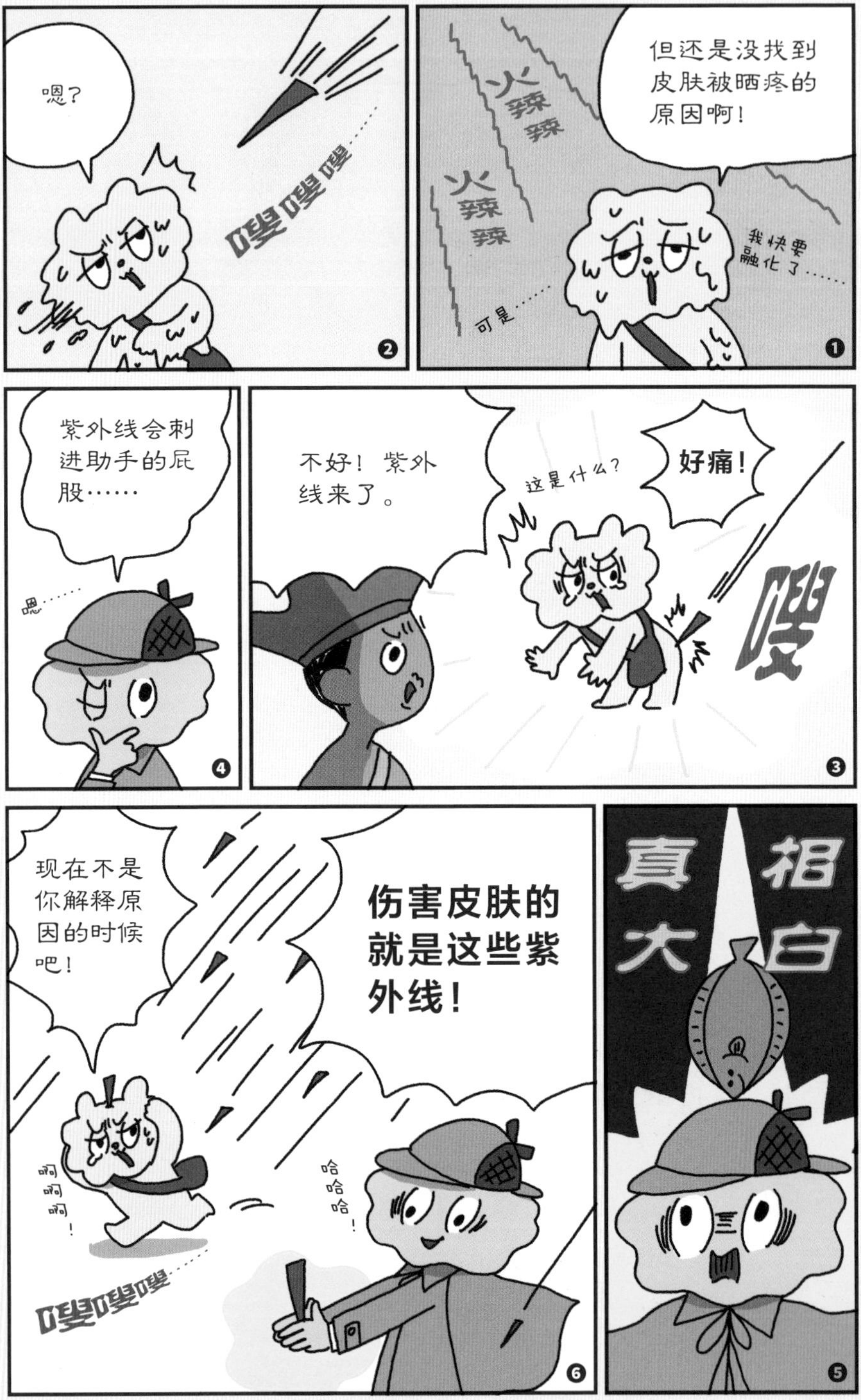
火辣辣
火辣辣
可是……
但还是没找到皮肤被晒疼的原因啊！
我快要融化了……
嗯？
嗖嗖嗖
不好！紫外线来了。
这是什么？
好痛！
嗖
紫外线会刺进助手的屁股……
嗯……
真相大白
现在不是你解释原因的时候吧！
伤害皮肤的就是这些紫外线！
啊啊啊！
哈哈哈！
嗖嗖嗖

可怕的紫外线

太阳光中的紫外线会损伤皮肤。如果长时间晒太阳，皮肤表皮会变得很干燥，严重的话会导致皮肤细胞坏死。

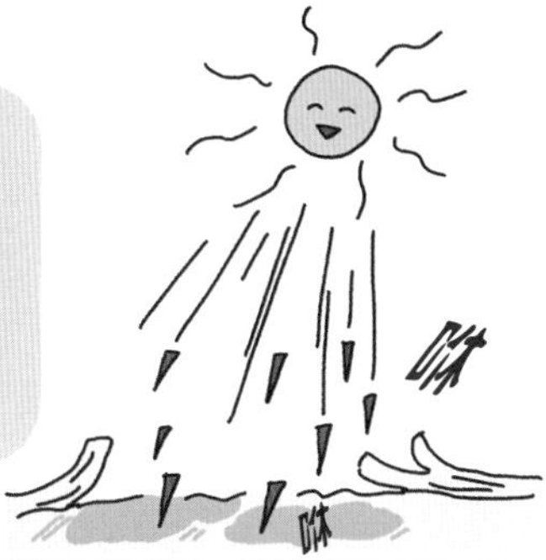
咻
咻

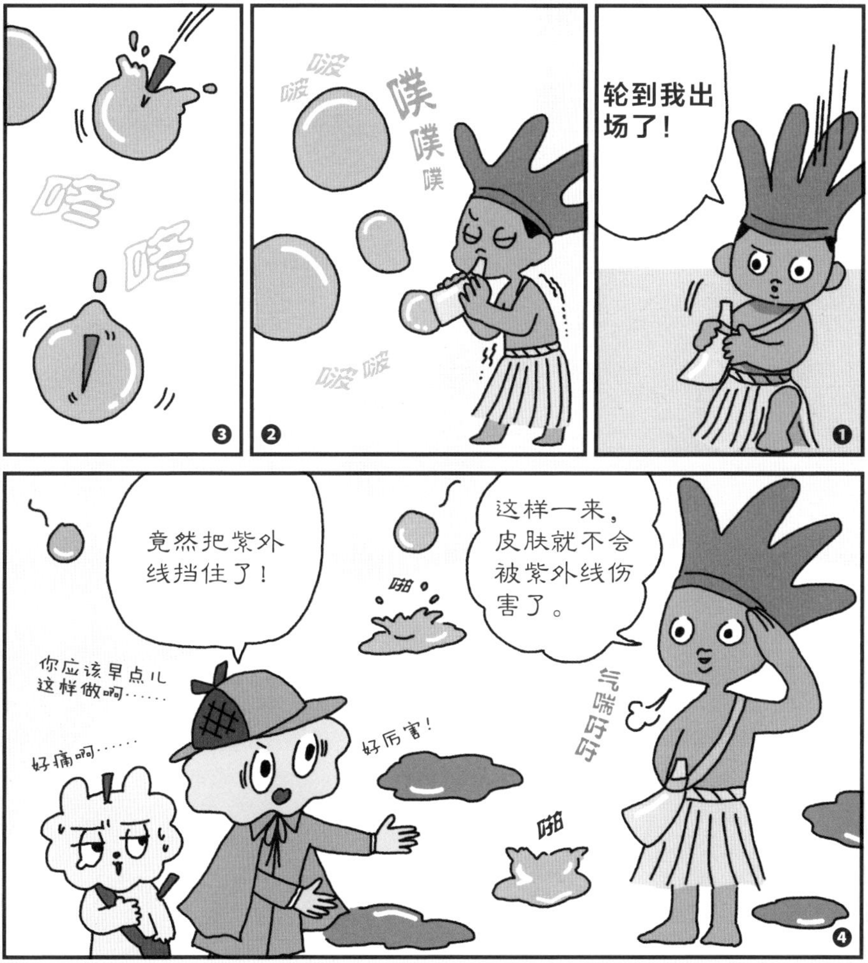
轮到我出场了！
啵啵
噗噗噗
啵啵
咚
咚
这样一来，皮肤就不会被紫外线伤害了。
气喘吁吁
竟然把紫外线挡住了！
啪
好厉害！
你应该早点儿这样做啊……
好痛啊……
啪

皮肤被太阳晒黑的原因

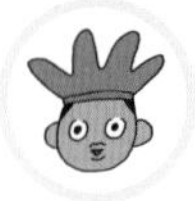

皮肤变黑是为了保护自己免受紫外线的伤害。

当太阳中的紫外线进入皮肤后，皮肤为了保护自己免受伤害，内部会产生黑色素。黑色素一旦出现，就会迅速扩散到皮肤表皮，皮肤因此变黑。

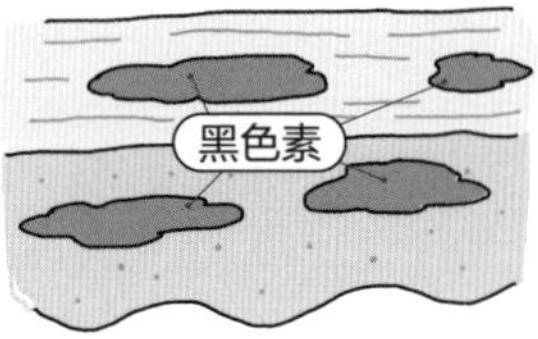
黑色素

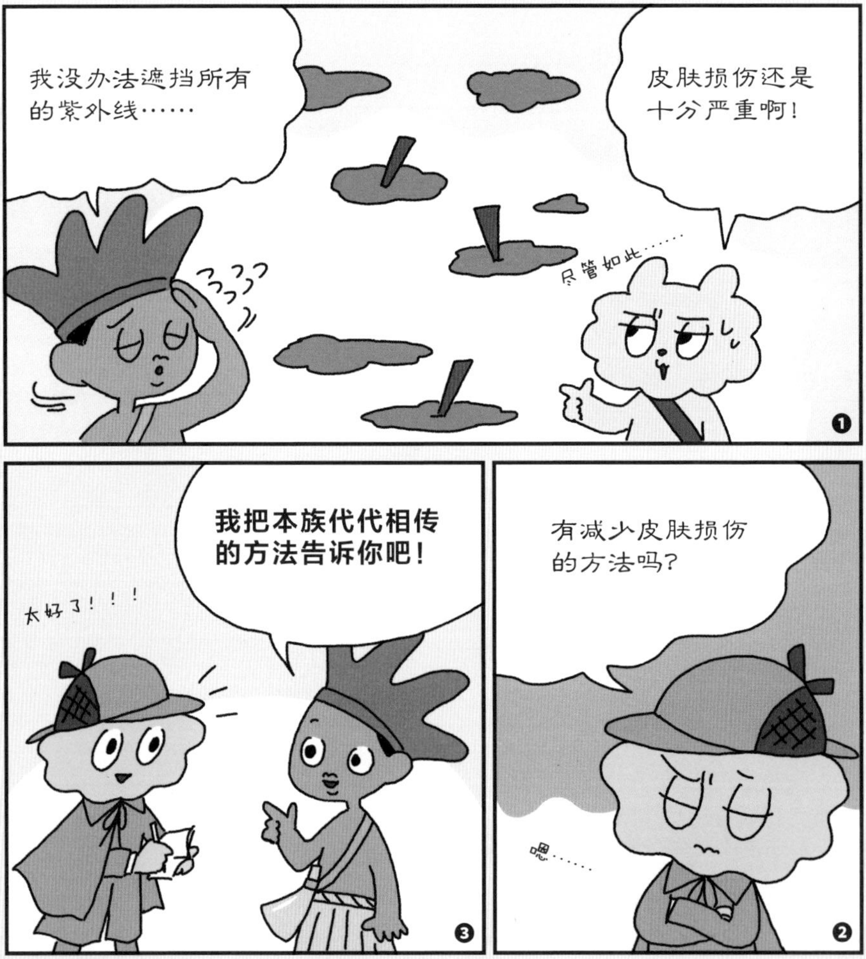
我没办法遮挡所有的紫外线……
尽管如此……
皮肤损伤还是十分严重啊！
1
嗯……
有减少皮肤损伤的方法吗？
2
我把本族代代相传的方法告诉你吧！
太好了！！！
3

你要来试一试吗？

黑色素族人的小课堂
美肤小秘诀

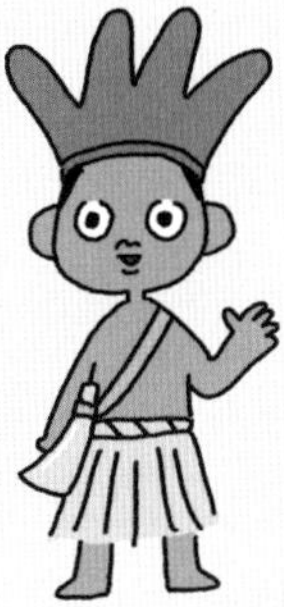

皮肤护理对保持皮肤健康非常重要。健康的皮肤不容易生病，你也会变得更加美丽。

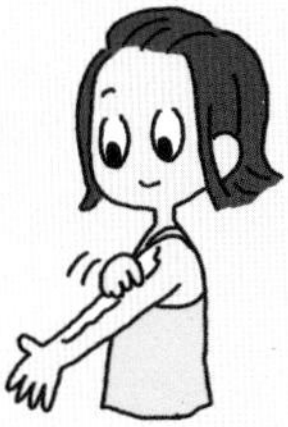

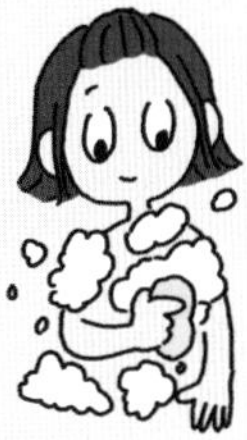

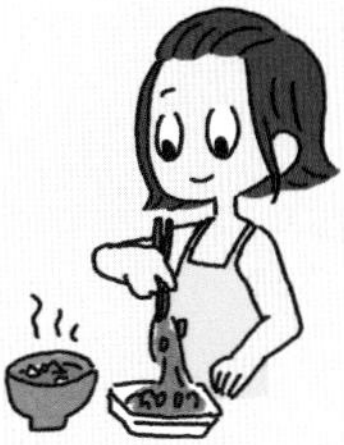

涂防晒霜
防晒霜有遮挡紫外线的作用。此外，冰敷可以让晒伤的皮肤很快好起来。

轻轻地擦洗身体
用力擦洗身体会损伤皮肤，使它变得干燥和粗糙，所以请轻轻地擦洗身体。

多吃豆制品
豆制品中富含对皮肤有益的营养物质。你可以多喝豆腐汤或者豆浆。

调查报告

原田优里奈：

经过调查得知，皮肤被晒黑是因为产生了黑色素。

事实上，导致不同人种肤色差异的也是黑色素，黑色人种的皮肤存储的黑色素较多，白色人种的皮肤存储的黑色素较少。

别人常常说我肤色不好看，所以我特意去晒了太阳，但是不知道为什么皮肤没有被晒成小麦色，而是被晒成了绿色，我后悔极了。

身体小侦探

角色档案

08 黑色素族人

在黑色素细胞里默默保护皮肤的角色

黑色素细胞通过分泌黑色素保护我们的皮肤免受紫外线伤害。

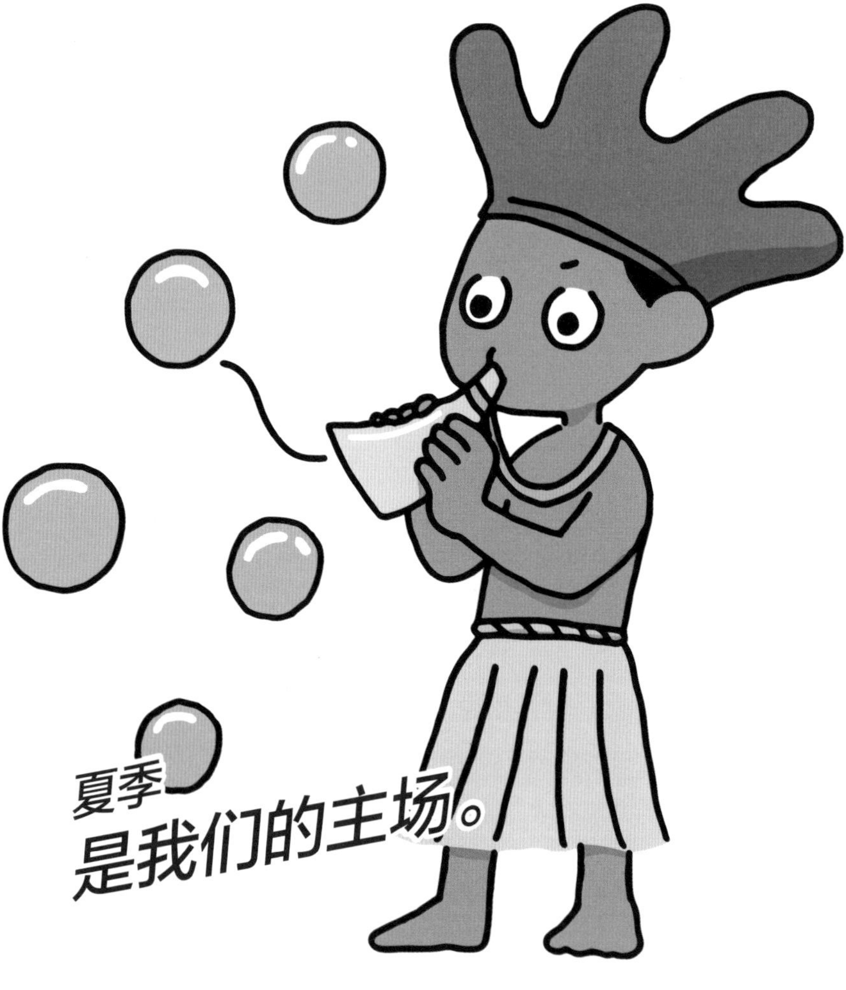

位置

黑色素
分布在人体
全身的皮肤中。

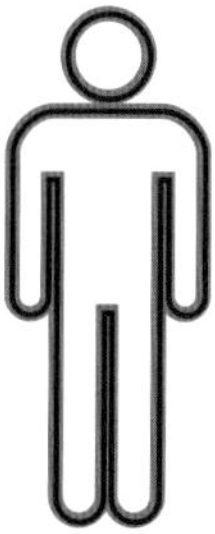

数量

人体每平方厘米
约有 15 万~20 万个
黑色素细胞。

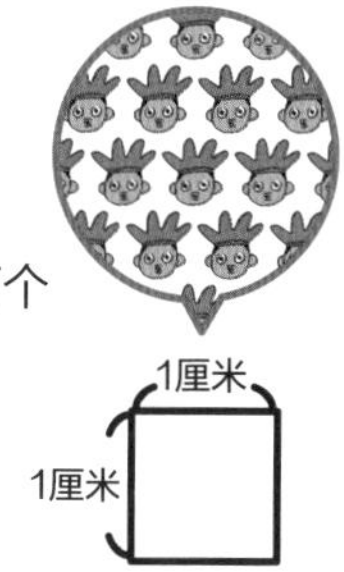

黑色素的作用

黑色素
能让我们的
头发变黑。

事实上，头发本身是没有颜色的，头发的颜色是由头发上的色素细胞决定的。黑色素帮助它们变成了黑色。人老后头发变白，是因为黑色素减少了。

黑色素的特点

皮肤
长时间暴露在太阳下
会长斑。

一般来说，人的皮肤在晒黑后不久会恢复到原来的肤色。但是，如果皮肤长时间暴露在阳光下，黑色素分泌过多，就会沉淀在皮肤深处形成斑。

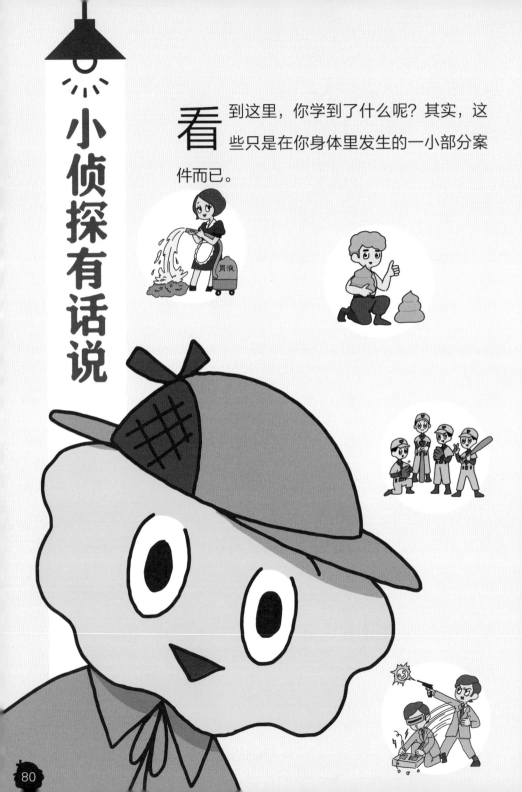

小侦探有话说

看到这里，你学到了什么呢？其实，这些只是在你身体里发生的一小部分案件而已。

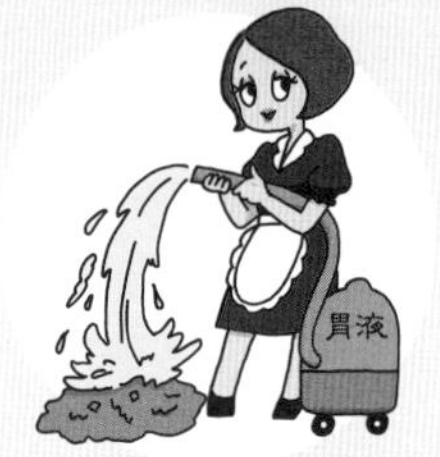

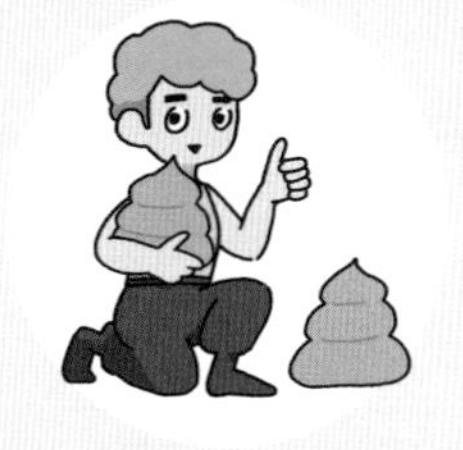

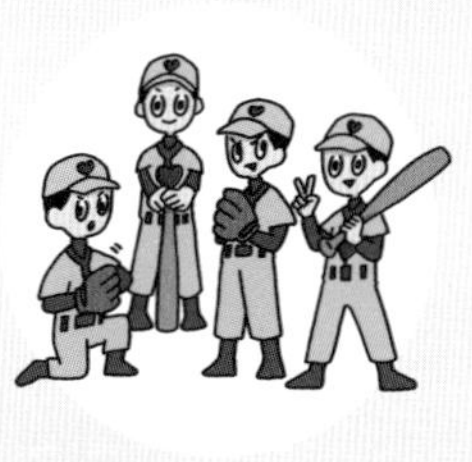

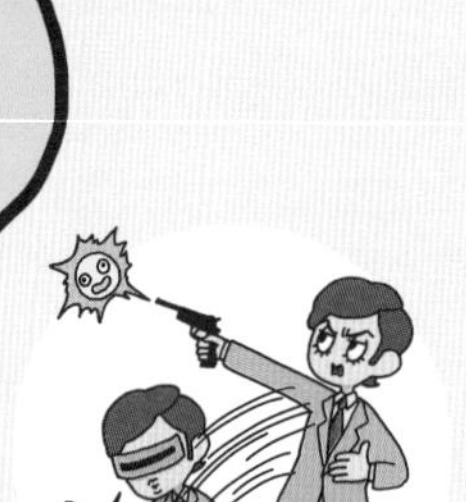

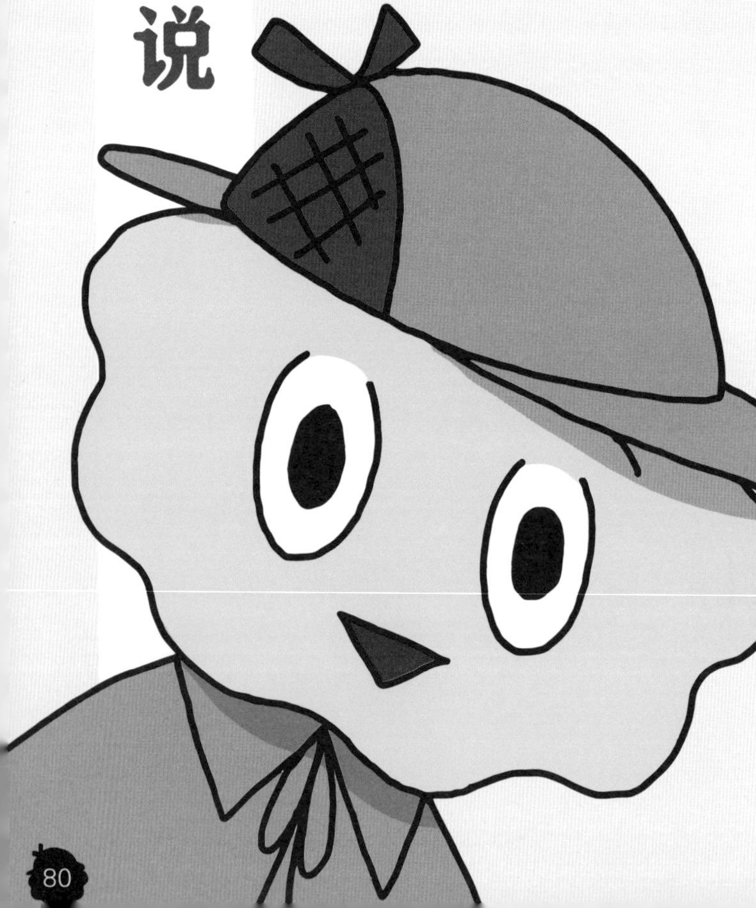

为了守护大家的健康，我们的工作不会结束。即使这个时候，你的身体内也正在发生着各种各样的案件……

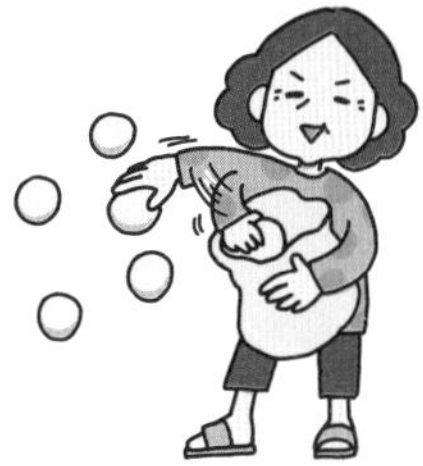

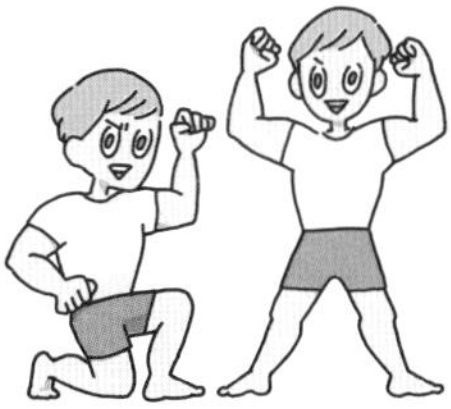

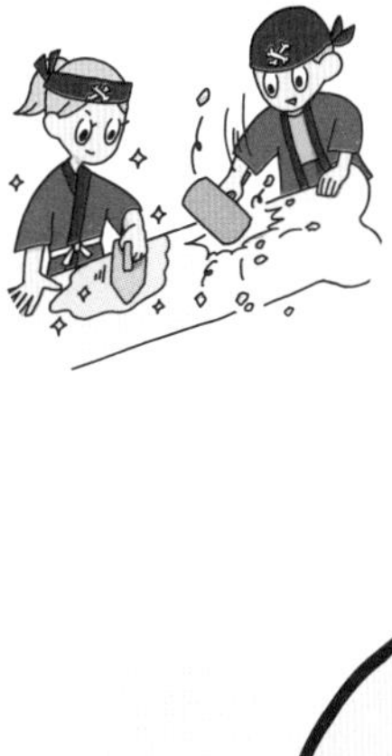

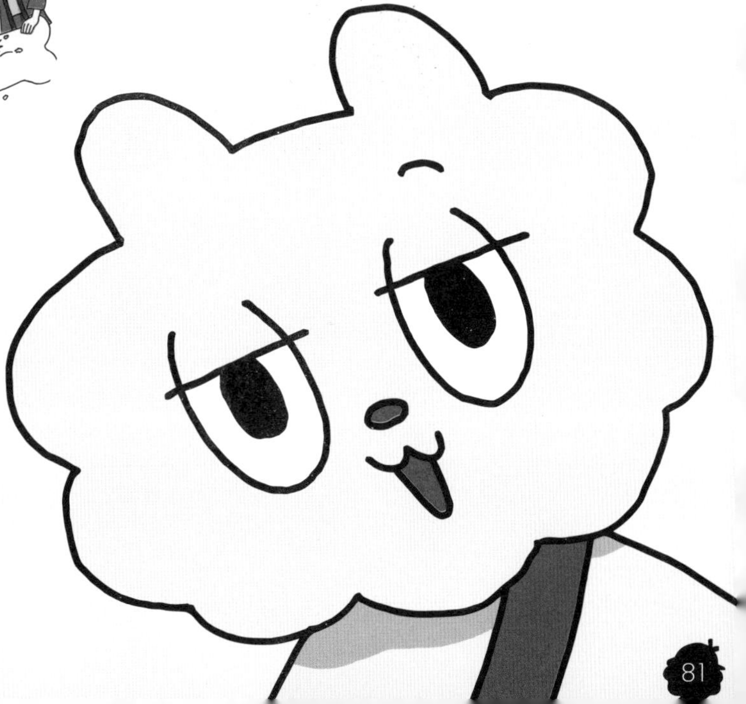

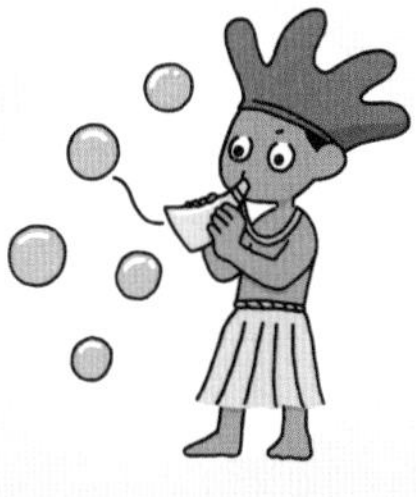

北京市版权局著作合同登记号：图字01-2021-5362

图书在版编目（CIP）数据

身体小侦探. 1 / (日) 泽田宪文 ; (日) 德永明子图 ; 大眼鸟译. — 北京 : 台海出版社, 2022.4
ISBN 978-7-5168-3246-2

Ⅰ. ①身… Ⅱ. ①泽… ②德… ③大… Ⅲ. ①身体—儿童读物 Ⅳ. ①R32-49

中国版本图书馆CIP数据核字(2022)第041349号

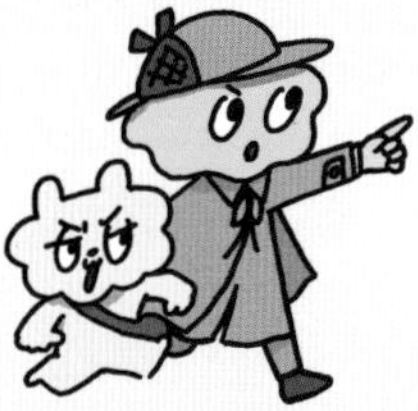

身体小侦探1

[日]泽田　宪 / 文　[日]德永明子 / 图　[日]坂井建雄 / 审订　大眼鸟 / 译

出 版 人：蔡　旭　出品策划：大眼鸟文化
责任编辑：王　萍

出版发行：台海出版社
地　　址：北京市东城区景山东街20号　邮政编码：100009
电　　话：010-64041652（发行、邮购）
传　　真：010-84045799（总编室）
网　　址：www.taimeng.org.cn/thcbs/default.htm
E-mail：thcbs@126.com

经　　销：全国各地新华书店
印　　刷：小森印刷（北京）有限公司
本书如有破损、缺页、装订错误，请与本社联系调换

开　　本：880毫米×1230毫米　1/32
字　　数：60千字　印　　张：5.75
版　　次：2022年8月第1版　印　　次：2022年8月第1次印刷
书　　号：ISBN 978-7-5168-3246-2

定　　价：78.00元（全2册）

快乐了解人体秘密

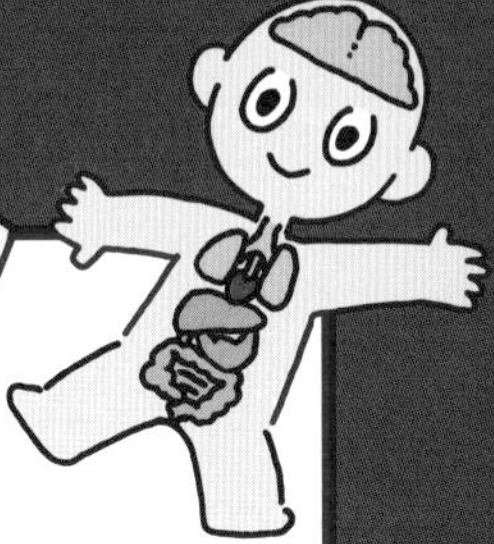

身体小侦探

2

[日] 泽田　宪 / 文
[日] 德永明子 / 图
[日] 坂井建雄 / 审订
大眼鸟 / 译

台海出版社

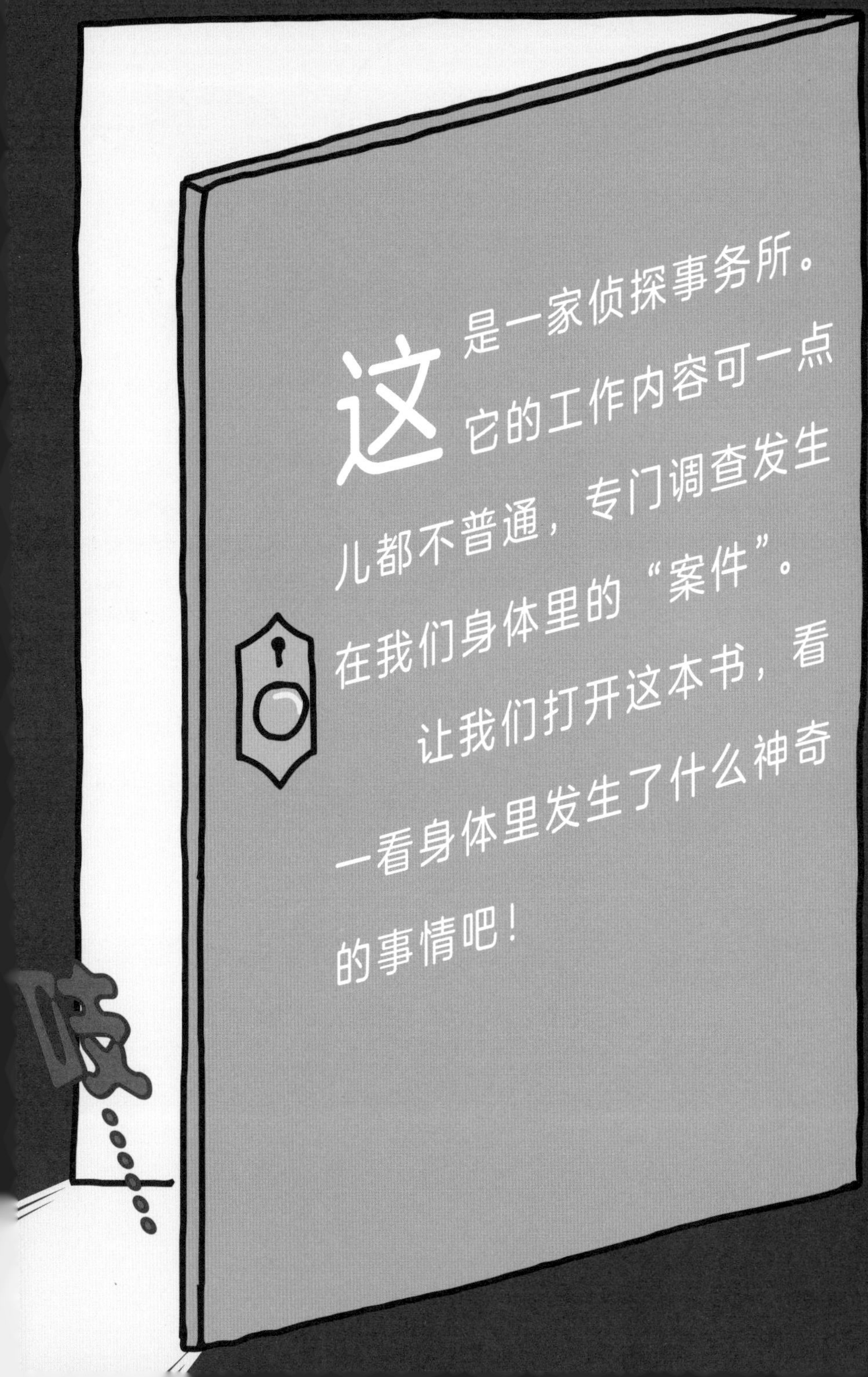
这是一家侦探事务所。它的工作内容可一点儿都不普通，专门调查发生在我们身体里的“案件”。
让我们打开这本书，看一看身体里发生了什么神奇的事情吧！
吱……

身体小侦探！

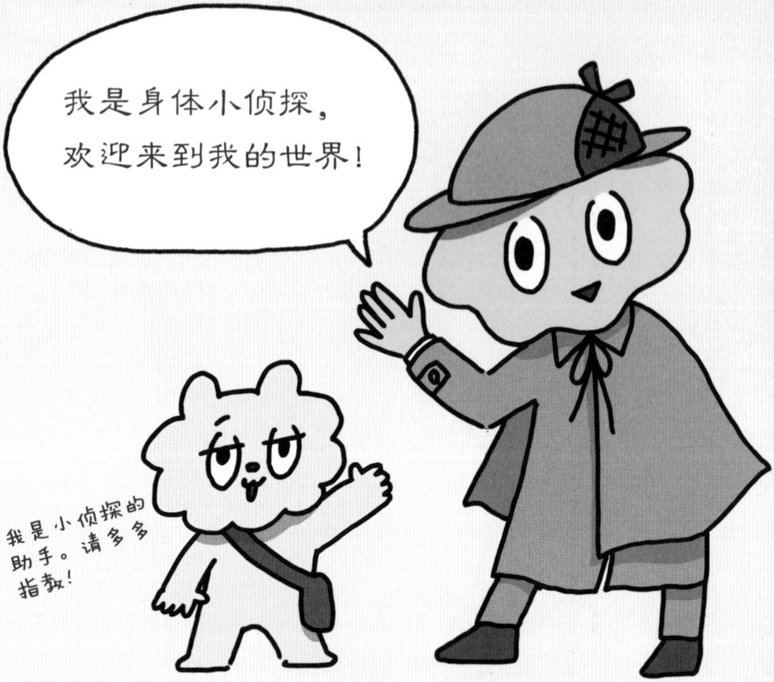
我是身体小侦探，
欢迎来到我的世界！
我是小侦探的助手。请多多指教！

助手

“身体小侦探事务所”员工。他虽然说话很难听，但是工作十分认真。

身体小侦探

能够侦破发生在你身体里的各种“案件”。

你有没有遇到过这样的烦恼呢？比如：

- 在大家面前突然放了一个屁。
- 早上太困了，怎么也起不来床。
- 明明之前认真学习了，却怎么也记不住学过的知识点。

那就让身体小侦探来帮你解决身体的各种困惑吧！

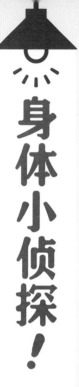

“身体小侦探事务所”的工作流程

1 接受委托

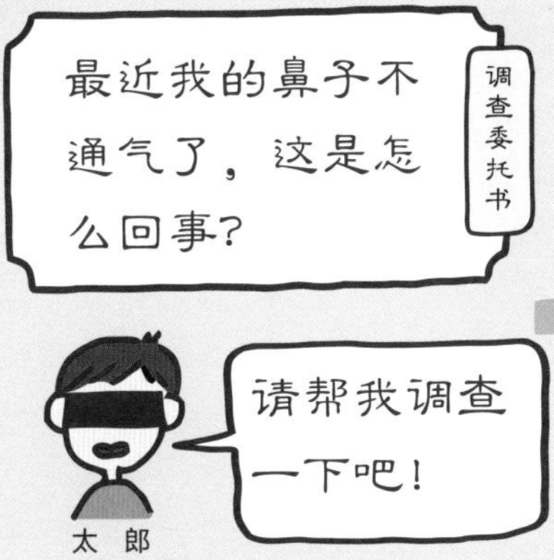
最近我的鼻子不通气了，这是怎么回事？
调查委托书
请帮我调查一下吧！
太 郎

让我们帮你解决烦恼吧。

2 开始调查

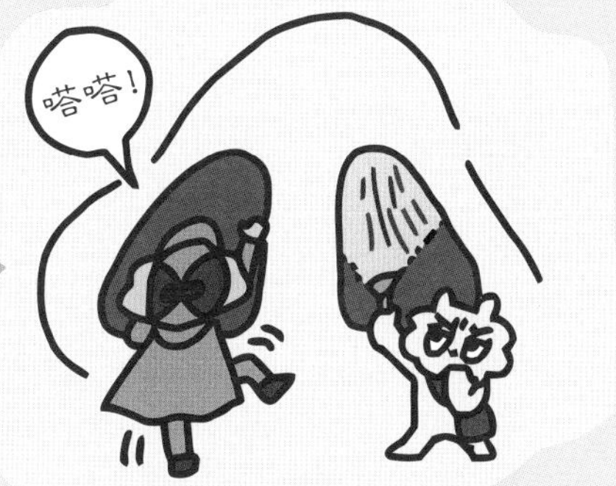
嗒嗒！

我们会潜入身体里调查。

3 找到原因

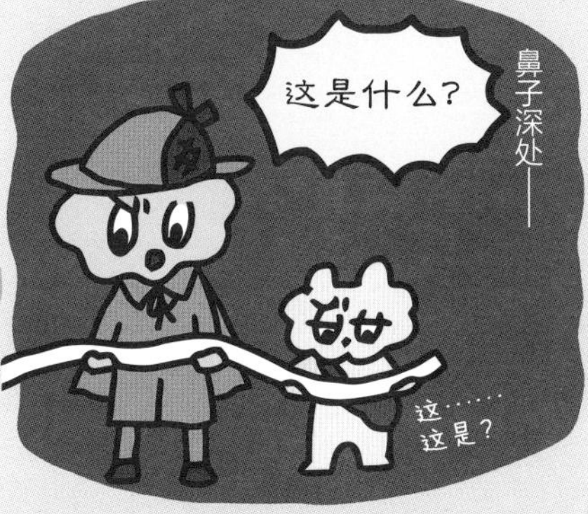
鼻子深处——
这是什么？
这……这是？

我们绝不放过任何证据。

4 提交结果

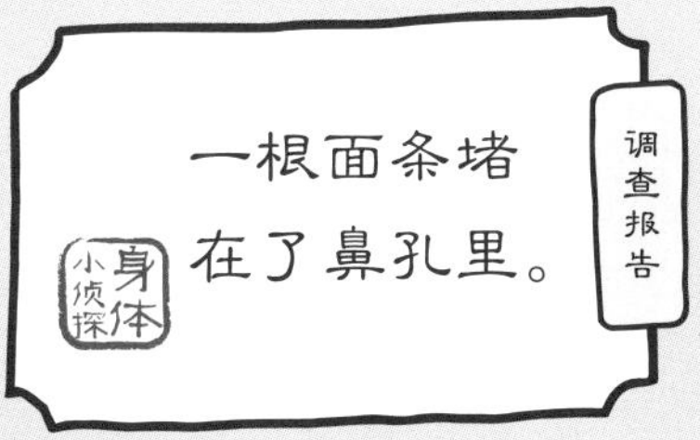
一根面条堵在了鼻孔里。
调查报告
身体小侦探

我们可以
查明任何身体案件！

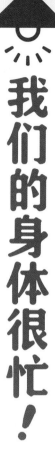

我们的身体很忙！

为什么我们的身体里总是发生各种各样令人烦恼的事情呢？

那是因为我们的身体一直处于工作状态。即使我们在发呆，身体的各种器官和组织也依然在工作。让我们来看一看这位小朋友的身体构造吧。

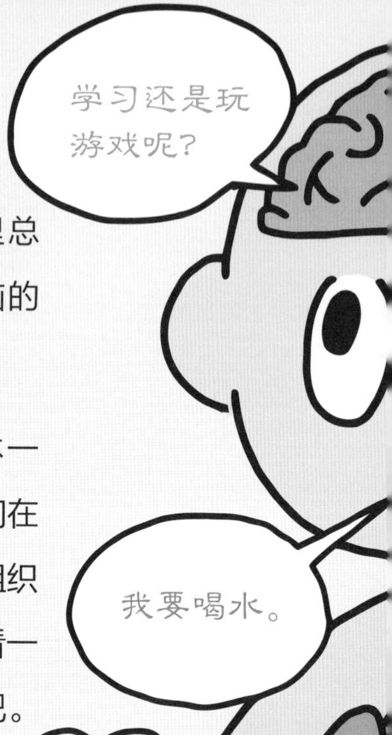
学习还是玩游戏呢？
我要喝水。

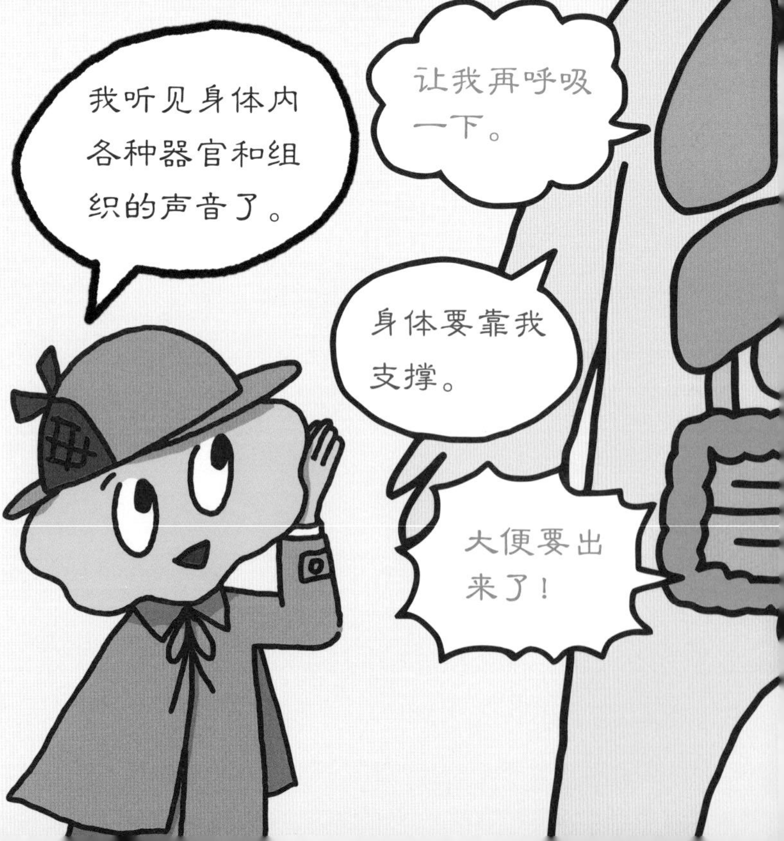
我听见身体内各种器官和组织的声音了。
让我再呼吸一下。
身体要靠我支撑。
大便要出来了！

人的身体构造是非常复杂的。

脑、内脏、肌肉、骨等各种身体器官和组织在同时不停地工作，然后发出各种需求信号。

因此，我们的身体并不是完全按照我们的想法运转的。

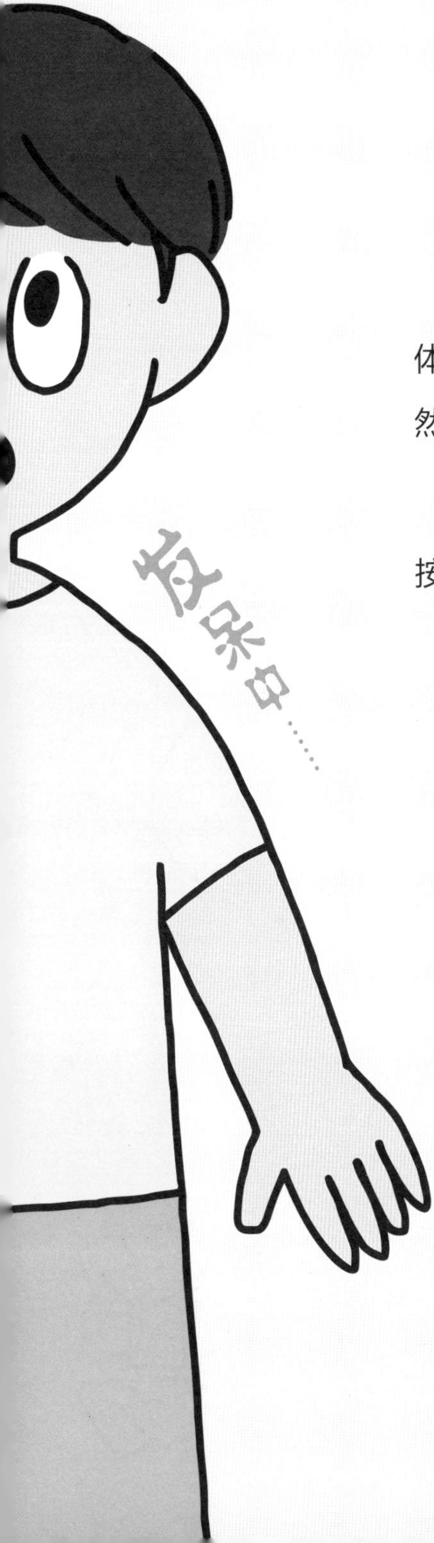

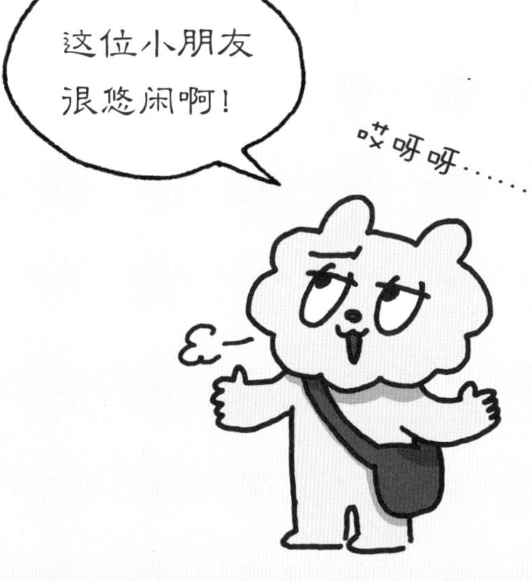

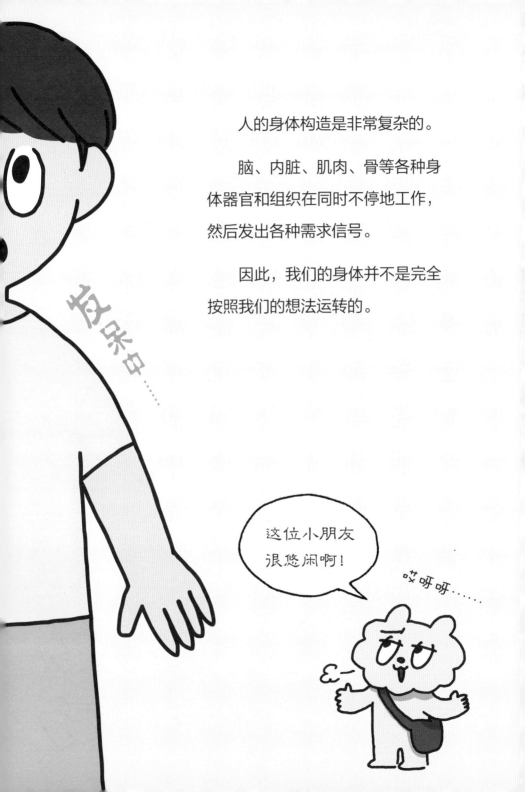

每天都有案件发生！

我们的身体内每天都在发生着各种各样奇怪的事情。

但是，请你放心，无论发生多么不可思议的事，身体小侦探都可以快速地帮你解决。

哎呀……好多调查委托书！

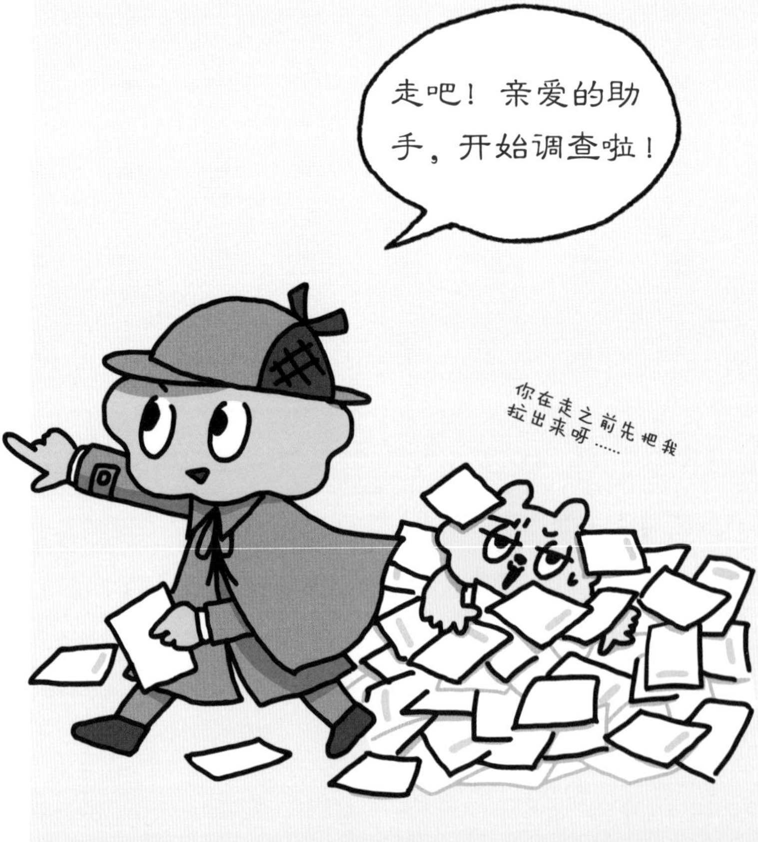
走吧！亲爱的助手，开始调查啦！
你在走之前先把我拉出来呀……

目 录

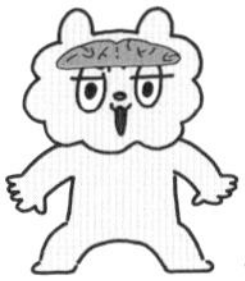

人脑里的谜团！

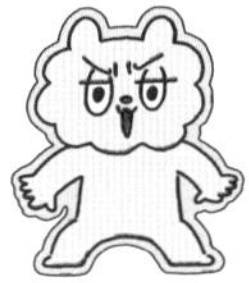

免疫系统里的谜团！

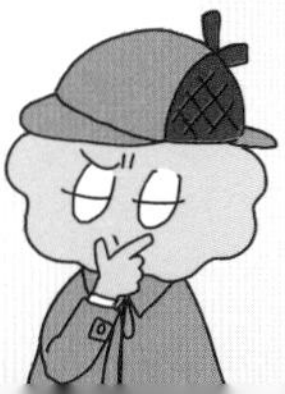

快乐了解人体秘密

人脑

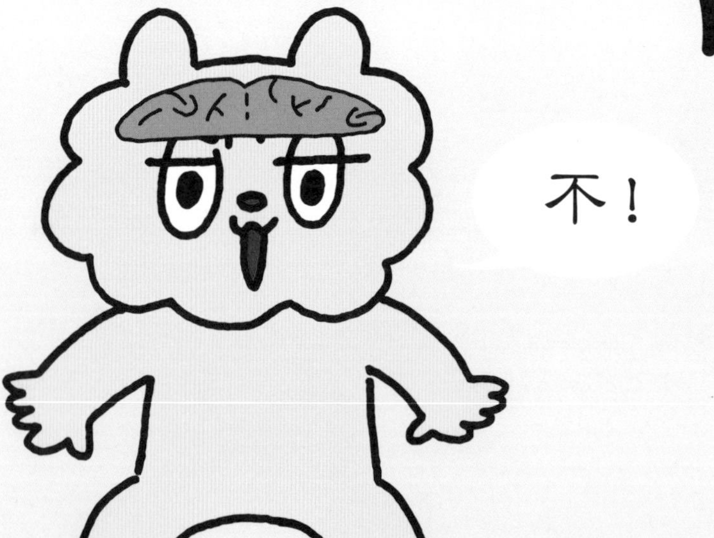

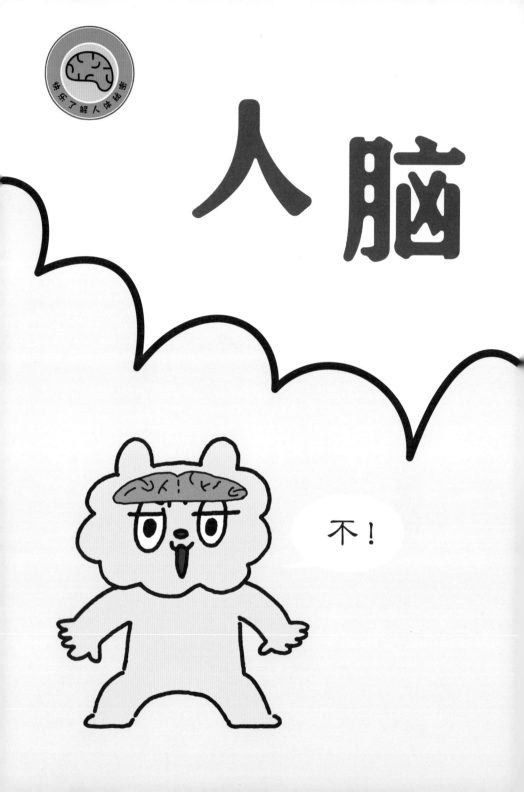

里的谜团！

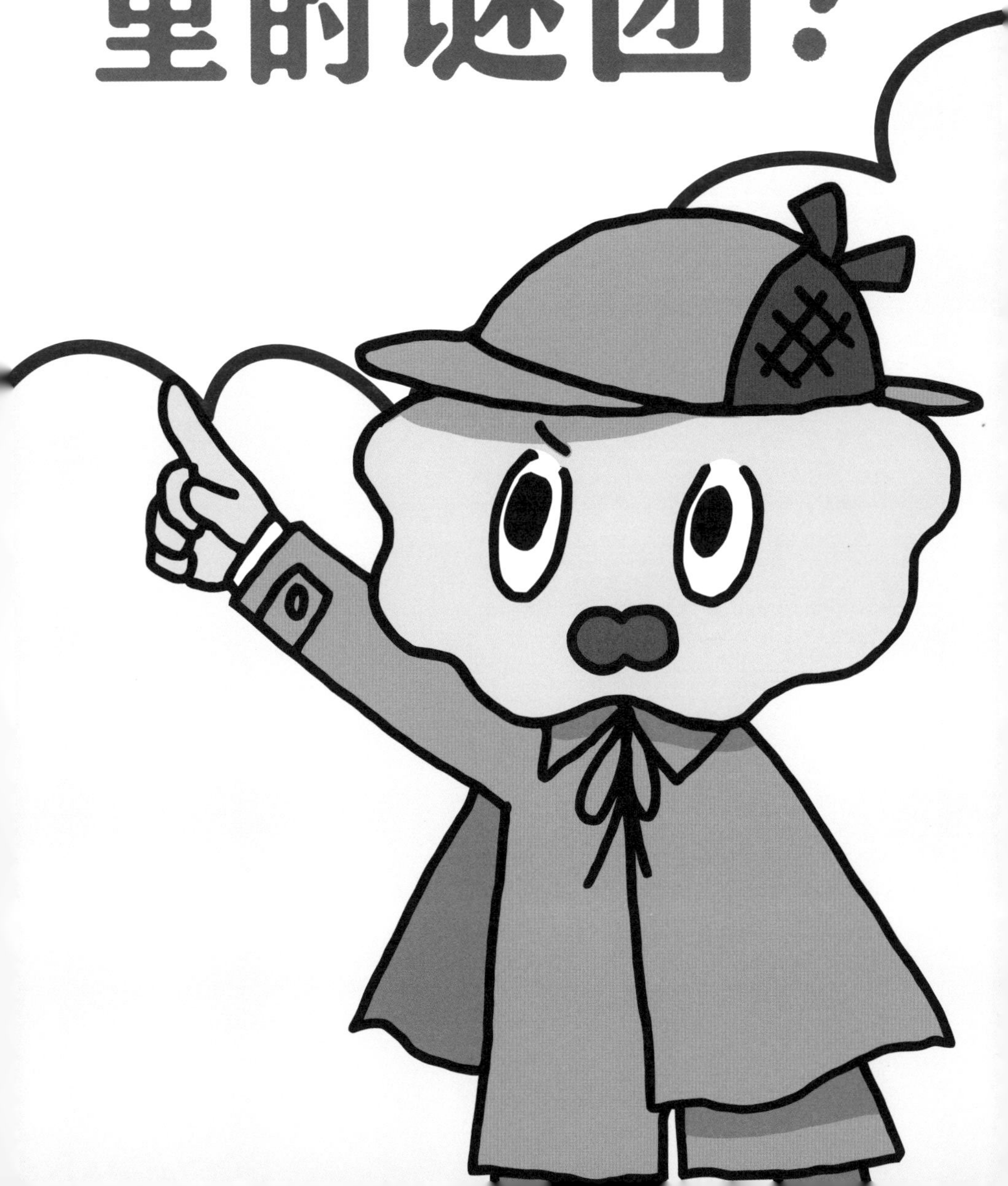

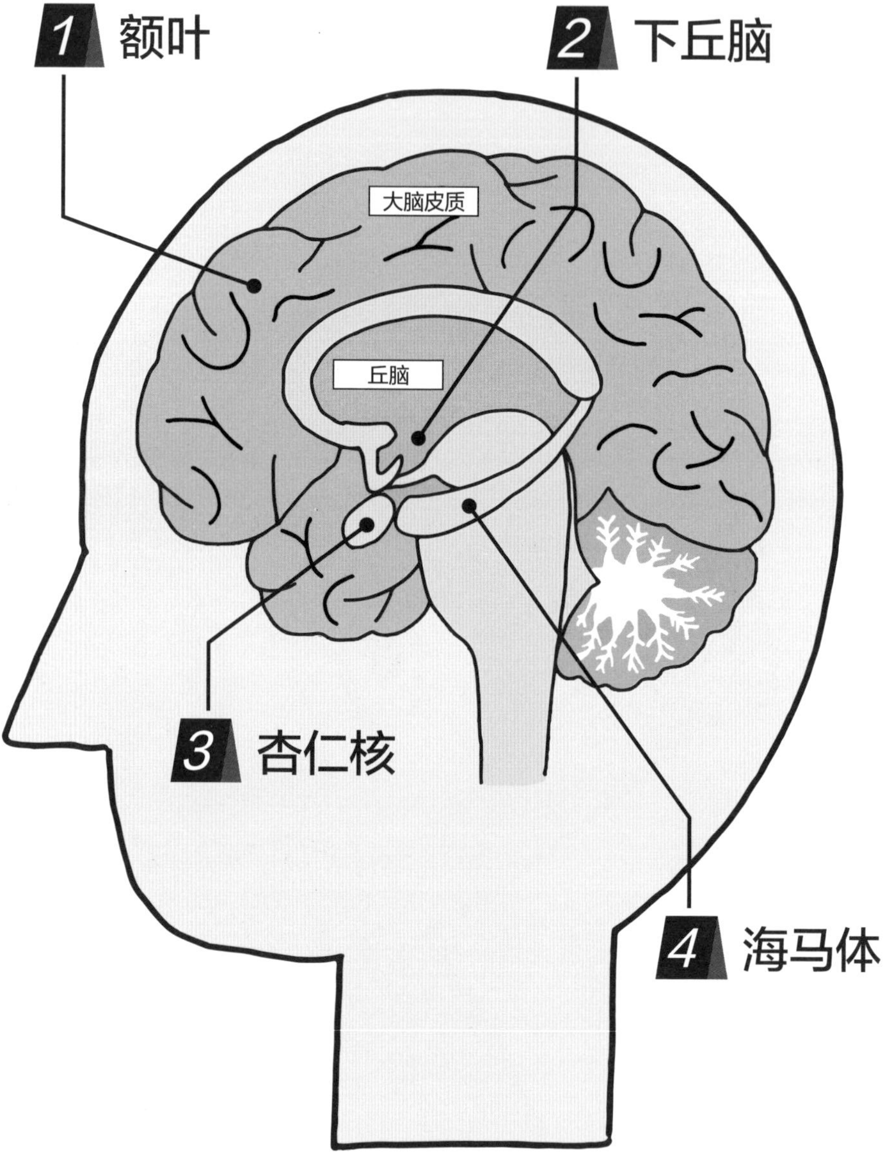
1 额叶
2 下丘脑
大脑皮质
丘脑
3 杏仁核
4 海马体

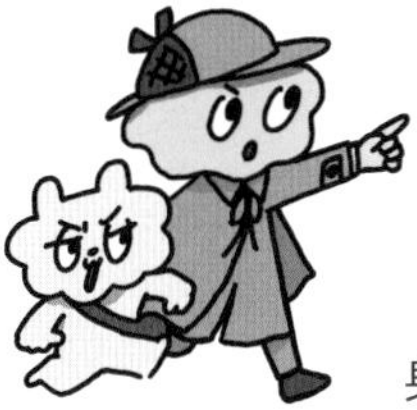

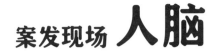

案发现场 人脑

人的脑可以收集和处理来自身体各处的信息，还会控制人的身体和心理活动。我们能够思考和记忆各种各样的事情都是脑的功劳。

1 额叶 → pp.26~35

大脑额叶不仅负责思维和计划，还与人的需求和情感相关。

2 下丘脑 → pp.6~15

下丘脑是调节内脏和内分泌活动的中枢，它可以根据身体外部环境和身体活动状态来调节体温、睡眠和摄食等。

3 杏仁核 → pp.26~35

杏仁核负责产生、识别和调节情绪。当我们感知到“危险”时，它会下达命令让我们“逃跑”。另外，它还决定了人对各种事物的喜恶。

4 海马体 → pp.16~25

海马体位于杏仁核附近，负责处理眼睛和耳朵等器官接收到的各种信息。它可以清除不需要的信息，记忆重要的信息。如果遇到特别重要的信息，海马体会将它们传送到大脑皮质，形成长时记忆。

早上为什么起不来？

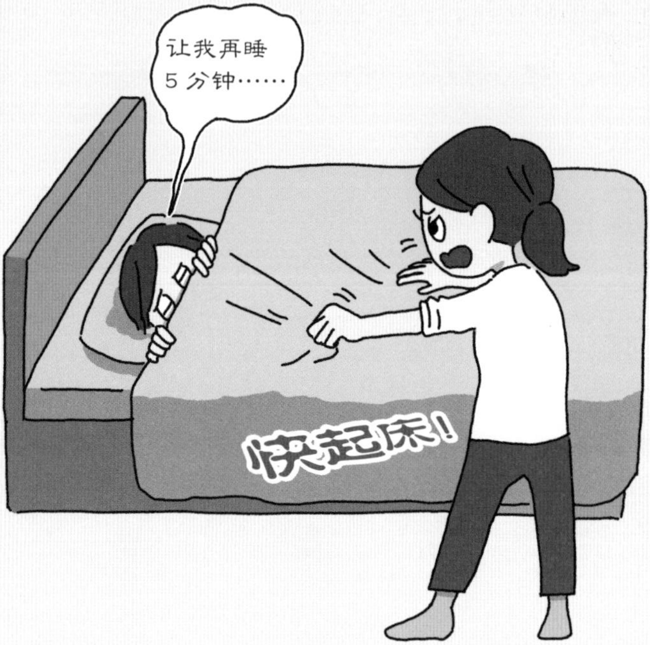

我们通常在晚上睡觉，但有时晚上睡不着，早上起不来，这是为什么呢？

为什么早上起床那么痛苦呢？我并不讨厌上学，但如果能一直睡下去就更好了。

如果不起床，妈妈就会批评我。我不想这样，怎么才能在早上轻松地起床呢？

渡边凌

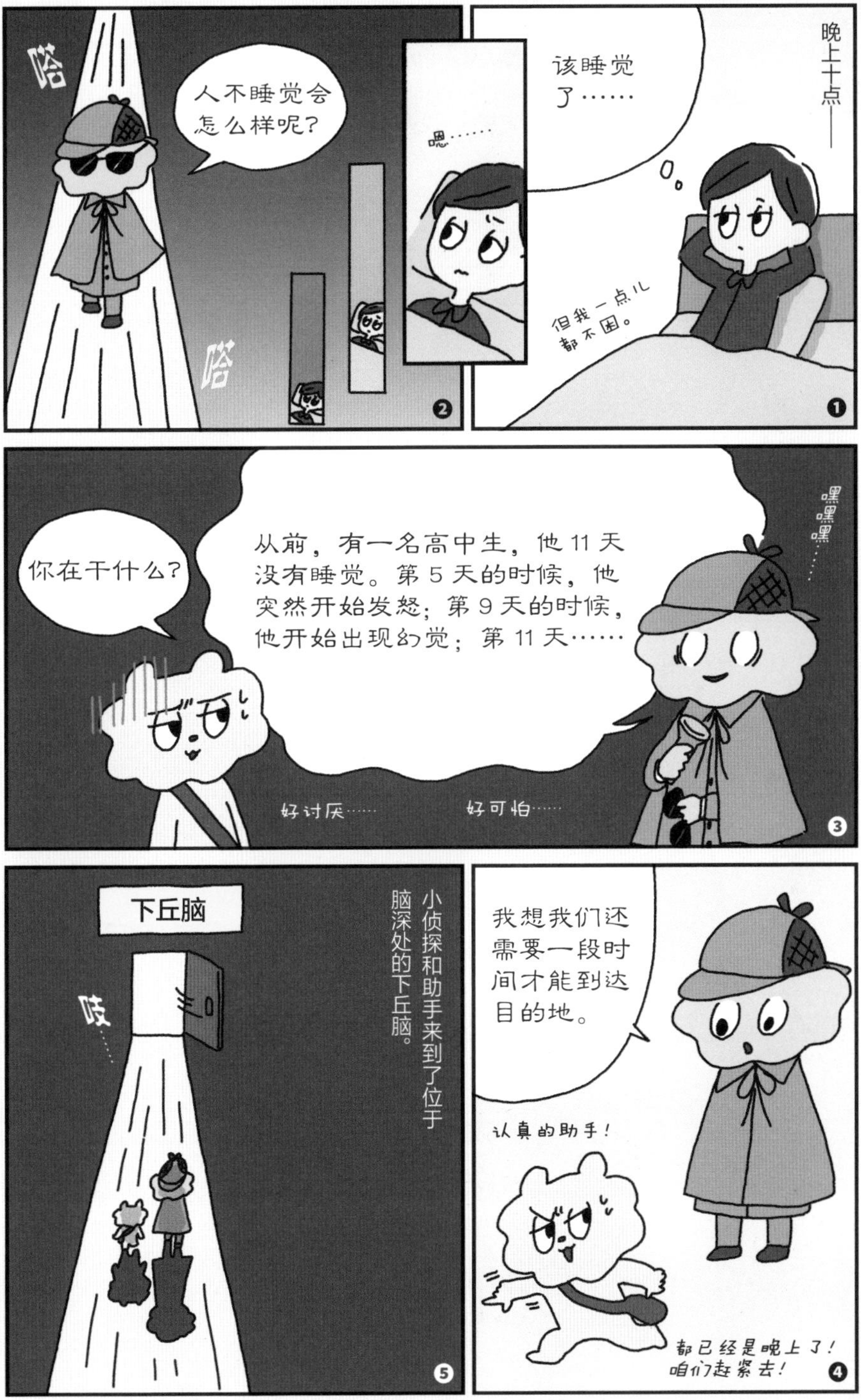
晚上十点——
该睡觉了……
但我一点儿都不困。
嗯……
嗒
人不睡觉会怎么样呢？
嗒
你在干什么？
从前，有一名高中生，他 11 天没有睡觉。第 5 天的时候，他突然开始发怒；第 9 天的时候，他开始出现幻觉；第 11 天……
嘿嘿嘿……
好讨厌……
好可怕……
我想我们还需要一段时间才能到达目的地。
认真的助手！
都已经是晚上了！咱们赶紧去！
小侦探和助手来到了位于脑深处的下丘脑。
下丘脑
吱……

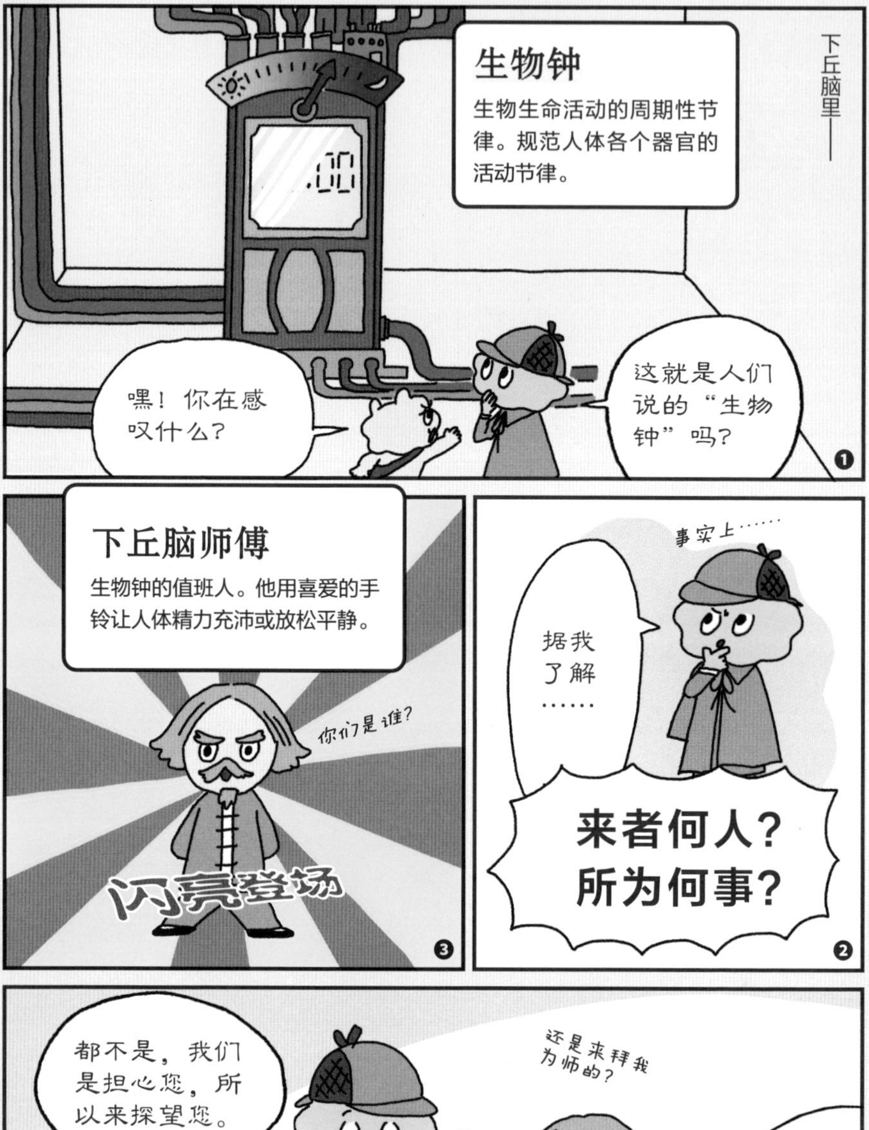
下丘脑里——
生物钟
生物生命活动的周期性节律。规范人体各个器官的活动节律。
这就是人们说的“生物钟”吗？
嘿！你在感叹什么？
事实上……
据我了解……
来者何人？所为何事？
下丘脑师傅
生物钟的值班人。他用喜爱的手铃让人体精力充沛或放松平静。
你们是谁？
闪亮登场
你们是来拿走我的生物钟的吧？
还是来拜我为师的？
都不是，我们是担心您，所以来探望您。
担心……

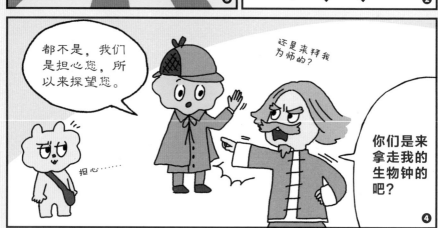

生物钟和下丘脑的关系图

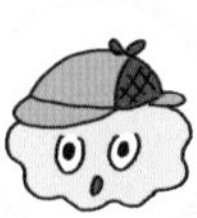

下丘脑会根据生物钟来调节身体活动。

生物钟指示早上到了

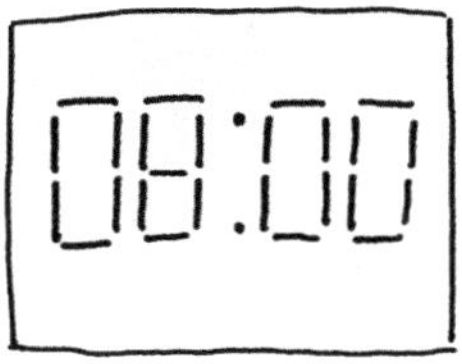

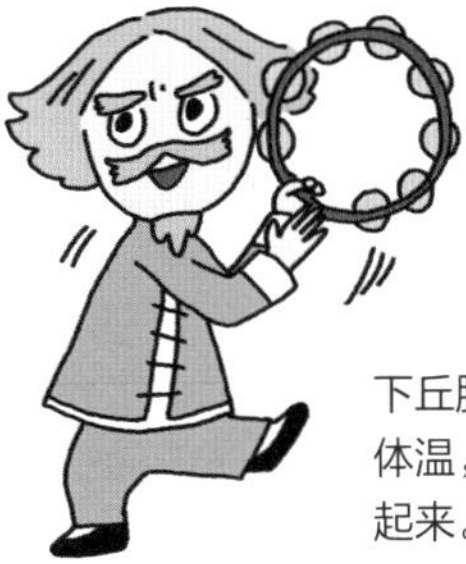

情绪高涨

下丘脑升高血压和体温，让身体活跃起来。

生物钟指示晚上到了

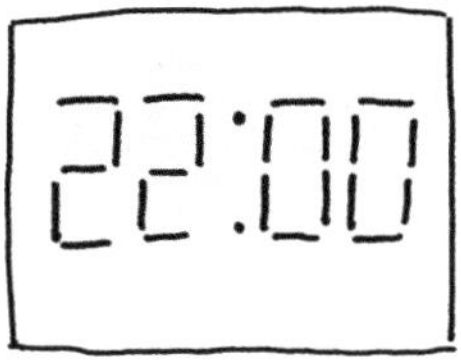

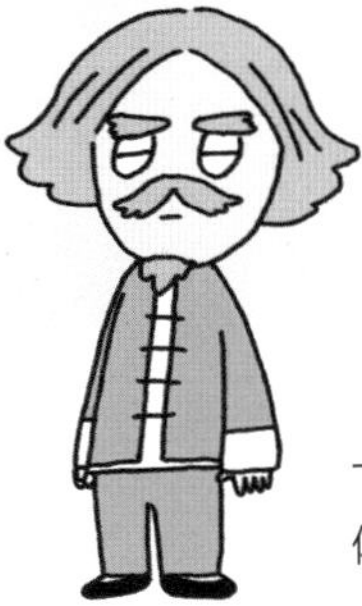

情绪放松

下丘脑降低血压和体温，让身体休息。

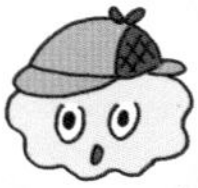

一旦不按照生物钟进行活动和休息，身体就会发生让人困扰的事。

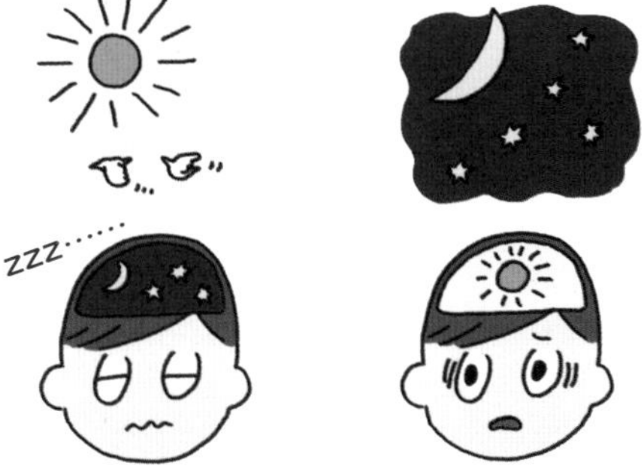

早上起不来。

晚上睡不着。

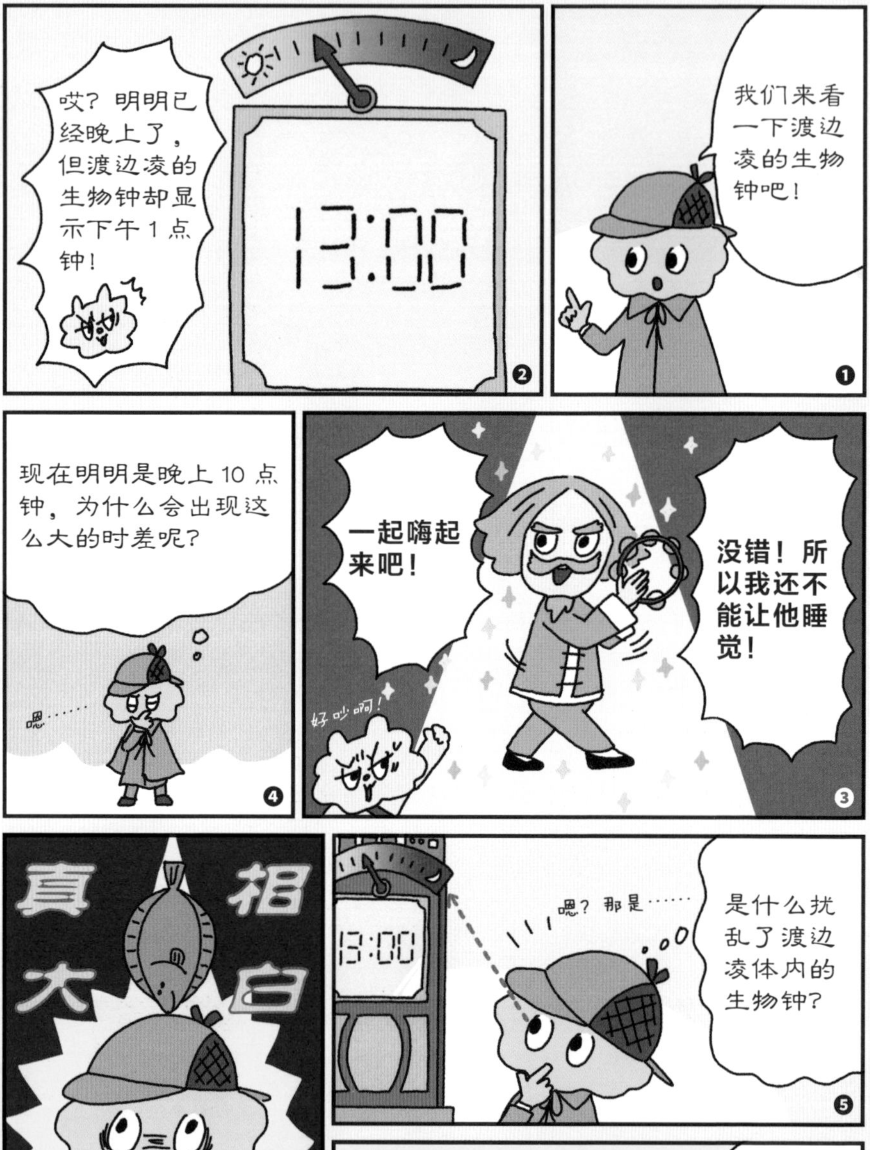
我们来看一下渡边凌的生物钟吧！
13:00
哎？明明已经晚上了，但渡边凌的生物钟却显示下午1点钟！
没错！所以我还不能让他睡觉！
一起嗨起来吧！
好吵啊！
现在明明是晚上10点钟，为什么会出现这么大的时差呢？
嗯……
是什么扰乱了渡边凌体内的生物钟？
嗯？那是……
13:00
生物钟的指针怎么在慢慢向白天移动？
真相大白
有了！

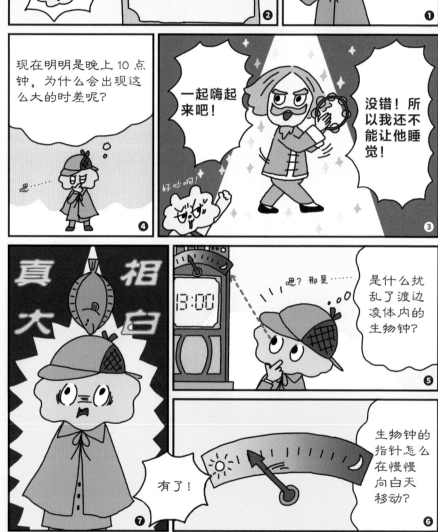

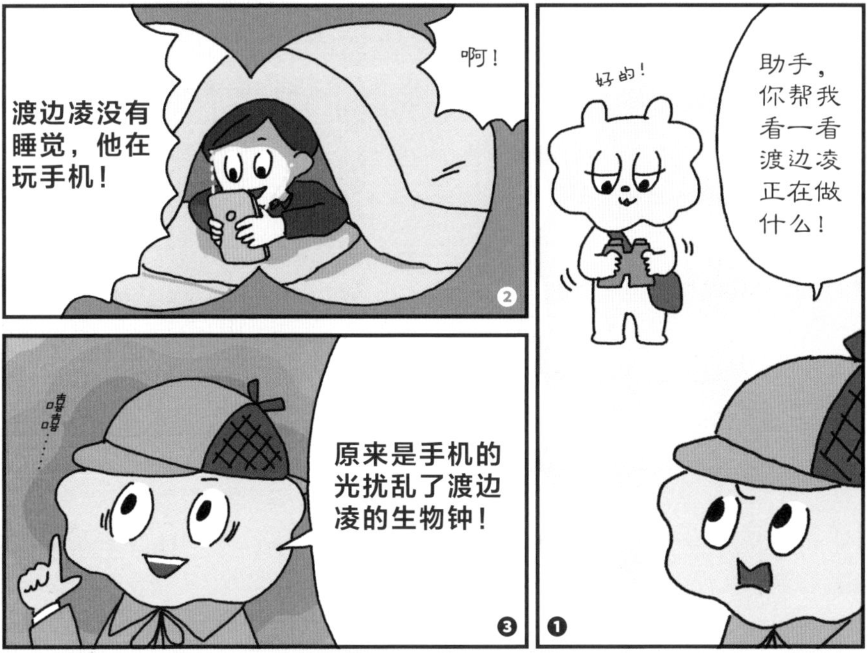
助手，你帮我看一看渡边凌正在做什么！
好的！
啊！
渡边凌没有睡觉，他在玩手机！
原来是手机的光扰乱了渡边凌的生物钟！

生物钟紊乱的原因

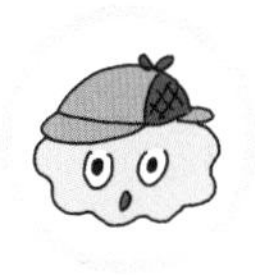

生物钟会根据人感受到的光的亮度而改变。当人们晚上看手机时，手机的亮光会扰乱人体的生物钟。

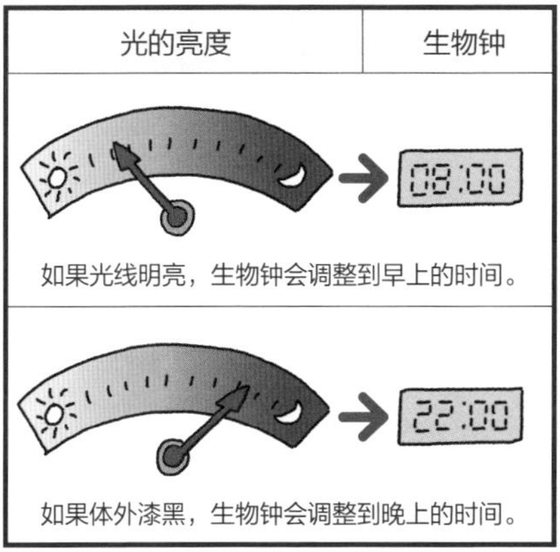
光的亮度
生物钟
08:00
如果光线明亮，生物钟会调整到早上的时间。
22:00
如果体外漆黑，生物钟会调整到晚上的时间。

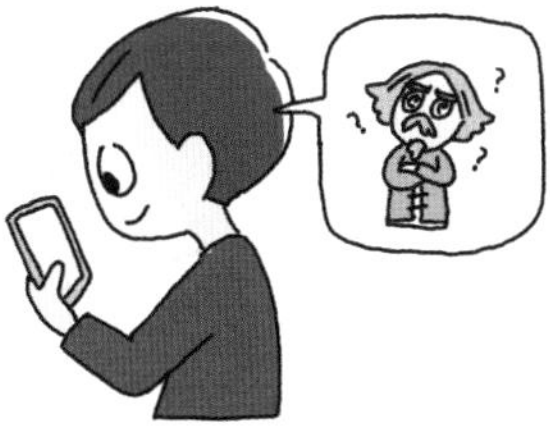

手机的亮光会扰乱人体的生物钟，下丘脑师傅就是这样陷入混乱的。

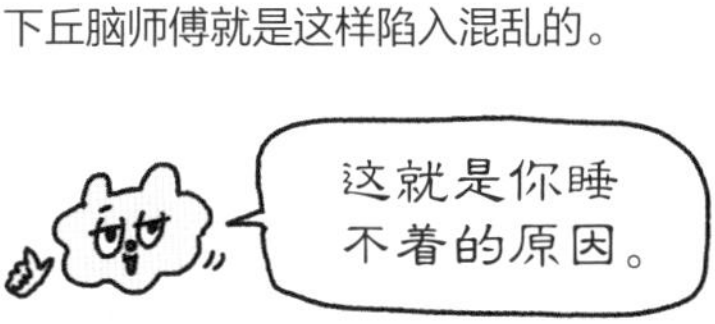
这就是你睡不着的原因。

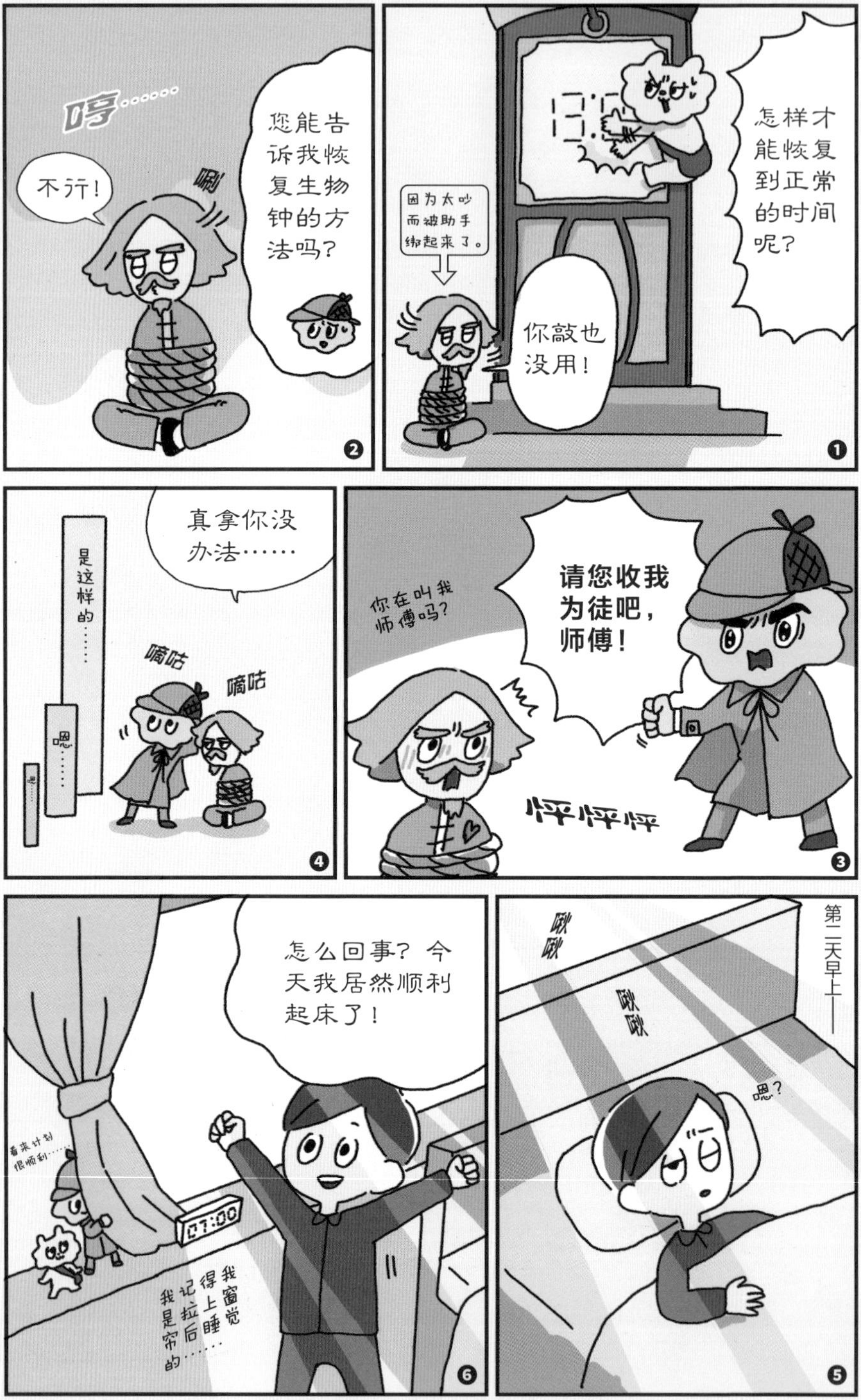

怎样才能恢复到正常的时间呢？
因为太吵而被助手绑起来了。
你敲也没用！
您能告诉我恢复生物钟的方法吗？
哼……
唰
不行！
请您收我为徒吧，师傅！
你在叫我师傅吗？
怦怦怦
真拿你没办法……
是这样的……
嘀咕
嘀咕
嗯……
嗯……
第二天早上——
啾啾
啾啾
嗯？
怎么回事？今天我居然顺利起床了！
看来计划很顺利……
07:00
我记得我是拉上窗帘后睡觉的……

你要来试一试吗？

下丘脑师傅的小课堂

轻松起床小秘诀

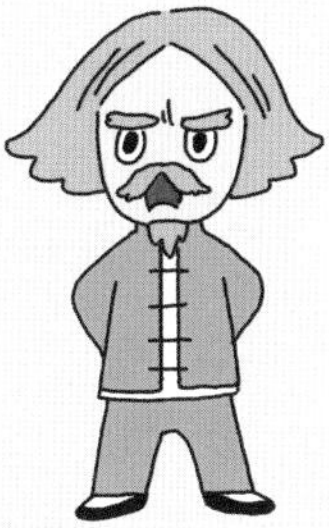

想要早上快点儿起床，就需要在早上接受阳光的照耀，这样人体的生物钟才能保持正常。此外，想要生物钟保持正常，还有下面这些秘诀。

秘诀一 睡醒后活动一下身体！
只是在床上做伸展运动也会很有效果。

秘诀二 闻一闻喜欢的味道！
除了光和声音，气味也会刺激人脑。

秘诀三 晚上不要喝咖啡！
咖啡中的咖啡因会使人脑兴奋，睡不着觉。

秘诀四 睡前不要吃东西！
睡前吃东西的话，胃会因为一直消化食物而得不到休息，导致我们无法进入深度睡眠。

调查报告

渡边凌：

请不要在睡前玩手机，因为此时你的生物钟已经快要指向睡觉的时间了，手机的亮光会扰乱人体的生物钟。

如果你还是睡不着，请把你的烦恼写在一个笔记本上。比如，我的烦恼是为什么我的助手不穿衣服，还有，它虽然和熊长得很像，但是我不知道它是什么生物。总之，睡前不要思考太多事情。

角色档案

01 下丘脑师傅

在下丘脑里工作的开朗角色

他会根据生物钟调节内脏和内分泌活动，让我们的身体白天充满活力，夜晚能好好休息。

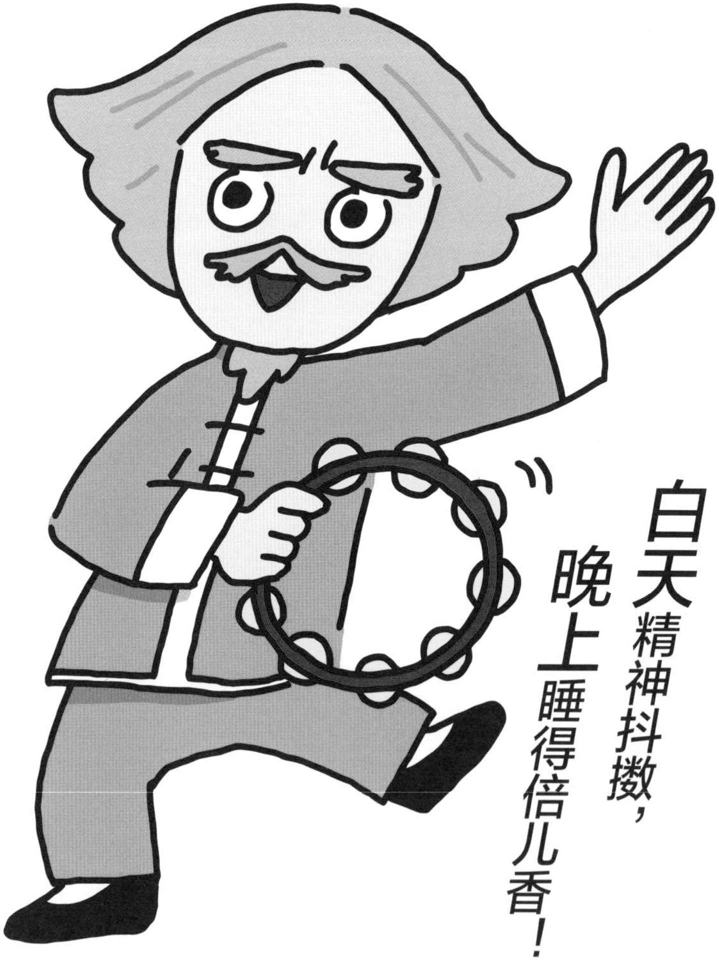
白天精神抖擞，
晚上睡得倍儿香！

位置

下丘脑
位于人脑
中间偏下方。

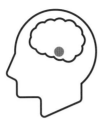

重量

约 4 克，和一颗葡萄
差不多重。

一颗葡萄

下丘脑的作用

下丘脑
不仅仅可以
控制睡眠。

下丘脑还可以感知“肚子饿了”“口渴了”等人体需求。它通过判断，将人脑下达的指令传达给身体，让我们进行吃、喝等活动。

下丘脑的特点

它很敏感，
不擅长应对
突然的变化。

如果体温突然升高或睡眠不足，下丘脑就会陷入混乱。这样它就不能很好地调节内脏和内分泌活动，身体就会出现疾病。

记忆之谜

我的记忆去哪儿了？

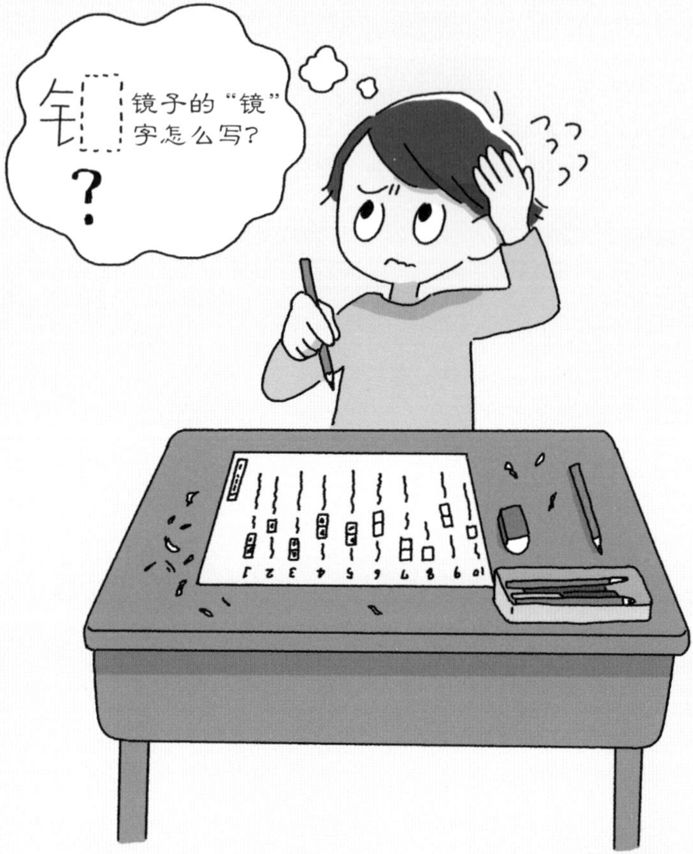

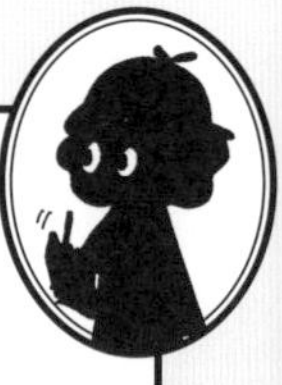

为什么我会忘记自己记过的事情呢？请你帮我查明原因吧。

每周一次的听写考试让我很苦恼。前一天我明明复习了，一到考试的时候就什么都想不起来，但是却能把漫画角色的名字牢牢记住……

为什么我会记不住汉字呢？是我的大脑出问题了吗？

守屋将司

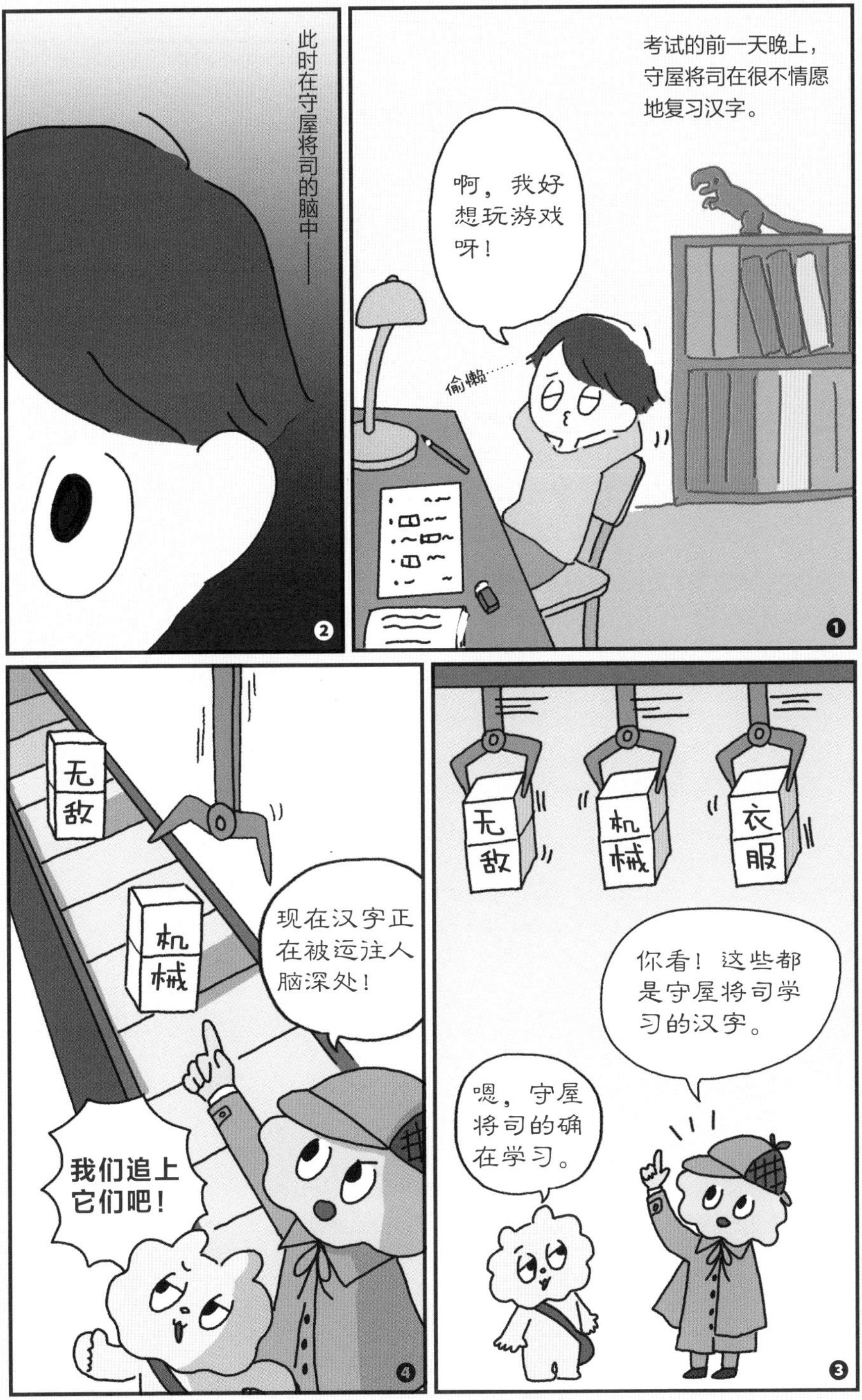
考试的前一天晚上，守屋将司在很不情愿地复习汉字。
啊，我好想玩游戏呀！
偷懒……
此时在守屋将司的脑中——
无敌
机械
衣服
你看！这些都是守屋将司学习的汉字。
嗯，守屋将司的确在学习。
无敌
机械
现在汉字正在被运往人脑深处！
我们追上它们吧！

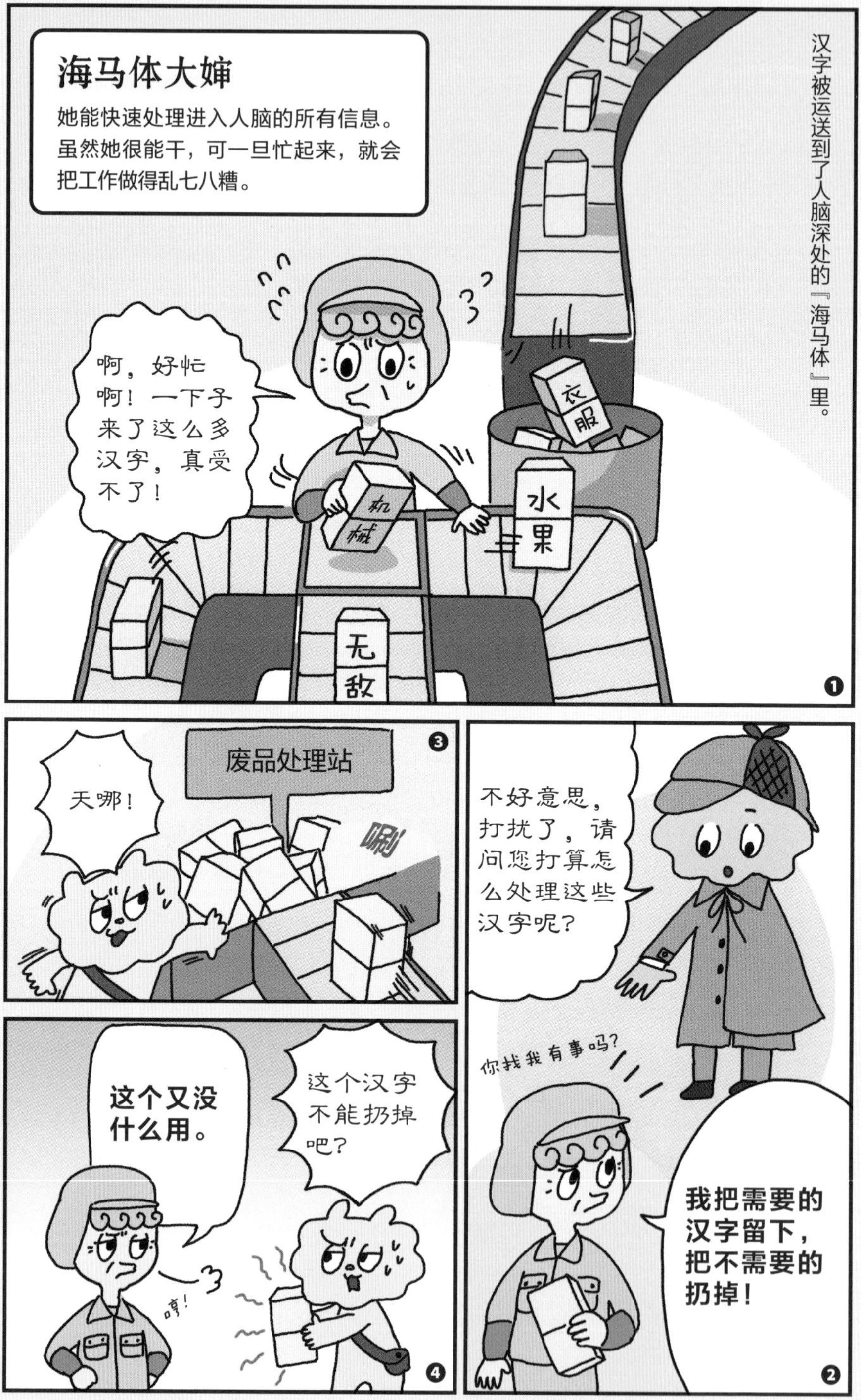
海马体大婶
她能快速处理进入人脑的所有信息。虽然她很能干，可一旦忙起来，就会把工作做得乱七八糟。
汉字被运送到了人脑深处的『海马体』里。
啊，好忙啊！一下子来了这么多汉字，真受不了！
衣服
机械
水果
无敌
不好意思，打扰了，请问您打算怎么处理这些汉字呢？
你找我有事吗？
我把需要的汉字留下，把不需要的扔掉！
天哪！
废品处理站
唰
这个又没什么用。
这个汉字不能扔掉吧？
哼！

海马体的工作图

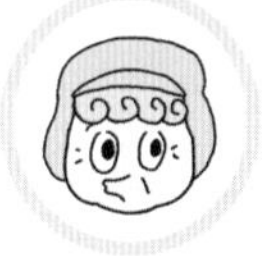

我的工作就是处理进入人脑的信息。信息的重要程度不同，被记住的时间长短也就不同。

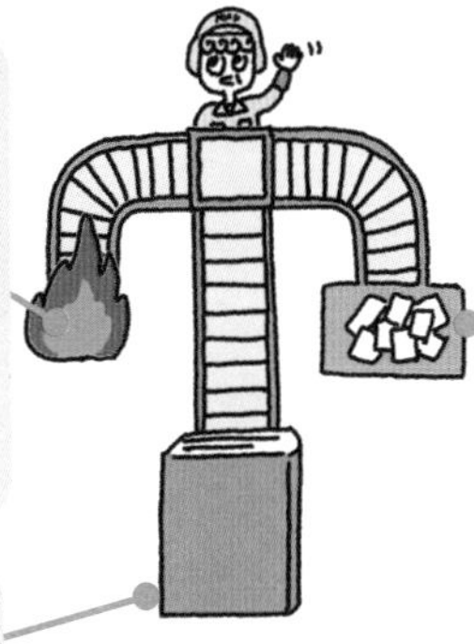

级　别1☆☆☆

感觉记忆

几秒钟之后就会忘记的记忆。例如：

· 车窗外的风景。

· 周围人的谈话内容。

级　别2☆☆☆

短时记忆

保留的时间仍然很短，几分钟之后就会忘记的记忆。例如：

· 马上要使用的电话号码。

· 初次见面的人的名字。

级　别3☆☆☆

长时记忆

通过长年累月地运用，不易遗忘的记忆。例如：

· 自己的名字。

· 自家的住址。

短时记忆的信息经过反复重复，并与新信息整合，就容易形成长时记忆。

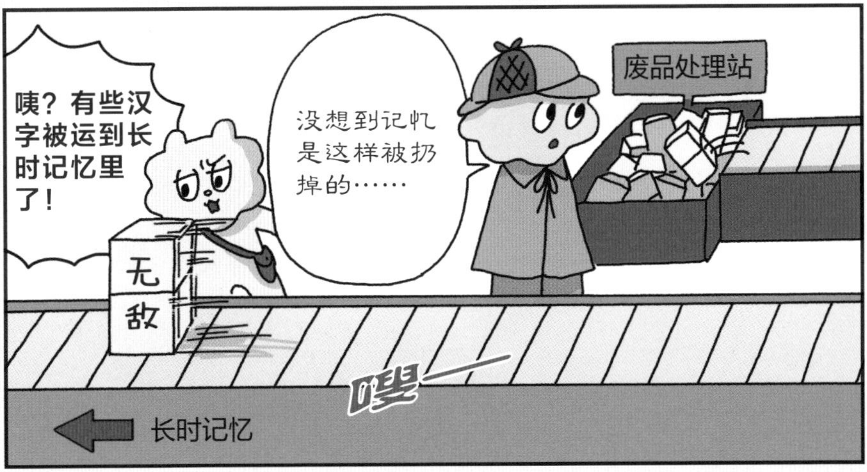

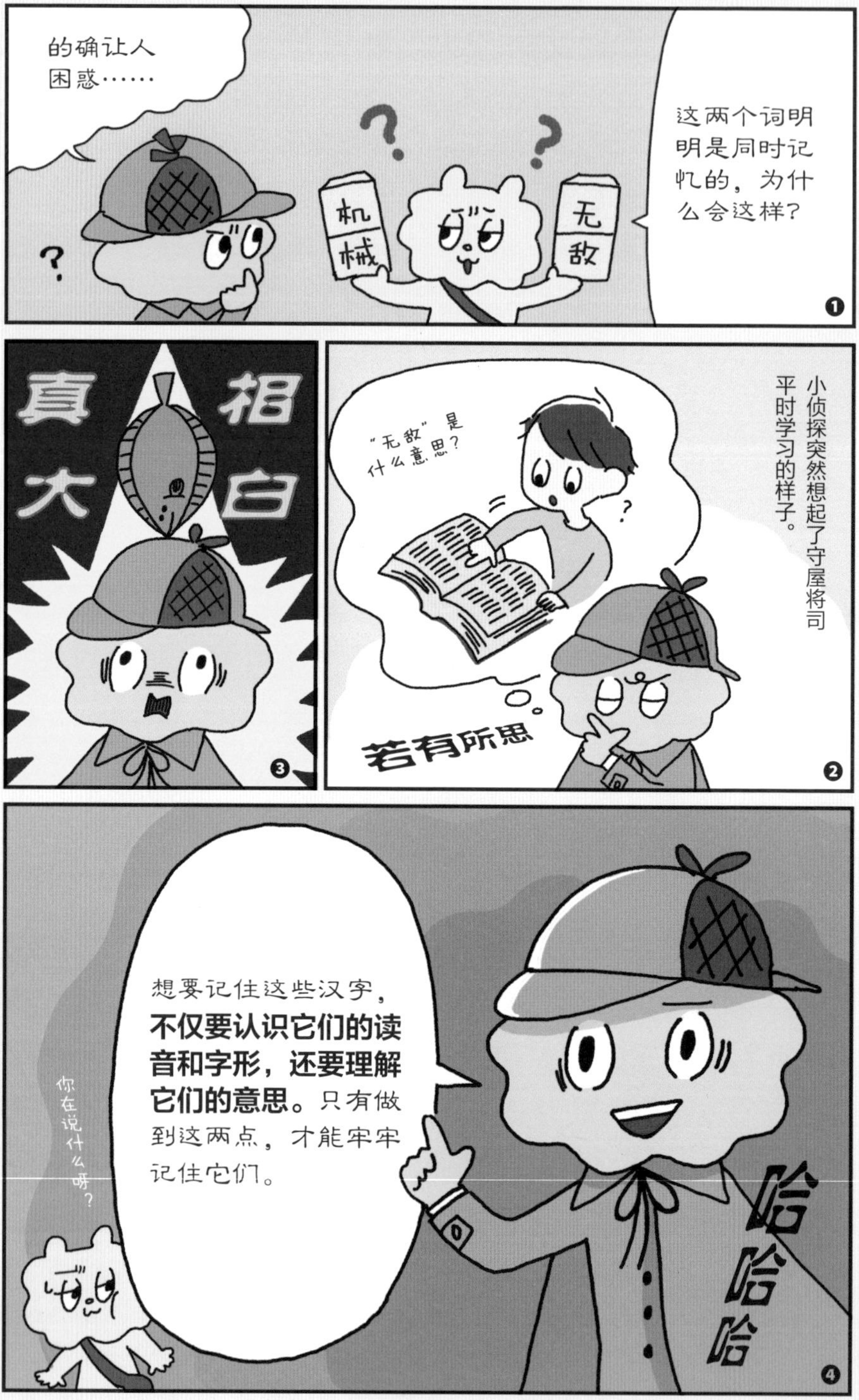

的确让人困惑……
机械
无敌
这两个词明明是同时记忆的，为什么会这样？
小侦探突然想起了守屋将司平时学习的样子。
“无敌”是什么意思？
若有所思
真相大白
想要记住这些汉字，**不仅要认识它们的读音和字形，还要理解它们的意思。**只有做到这两点，才能牢牢记住它们。
你在说什么呀？
哈哈哈

长时记忆的三种类型

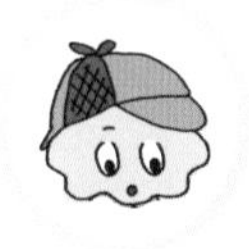

实际上，长时记忆大致有三种类型。

1

肌肉记忆

例如：打棒球或骑自行车的本领一旦学会了就很难忘掉。

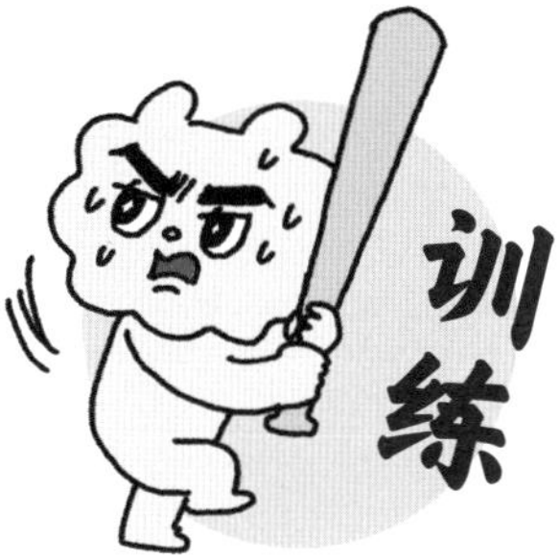
训练

2

语义记忆

例如：通过理解意思来记住单词或汉字。

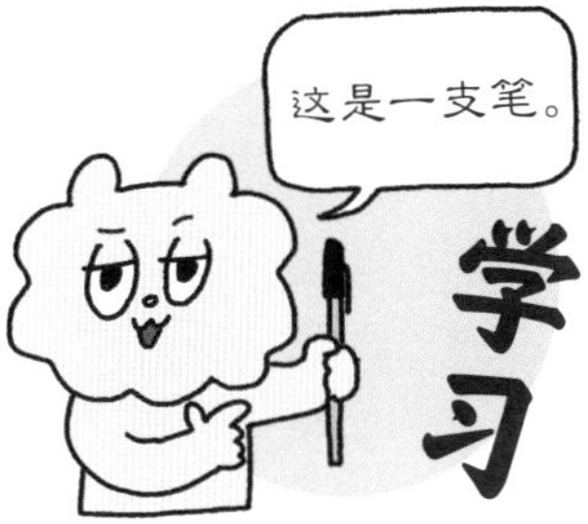
这是一支笔。
学习

3

情景记忆

例如：旅行时的经历、别人说的让你震惊的话……

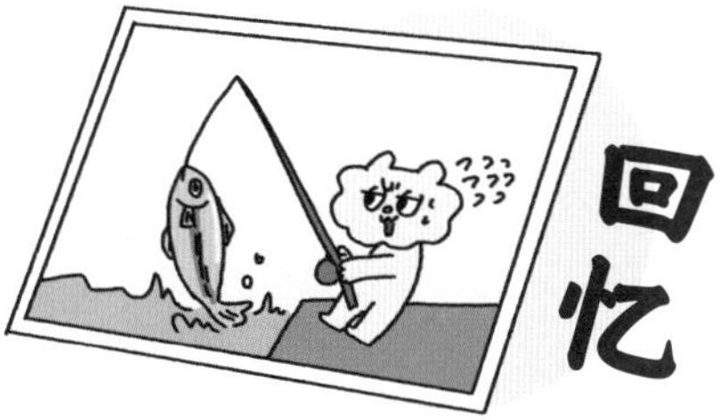
回忆

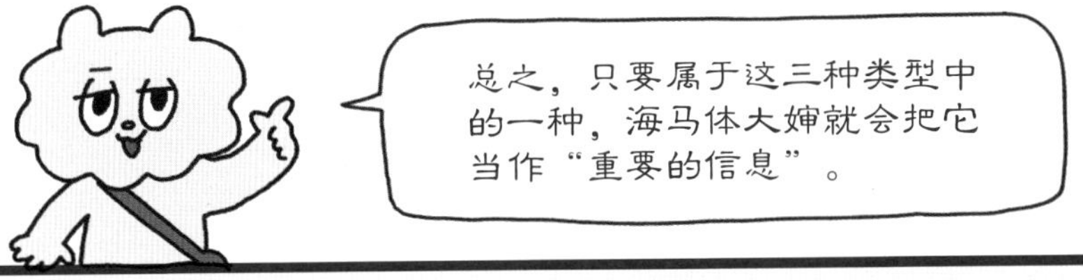
总之，只要属于这三种类型中的一种，海马体大婶就会把它当作“重要的信息”。

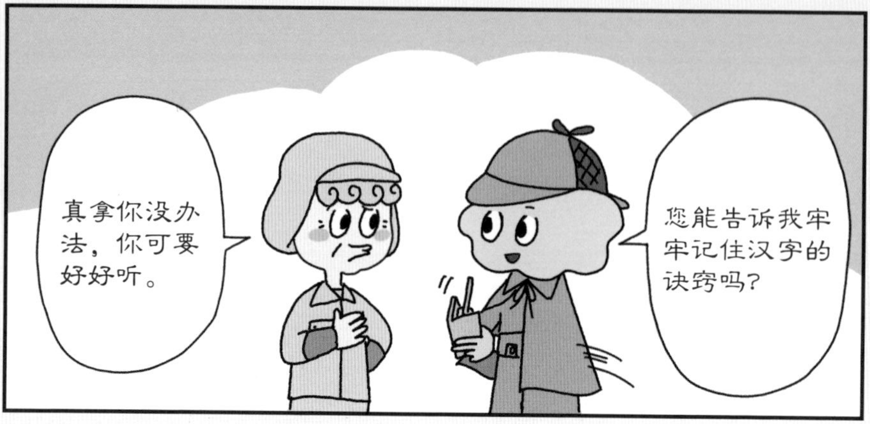
真拿你没办法，你可要好好听。
您能告诉我牢牢记住汉字的诀窍吗？

你要来试一试吗？

海马体大婶的小课堂

牢记汉字的秘诀

多多写汉字！

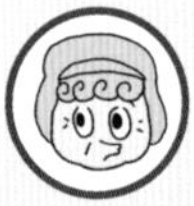

想要牢牢记住汉字的话，你就要多多练习写字。另外，你也可以大声朗读它们，这样也可以帮助你记忆。

让我们来写一下“器”这个字！

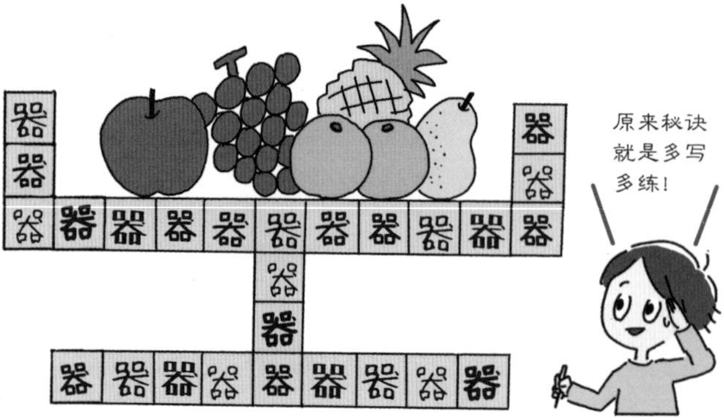
原来秘诀就是多写多练！

记住汉字的意思！

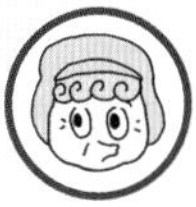

只记住字形可不行，还要记住汉字的意思。如果不理解字义的话，就很容易忘记。

“器”这个汉字有很多意思，让我们学习一下吧！

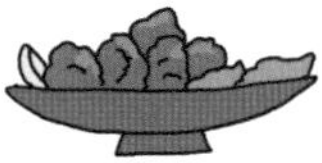

指放东西的器具。

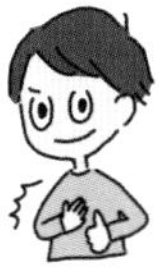

表示人的胸怀度量。

把汉字编成故事！

读故事的时候，我会很兴奋，我的工作就会进行得很顺利。如果你想要记住很多汉字，不妨把它们编成一个故事来记忆。

试着用这些汉字来编故事吧！

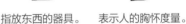

水 没 盘
放 果

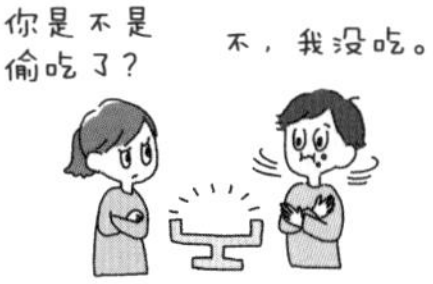

比如：放在盘子里的水果没有了。

调查报告

守屋将司：

你听写时想不起来记过的汉字，是因为你的记忆方法不对。根据我们的调查，你记住的汉字都是你看的漫画里出现过的汉字，如『无敌战队』。

海马体大婶说，在你睡觉后，她工作时会更加专注，所以在睡前学习汉字，会更容易记住它们。

另外，你的大脑没有问题，请你放心。

身体小侦探

角色档案

02 海马体大婶

在海马体中工作的忙碌角色

海马体大婶能处理进入人脑的各种信息，然后将重要的信息传送到大脑皮质。

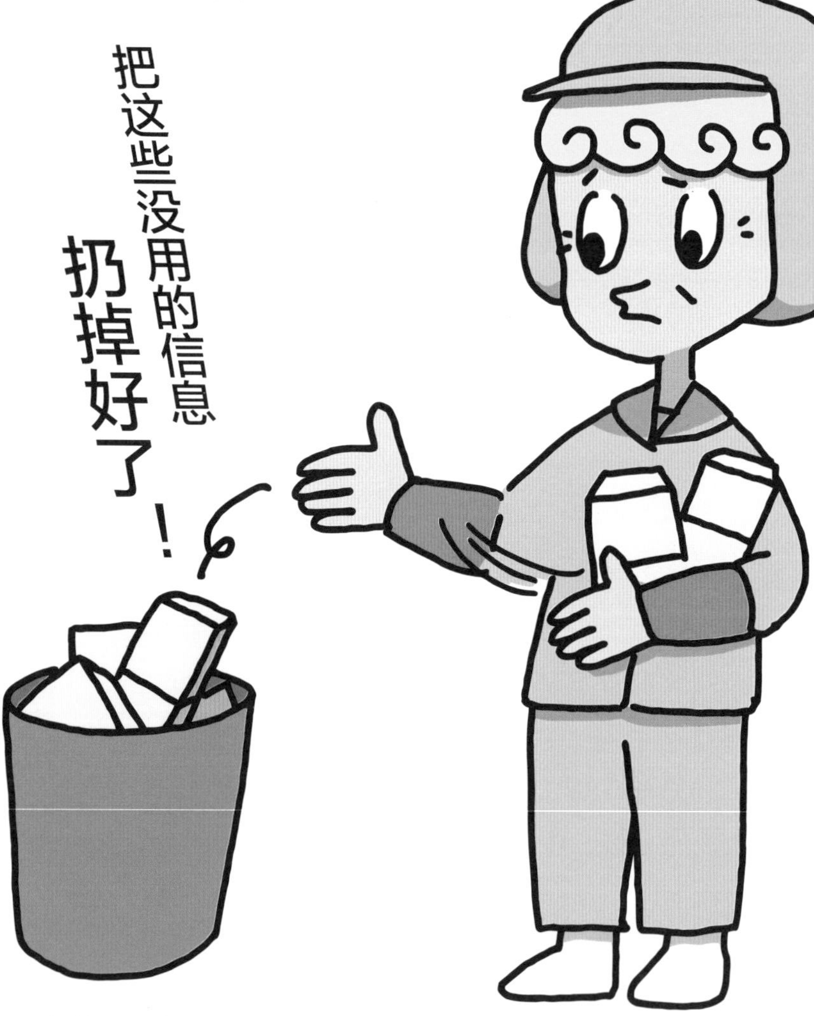

把这些没用的信息扔掉好了！

位置

海马体
在人脑正中
偏下方。

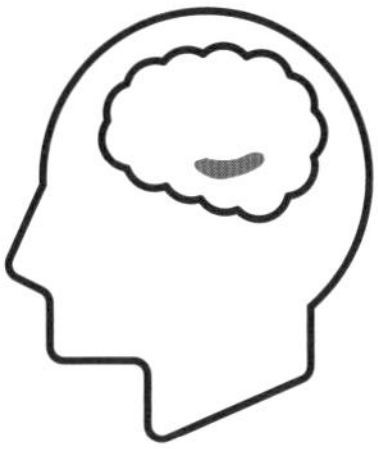

体积

跟你的小拇指体积
差不多大。

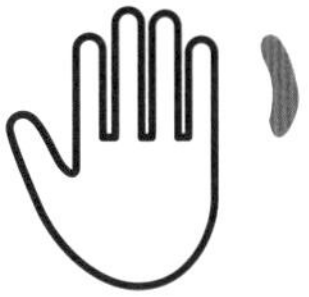

海马体的优点

通过训练
可提升记忆力。

有针对性的训练可以促进海马体的活性，从而增加记忆量，提高记忆速度。比如，通过训练有人能在 1 小时之内记住 3029 个数字，也有人能在 15 分钟之内记住 201 个人的脸和名字。

海马体的缺点

海马体
受到损伤，
人们可能会失去记忆。

海马体非常脆弱，如果受到损伤，就会破裂和收缩；如果损伤过重，可能会导致人丧失记忆。

情绪之谜

人为什么会生气？

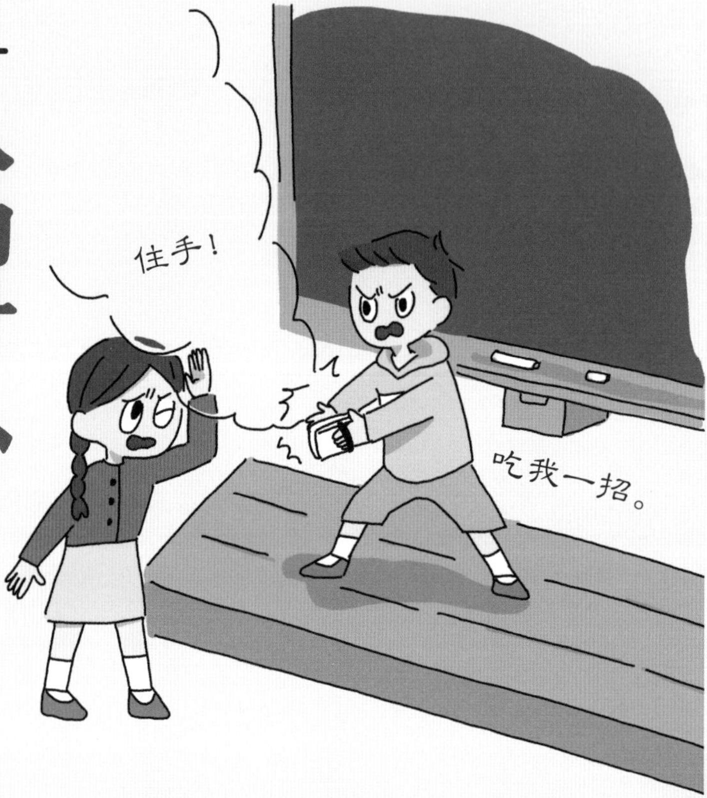

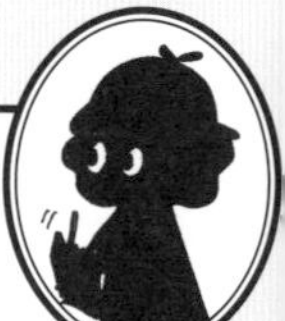

当听到别人说自己的坏话时，
为什么会生气呢？

前几天，我和大智同学一起做值日。我指出他干活不认真，他立刻就生气了。还有一次，他故意拍打黑板擦，弄得粉笔灰到处都是。

大智同学为什么总是发脾气？我真搞不懂。

长滨美知留

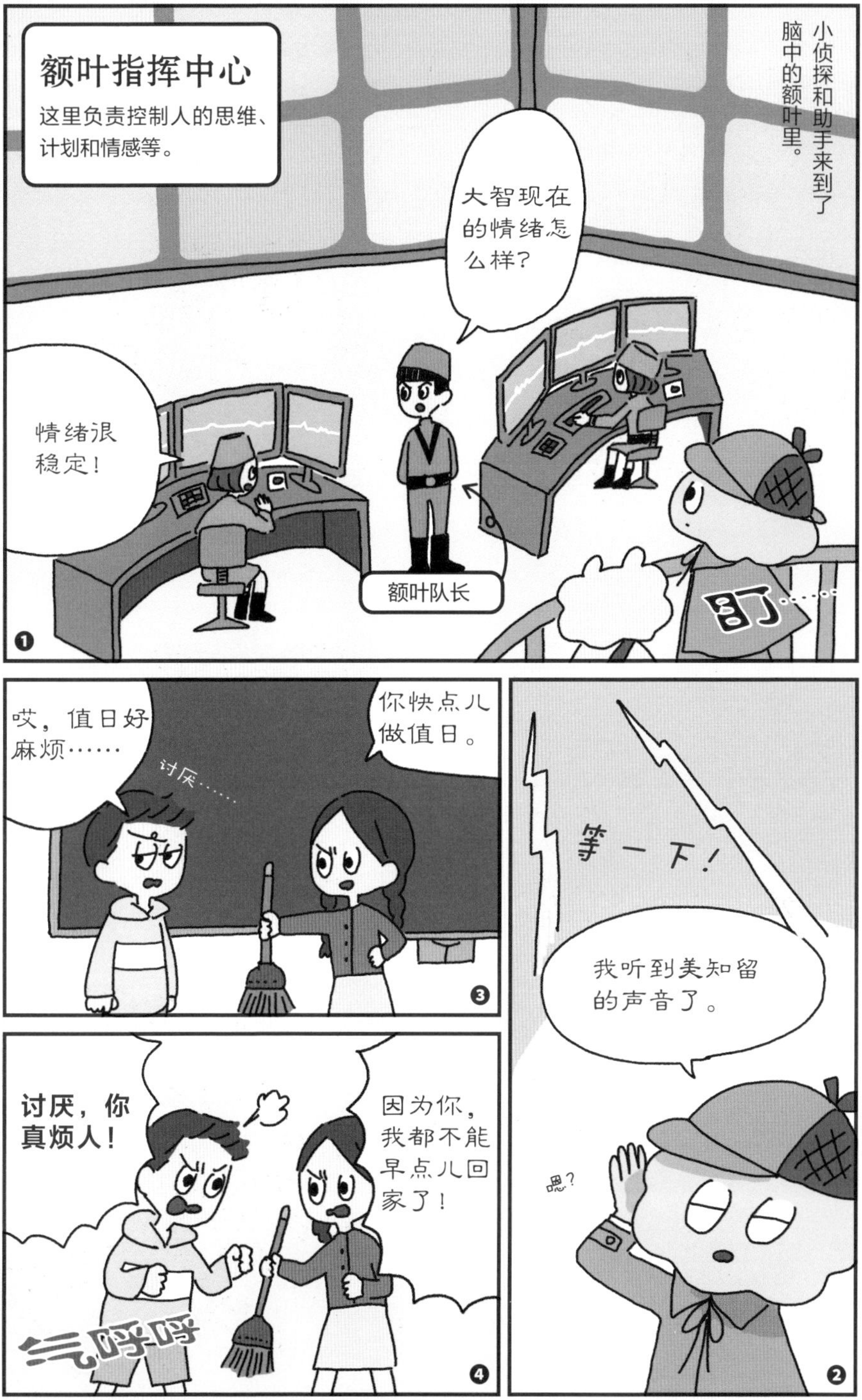
小侦探和助手来到了脑中的额叶里。
额叶指挥中心
这里负责控制人的思维、计划和情感等。
大智现在的情绪怎么样？
情绪很稳定！
额叶队长
盯……
等一下！
我听到美知留的声音了。
嗯？
哎，值日好麻烦……
讨厌……
你快点儿做值日。
讨厌，你真烦人！
因为你，我都不能早点儿回家了！
气呼呼

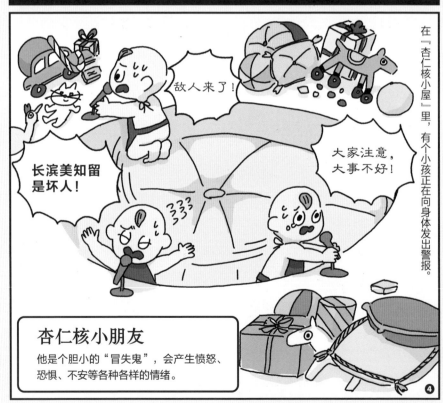

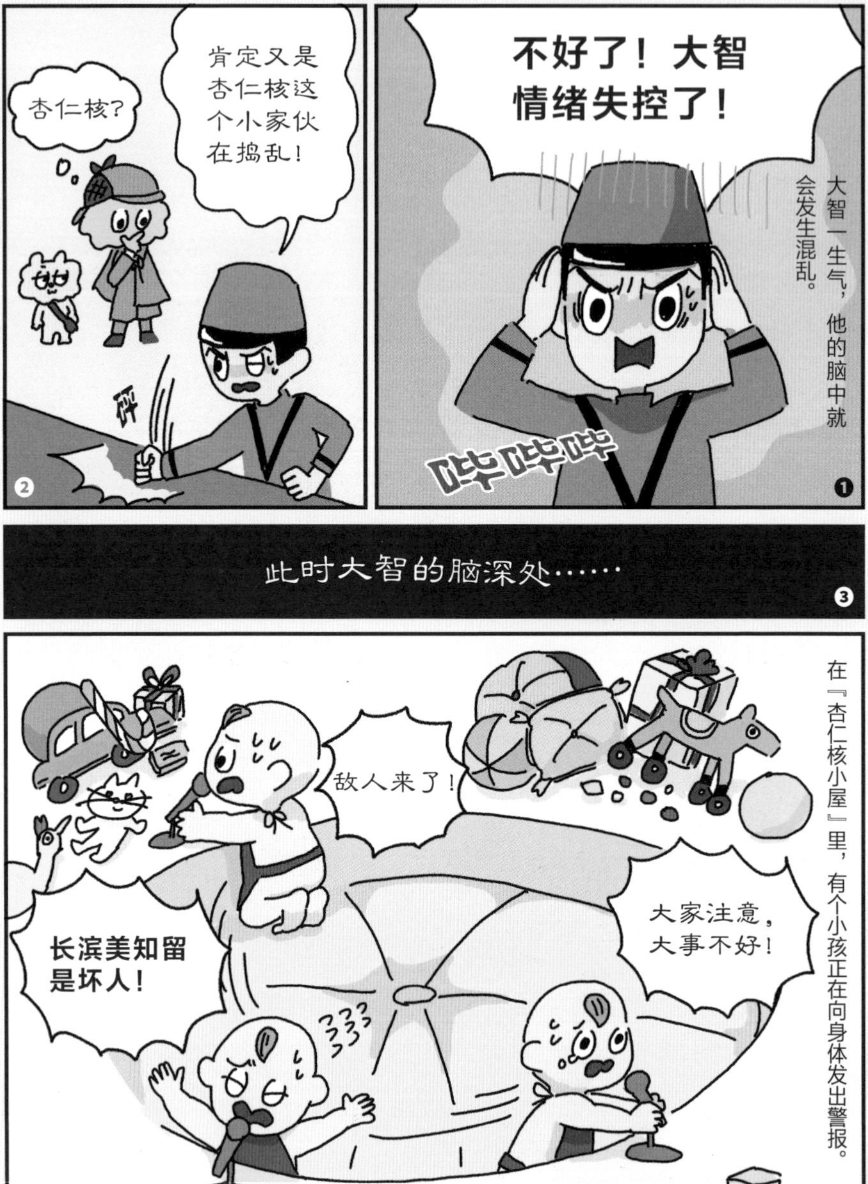
大智一生气，他的脑中就会发生混乱。
不好了！大智情绪失控了！
哔哔哔
肯定又是杏仁核这个小家伙在捣乱！
杏仁核？
砰
此时大智的脑深处……
在『杏仁核小屋』里，有个小孩正在向身体发出警报。
敌人来了！
大家注意，大事不好！
长滨美知留是坏人！
杏仁核小朋友
他是个胆小的“冒失鬼”，会产生愤怒、恐惧、不安等各种各样的情绪。

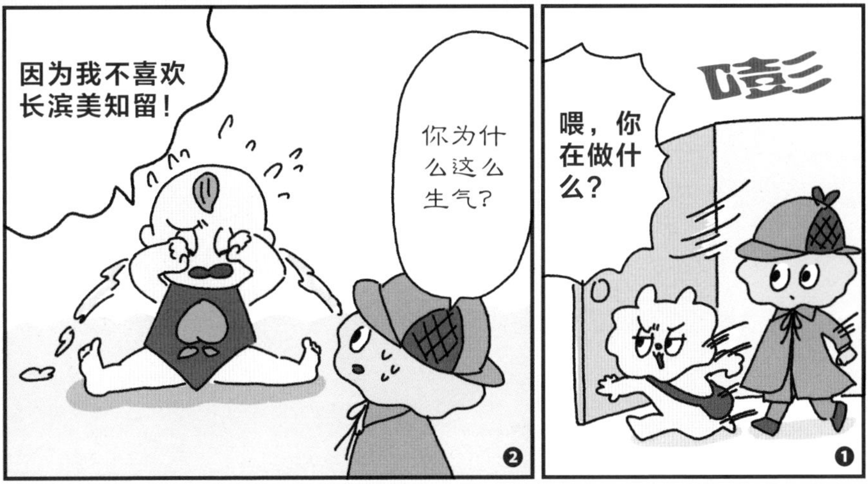
嘭
喂，你在做什么？
你为什么这么生气？
因为我不喜欢长滨美知留！
1
2

杏仁核的工作图

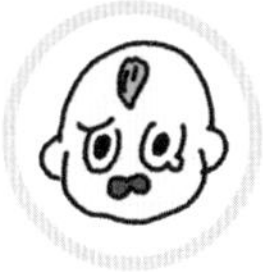

我很挑剔，绝对不会靠近不喜欢的人或事物！

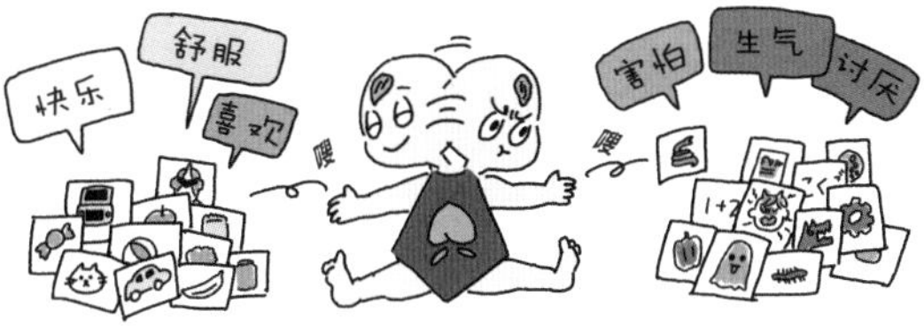
快乐
舒服
喜欢
害怕
生气
讨厌

杏仁核把人脑通过视觉、听觉、嗅觉等器官接收到的信息分为“喜欢”和“不喜欢”两种。

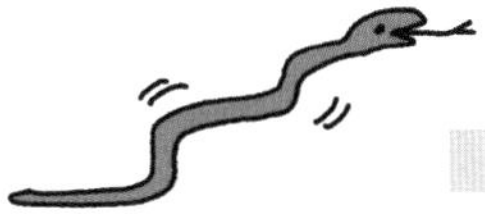

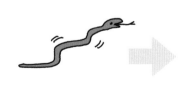

一旦不喜欢的信息进入人脑……

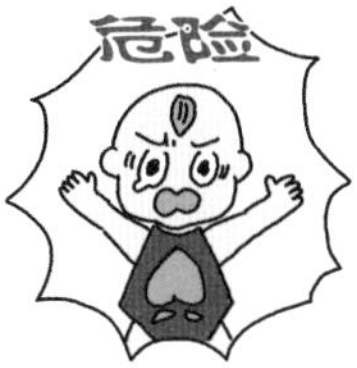
危险

我要赶紧通知身体。

人就会出现生气、害怕等情绪，或心跳加快等反应。

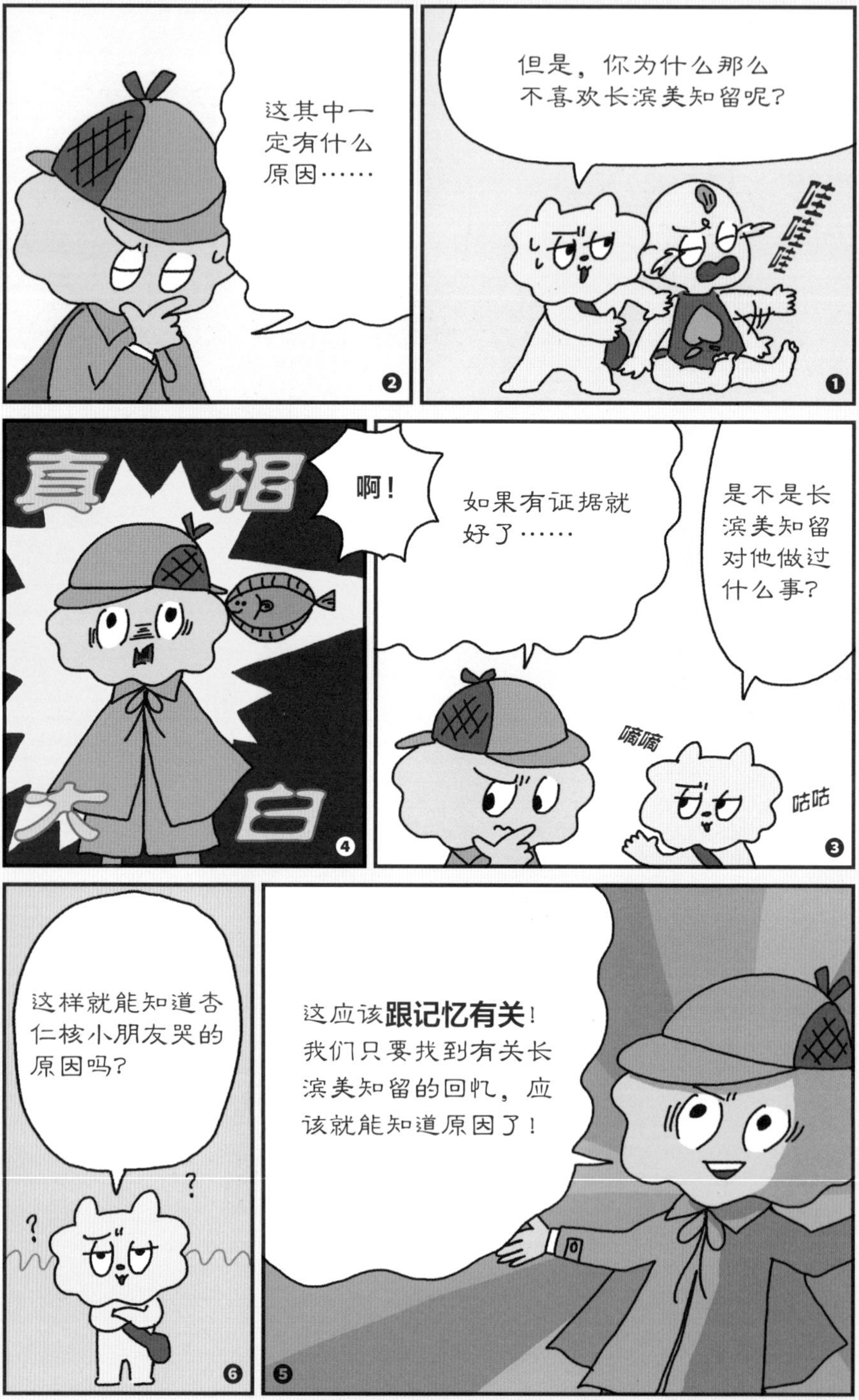
但是，你为什么那么不喜欢长滨美知留呢？
哇哇哇
这其中一定有什么原因……
是不是长滨美知留对他做过什么事？
如果有证据就好了……
嘀嘀
咕咕
啊！
真相大白
这应该**跟记忆有关**！我们只要找到有关长滨美知留的回忆，应该就能知道原因了！
这样就能知道杏仁核小朋友哭的原因吗？
？
？

杏仁核和记忆的关系

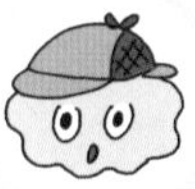

杏仁核更容易记住疼痛、恐惧、悲伤等情绪。比如：

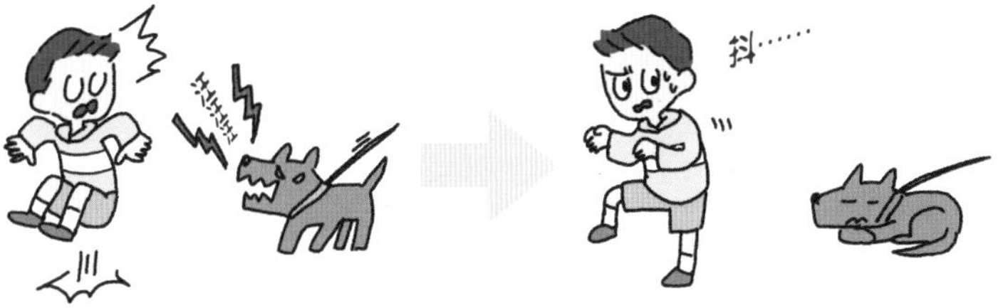
汪汪汪
抖……

小狗突然朝我们叫，
我们会受到惊吓……

这样，下次我们就会注意
避开小狗。

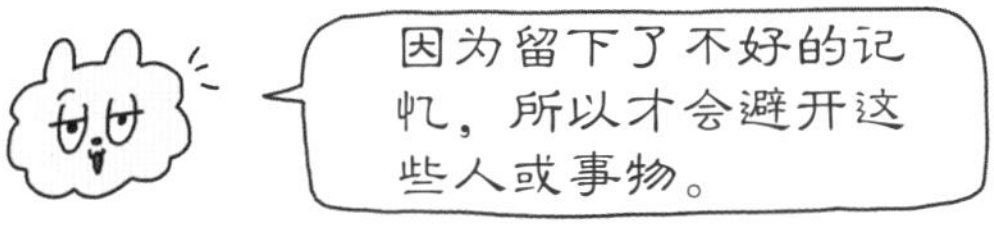
因为留下了不好的记忆，所以才会避开这些人或事物。

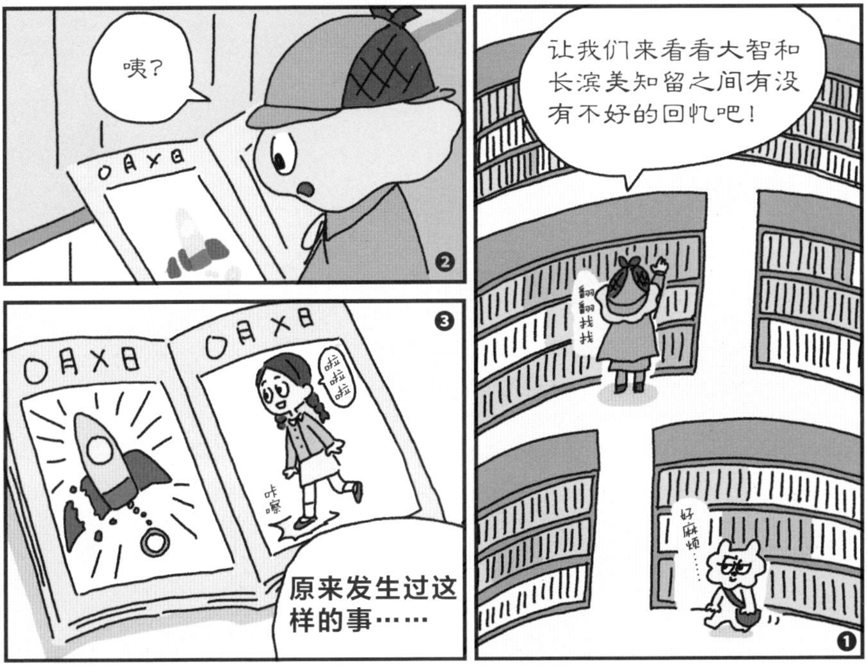
让我们来看看大智和长滨美知留之间有没有不好的回忆吧！
翻翻找找
好麻烦……
咦？
○月×日
○月×日
○月×日
啦啦啦
咔嚓
原来发生过这样的事……

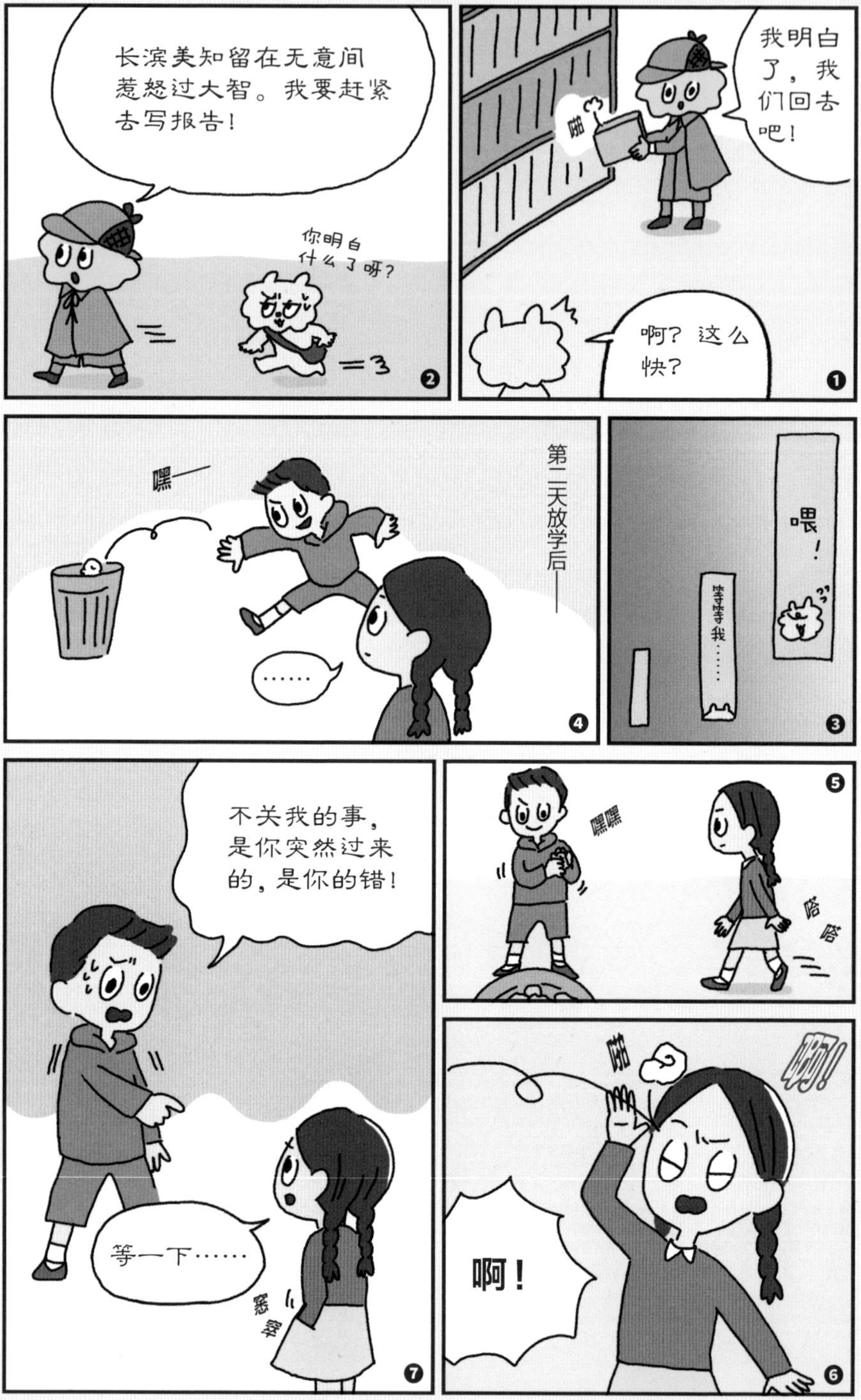

啪
我明白了，我们回去吧！
啊？这么快？
长滨美知留在无意间惹怒过大智。我要赶紧去写报告！
你明白什么了呀？
喂！
等等我……
第二天放学后——
嘿——
……
嘿嘿
嗒嗒
啪
啊！
啊！
不关我的事，是你突然过来的，是你的错！
等一下……
窸窣

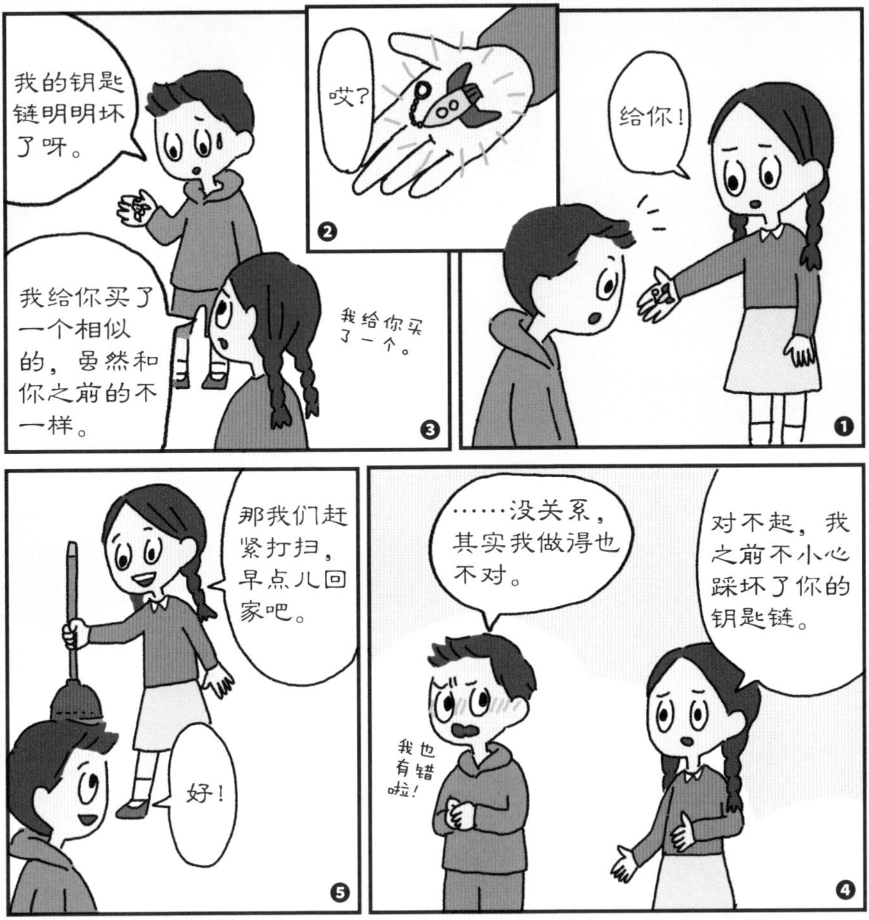
给你！
哎？
我的钥匙链明明坏了呀。
我给你买了一个相似的，虽然和你之前的不一样。
我给你买了一个。
对不起，我之前不小心踩坏了你的钥匙链。
……没关系，其实我做得也不对。
我也有错啦！
那我们赶紧打扫，早点儿回家吧。
好！

调查报告

长滨美知留：

大智总是对你生气，是因为你曾不小心踩坏了他心爱的钥匙链，他感到很难过，但是又不知道如何开口，所以才会对你发脾气。

我的助手曾经踩坏了我收集的贝壳，为此我也难过了好几天。

角色档案

03 额叶队长

负责指挥大脑额叶的可靠角色

额叶队长在控制人的思维、计划和情感等方面发挥着重要作用。

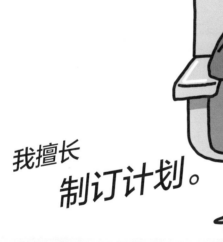

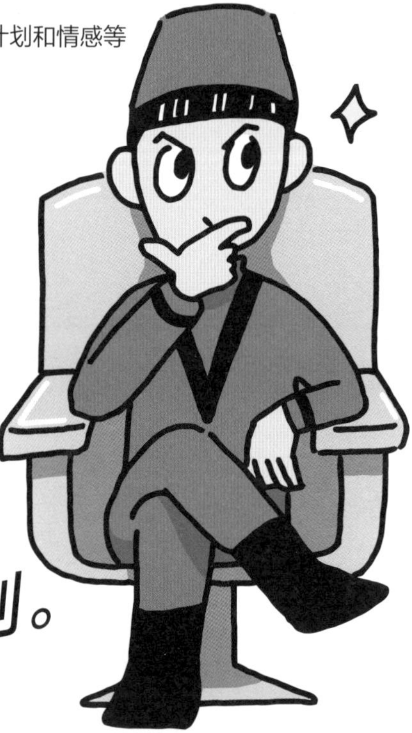

我擅长
制订计划。

位置

额叶
位于人脑的
前半部。

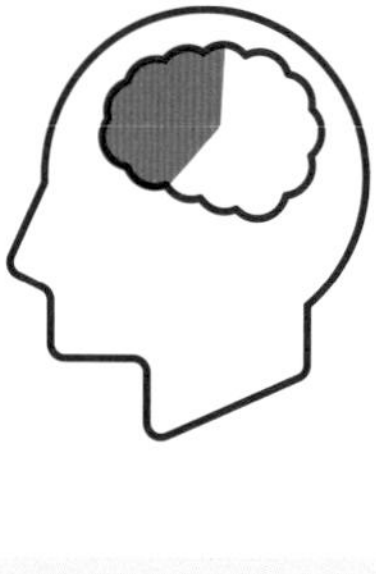

重量

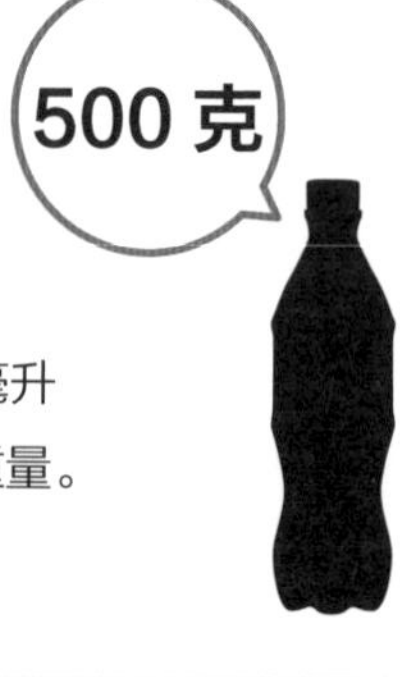

相当于
1 瓶 500 毫升
矿泉水的重量。

角色档案

04 杏仁核小朋友

生活在杏仁核里的任性小朋友

他决定着我们对事物的喜恶。一旦他感知到“危险”，就会向身体发出警报，提醒我们避开“危险”。

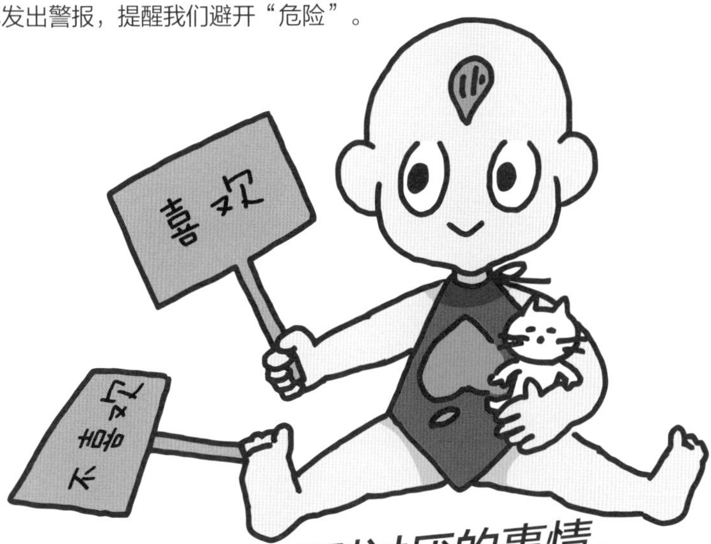

如果遇到讨厌的事情，

我就会哇哇大哭。

位置

杏仁核

位于人脑正中

偏下的地方。

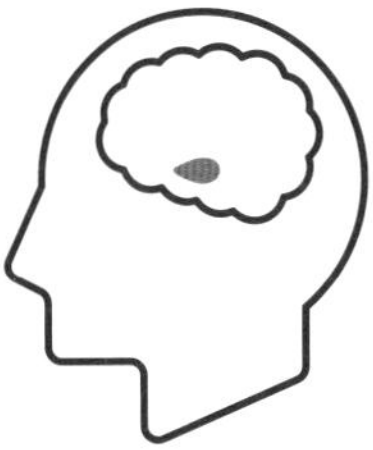

体积

跟一颗杏仁

差不多大。

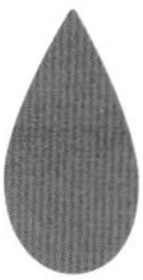

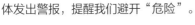

一颗杏仁

快乐了解人体秘密

免疫系统

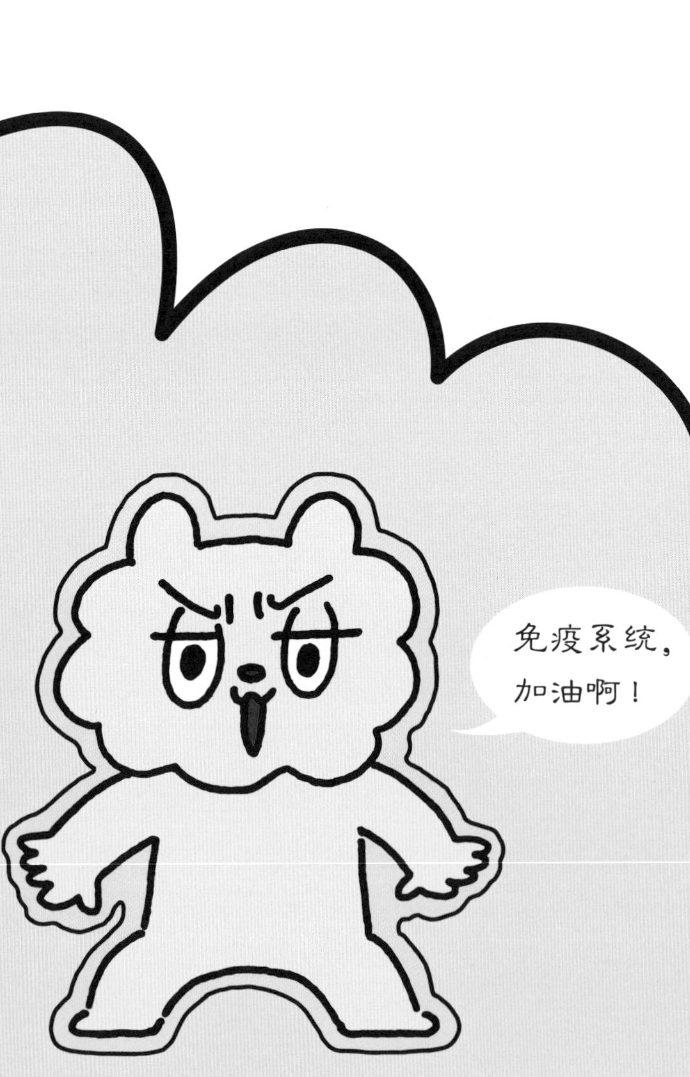

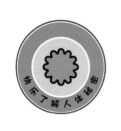

里的谜团！

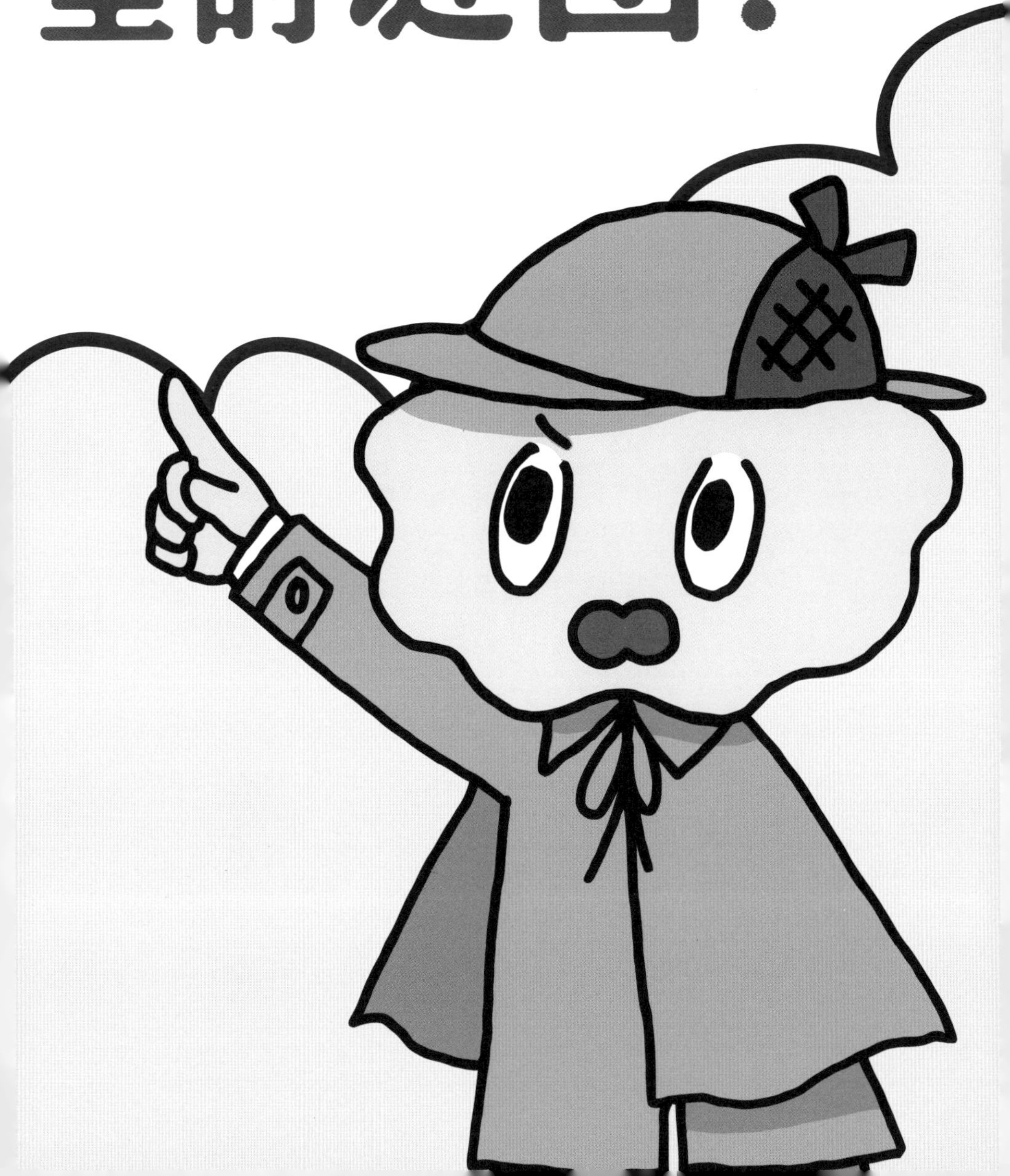

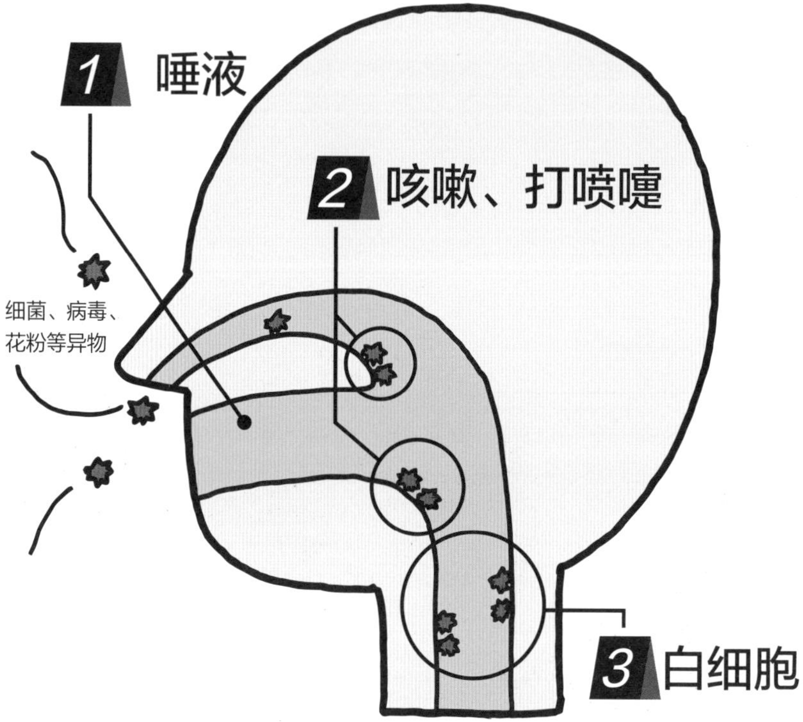

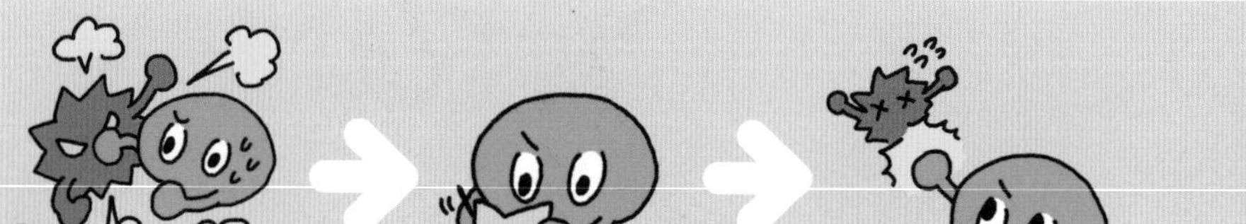

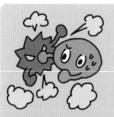

和进入人体的细菌、病毒等病原体战斗。

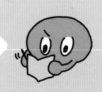

牢牢记下这些细菌、病毒等病原体的类型和弱点。

如果相同的细菌、病毒等病原体再次来袭，就会立刻击退它们。

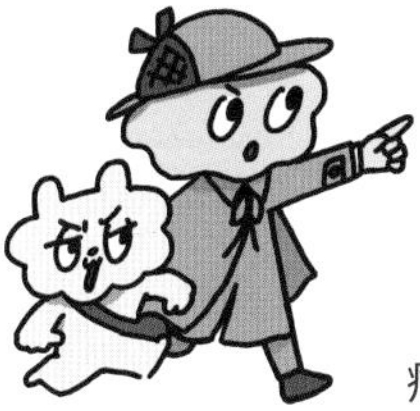

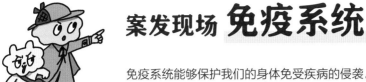

案发现场 免疫系统

免疫系统能够保护我们的身体免受疾病的侵袭。当细菌、病毒等病原体进入人体时，免疫系统会击退它们。

1 唾液 → pp.40~49

唾液不仅可以湿润口腔，软化食物以便于我们吞咽，还有抑制细菌繁殖、预防蛀牙等作用。

2 咳嗽、打喷嚏 → pp.60~69

当异物进入我们的鼻子或口腔时，我们会通过打喷嚏或咳嗽将异物排出体外。患有花粉症的人对花粉异常敏感，一旦花粉进入体内，他们会不停地打喷嚏或流眼泪。

3 白细胞 → pp.50~69

当细菌、病毒等病原体侵入我们的喉咙黏膜时，白细胞会迅速前来与它们战斗。死去的病原体和白细胞会变成痰或鼻涕，被排出体外。

免疫系统

免疫系统有“学习能力”，我们利用免疫系统的这种特性来进行预防接种，即注射用灭活或减毒的病原体制成的疫苗，让身体认识并记住病原体的类型。这样一来，当病原体再次侵入人体时，免疫系统会迅速击退它们，保护我们的身体。

蛀牙之谜

恐怖的蛀牙

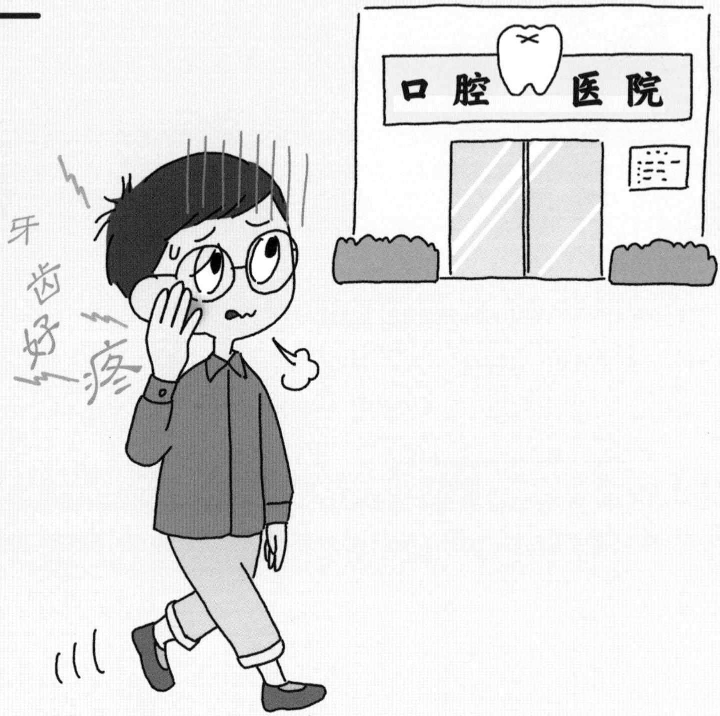

长期不刷牙的话，牙齿会变黑，长蛀牙，并且会非常疼。这是为什么呢？

请快点儿帮帮我！有一天，我感觉牙很疼，照镜子时发现牙齿都变黑了，长了蛀牙……

于是，我去看了牙医。牙医让我张开嘴，用手碰了碰牙痛的地方，我感到非常害怕。有没有可以不用去医院就能止痛的方法呢？

石森诚二

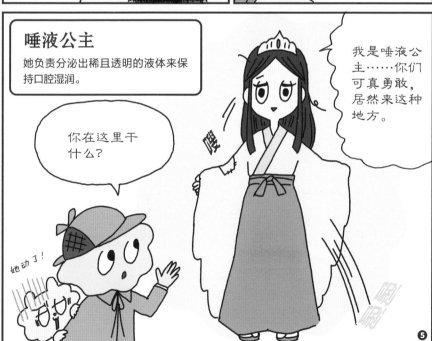

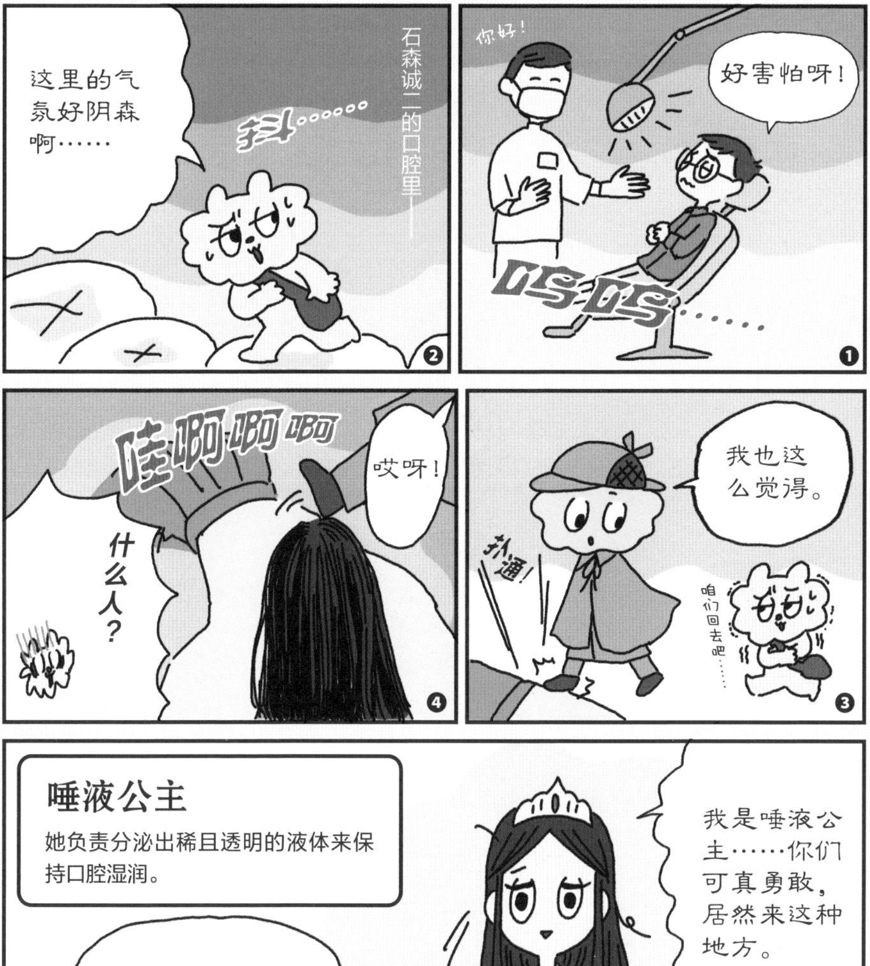
你好！
好害怕呀！
呜呜……
石森诚二的口腔里——
这里的气氛好阴森啊……
抖……
我也这么觉得。
扑通！
咱们回去吧……
哎呀！
哇啊啊啊
什么人？
唾液公主
她负责分泌出稀且透明的液体来保持口腔湿润。
你在这里干什么？
我是唾液公主……你们可真勇敢，居然来这种地方。
嗖
唰唰
她动了！

唾液的工作图

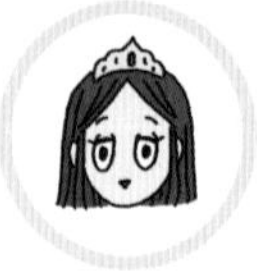

我负责分泌出有多种用途的唾液。

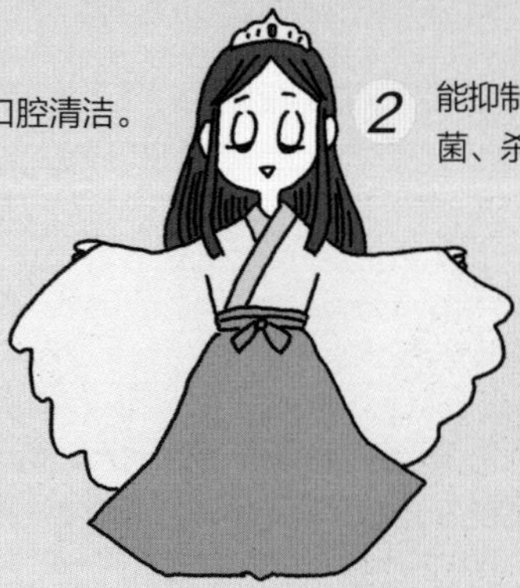

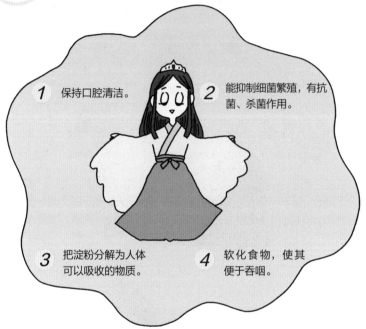

1 保持口腔清洁。

2 能抑制细菌繁殖，有抗菌、杀菌作用。

3 把淀粉分解为人体可以吸收的物质。

4 软化食物，使其便于吞咽。

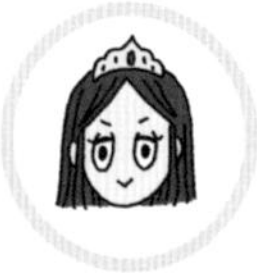

此外，唾液还能维持口腔环境稳定。

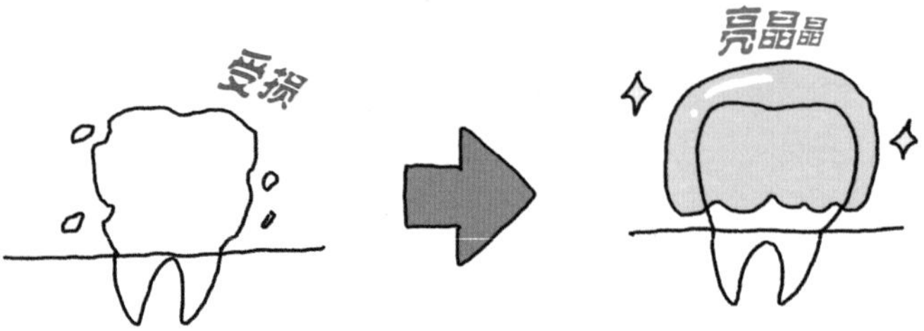

吃完食物后，牙齿表面容易被食物残渣腐蚀，口腔环境会改变。

唾液会复原口腔环境，修复被腐蚀的牙齿表面。

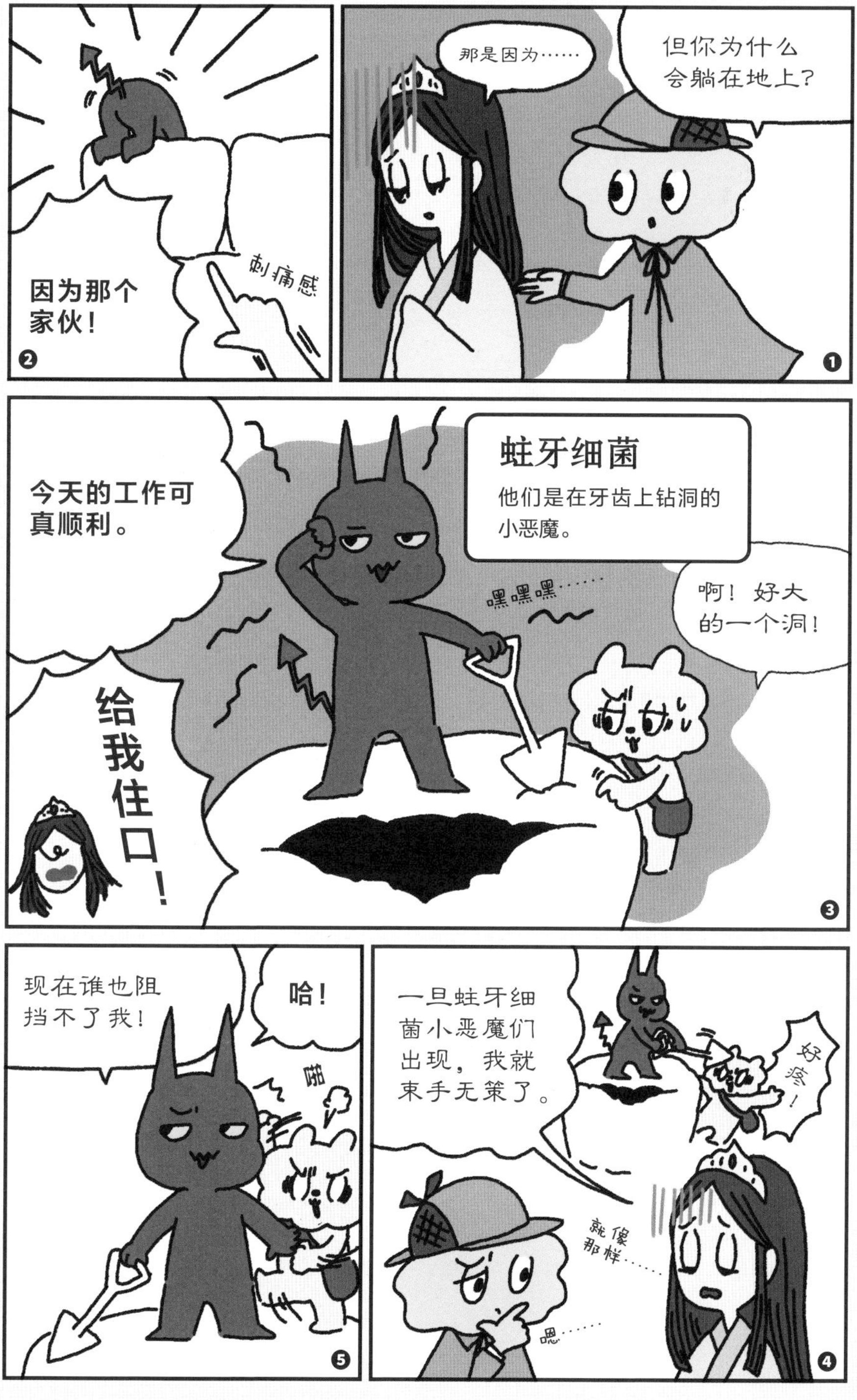
但你为什么
会躺在地上？
那是因为……
刺痛感
因为那个
家伙！
今天的工作可
真顺利。
蛀牙细菌
他们是在牙齿上钻洞的
小恶魔。
嘿嘿嘿……
啊！好大
的一个洞！
给我住口！
一旦蛀牙细
菌小恶魔们
出现，我就
束手无策了。
好疼！
就像那样……
嗯……
现在谁也阻
挡不了我！
哈！
啪

蛀牙的形成图

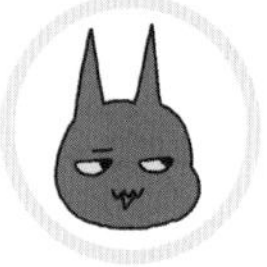

我们的任务就是破坏牙齿，让人们牙痛得直流泪！

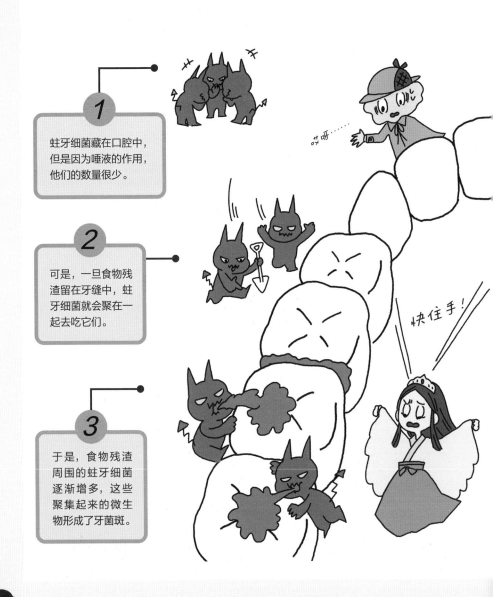

1

蛀牙细菌藏在口腔中，但是因为唾液的作用，他们的数量很少。

2

可是，一旦食物残渣留在牙缝中，蛀牙细菌就会聚在一起去吃它们。

3

于是，食物残渣周围的蛀牙细菌逐渐增多，这些聚集起来的微生物形成了牙菌斑。

蛀牙不是一天形成的！

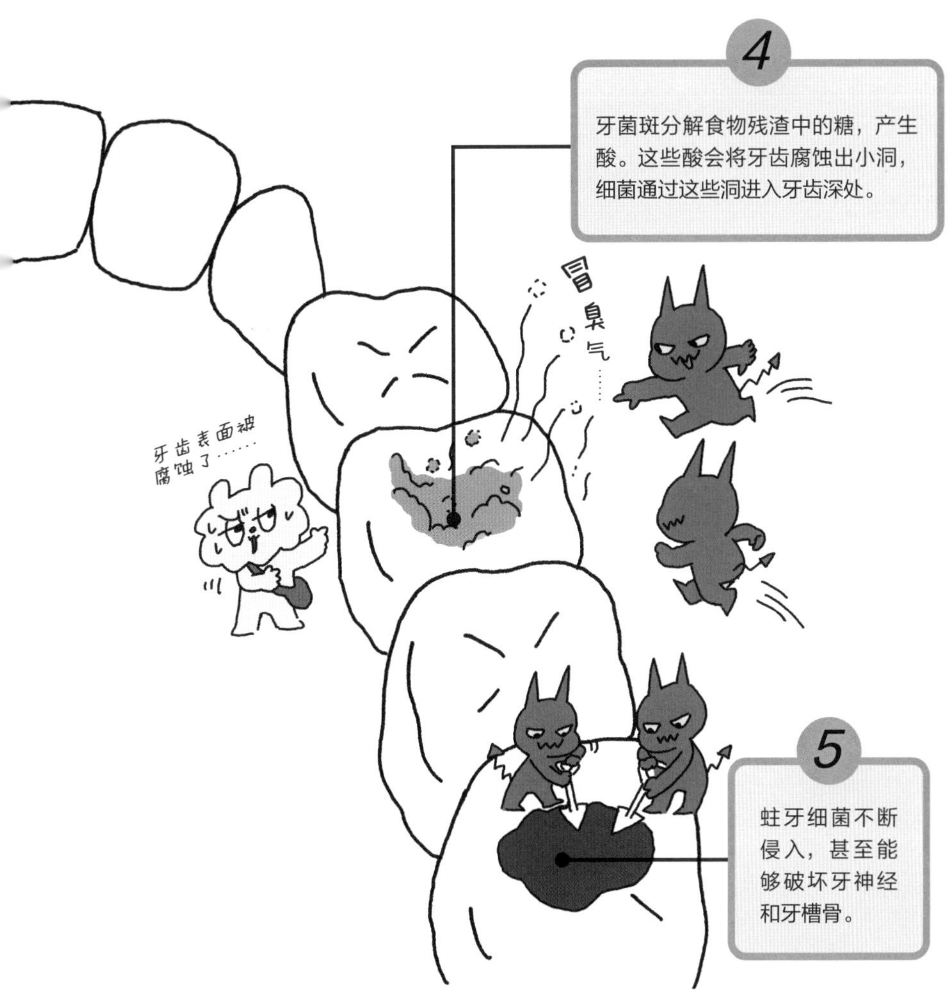

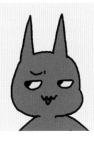

4
牙菌斑分解食物残渣中的糖，产生酸。这些酸会将牙齿腐蚀出小洞，细菌通过这些洞进入牙齿深处。
冒臭气……
牙齿表面被腐蚀了……
5
蛀牙细菌不断侵入，甚至能够破坏牙神经和牙槽骨。

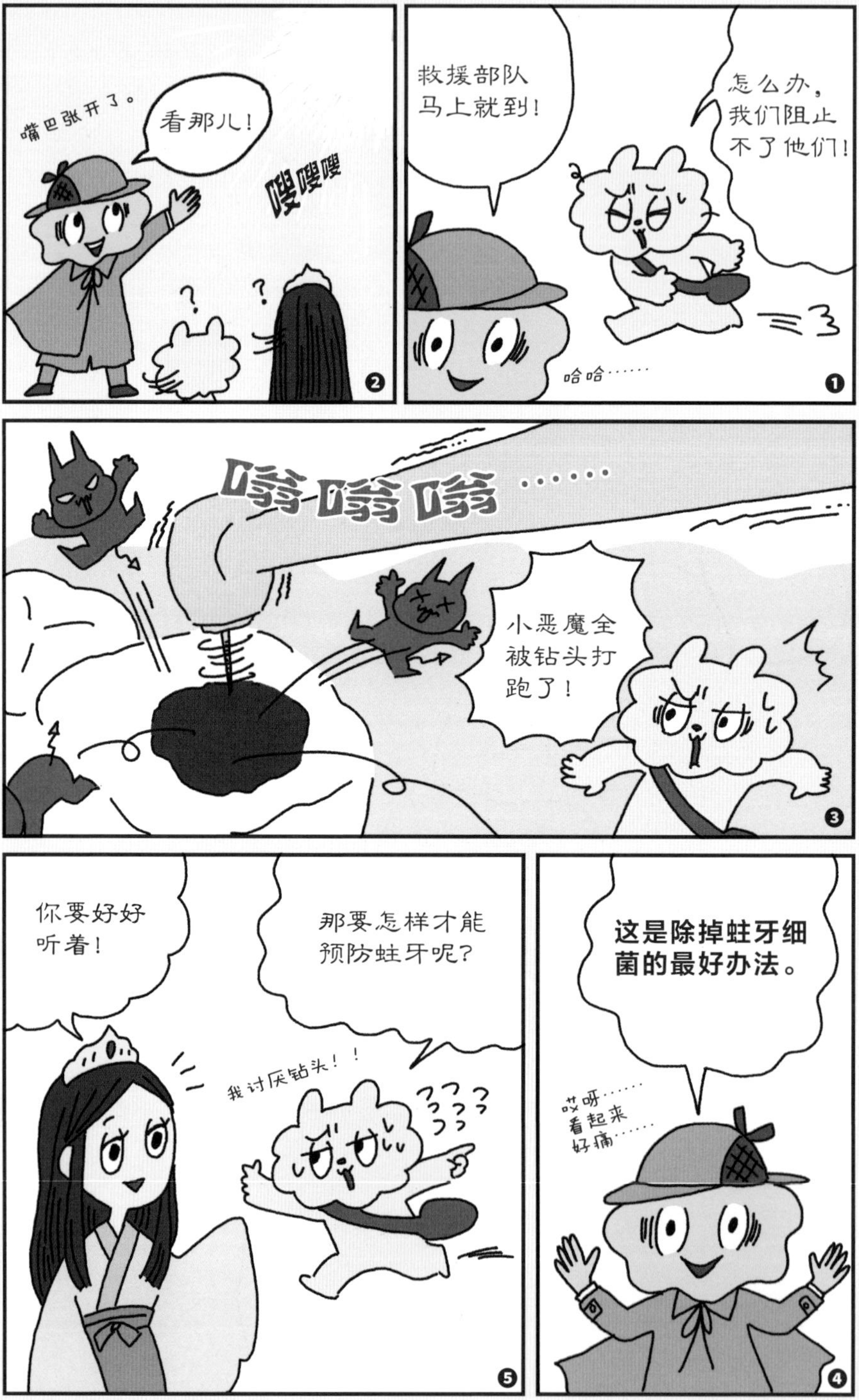
救援部队马上就到！
怎么办，我们阻止不了他们！
哈哈……
嘴巴张开了。
看那儿！
嗖嗖嗖
嗡嗡嗡……
小恶魔全被钻头打跑了！
这是除掉蛀牙细菌的最好办法。
哎呀……看起来好痛……
那要怎样才能预防蛀牙呢？
你要好好听着！
我讨厌钻头！！

你要来试一试吗？

唾液公主的小课堂

预防蛀牙的方法

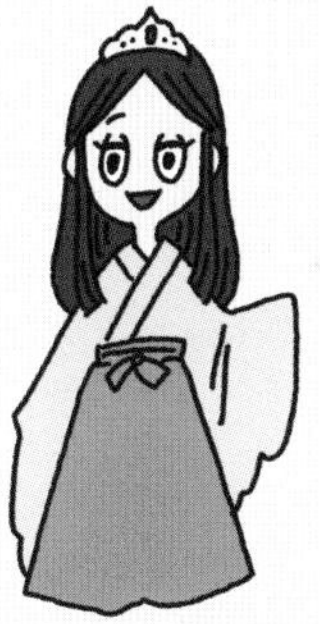

预防蛀牙的关键就是抑制蛀牙细菌的增长。

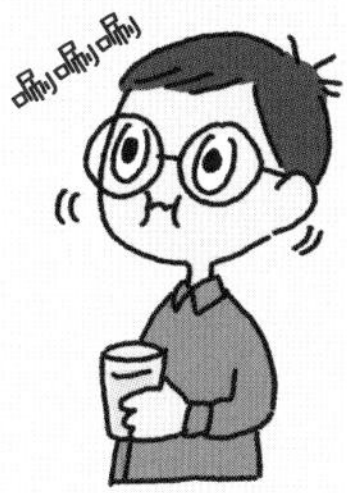

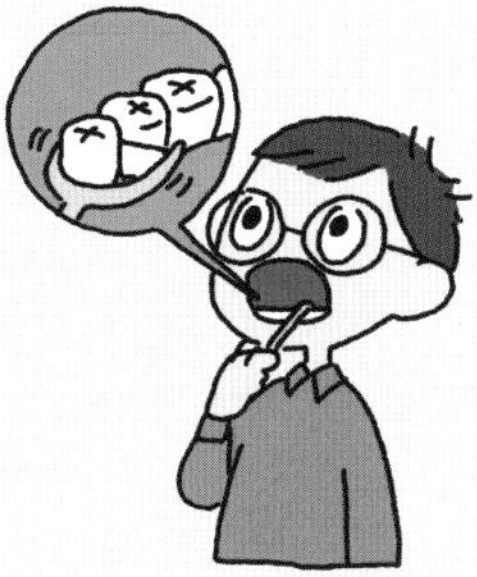

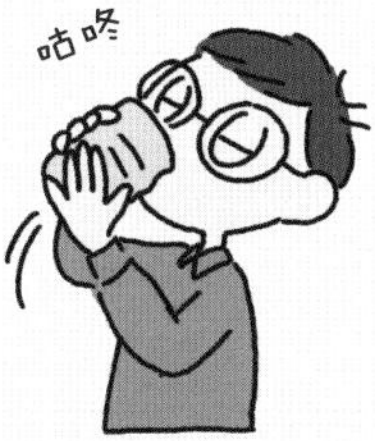

刷牙后，不要过度漱口

过度漱口会导致牙膏里的抑制蛀牙细菌的成分流失。

用牙线仔细清洁牙缝

你以为已经将牙齿刷得很干净了，但牙缝里其实可能还残留着很多食物残渣。

饭后喝茶或咖啡

茶和咖啡中含有预防蛀牙的成分。小朋友还不能喝茶和咖啡，请把这个方法告诉爸爸妈妈吧。

调查报告

石森诚二：

如果你长了蛀牙，一定要去看牙医。这个世上只有很少一部分人没有蛀牙。

事实上，蛀牙细菌是通过妈妈与孩子亲密接触传递给孩子的，刚出生的宝宝口腔里是没有蛀牙细菌的。口腔里没有蛀牙细菌的人是不会长蛀牙的。

人的口腔中有很多细菌，你一定要好好刷牙，这样才能避免长蛀牙哦！

身体小侦探

角色档案

05 唾液公主

在口腔中不断分泌唾液的善良角色

唾液公主负责生产唾液来保持口腔清洁，软化食物。此外，唾液还能修复被酸腐蚀的牙齿表面。

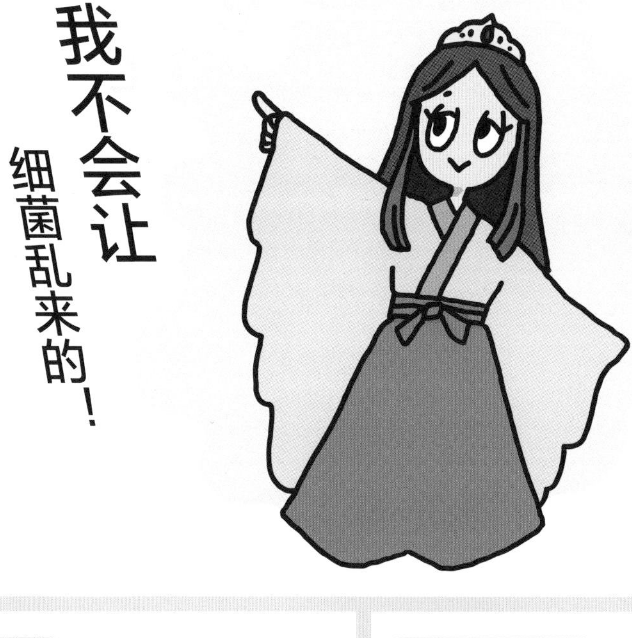

我不会让细菌乱来的！

位置

唾液在口腔中分泌。

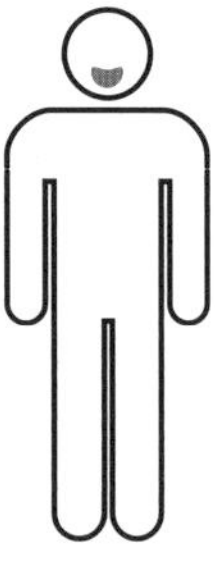

日均分泌量

约能装满一个 1.5 升的大塑料瓶。

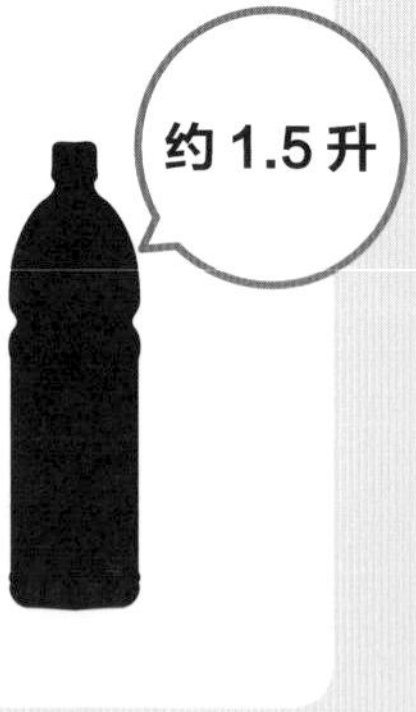

约 1.5 升

角色档案

06 蛀牙细菌

在口腔中做坏事的小恶魔

蛀牙细菌（主要是变形链球菌）生产酸来破坏牙齿，靠吃牙缝中残留的食物来繁殖。

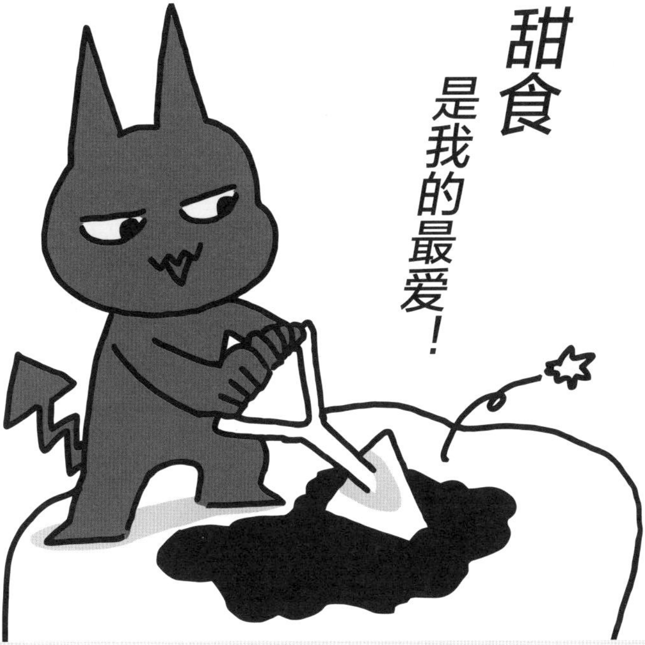

位置

蛀牙细菌
分布在口腔中。

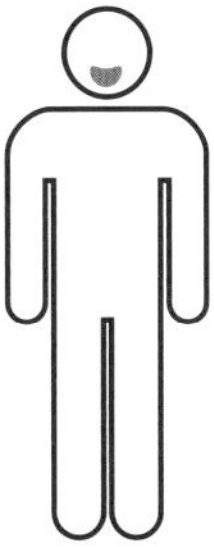

体积

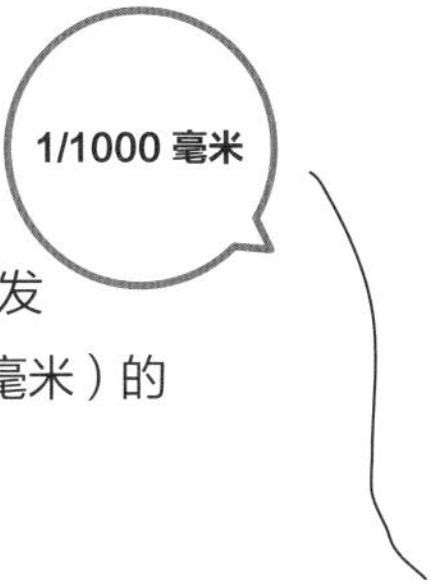

约是人类头发
粗细（0.1 毫米）的
百分之一。

感冒后为什么会发烧？

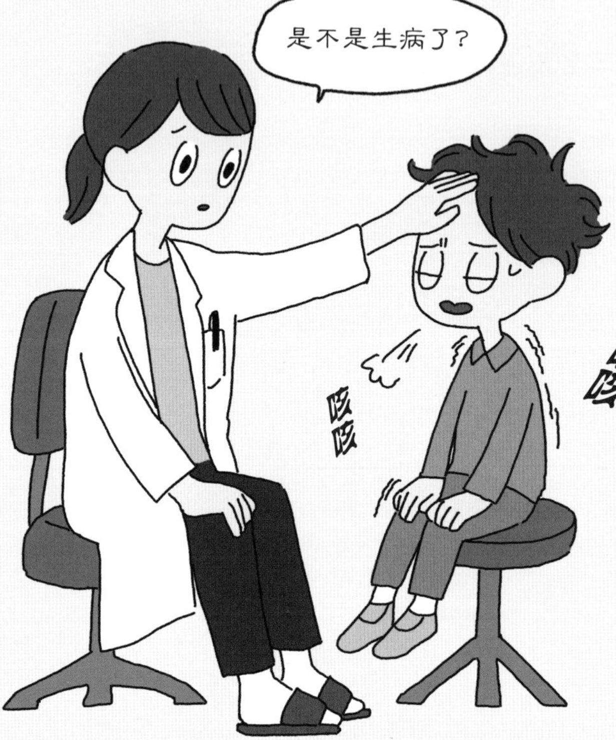

为什么感冒的时候会咳嗽、打喷嚏、发烧呢？

我以为感冒了就可以不上学了，于是洗了一个冷水澡，结果我真的感冒了（但我还是去上学了，并且去了校医院治疗）。

我喉咙痛，头也痛，真是太难受了！我不想感冒了，能告诉我快点儿治好感冒的方法吗？

佐藤翔太

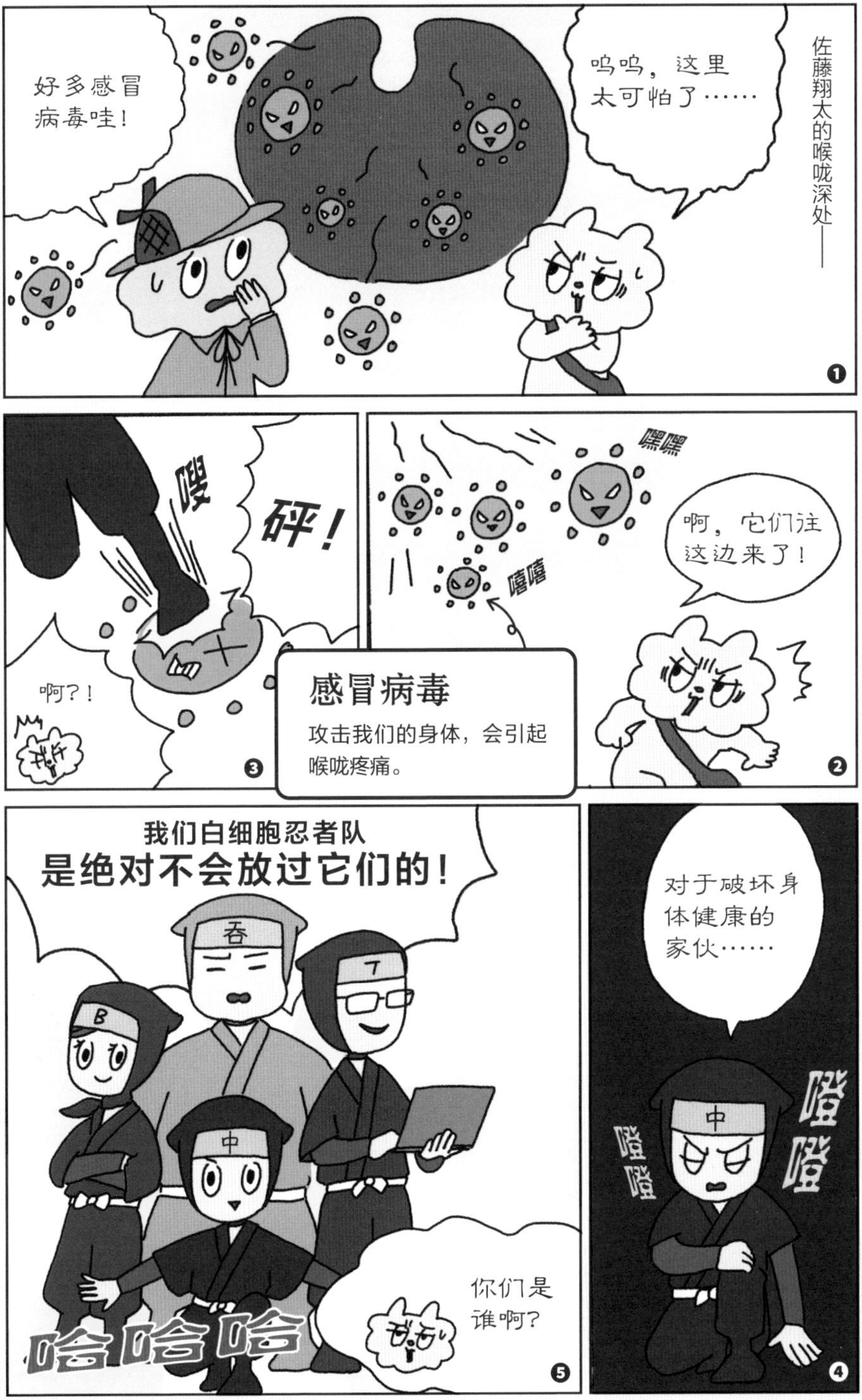
佐藤翔太的喉咙深处——
呜呜，这里太可怕了……
好多感冒病毒哇！
嘿嘿
嘻嘻
啊，它们往这边来了！
感冒病毒
攻击我们的身体，会引起喉咙疼痛。
嗖
砰！
啊？！
对于破坏身体健康的家伙……
噔噔
噔噔
我们白细胞忍者队
是绝对不会放过它们的！
哈哈哈
你们是谁啊？

我们活跃在全身的血液中。我们的任务就是找出敌人，击退它们！

❶

中性粒细胞

我们是白细胞中数量最多的一类细胞，能够溶解进入人体的细菌、病毒等病原体。

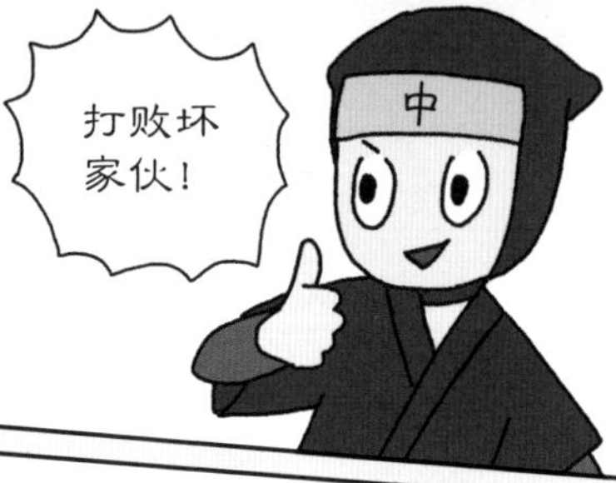
打败坏家伙！
中

❷

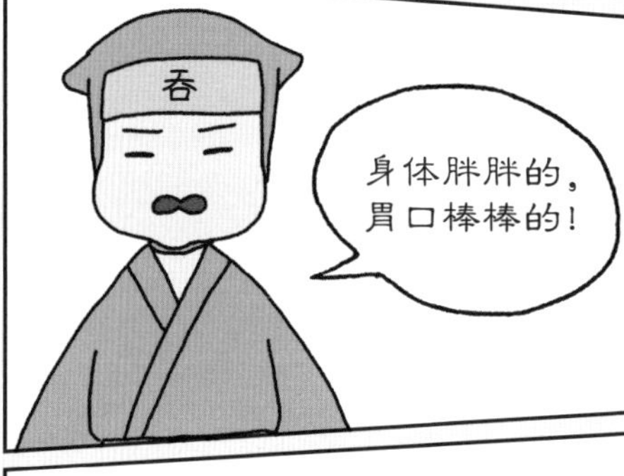
吞
身体胖胖的，胃口棒棒的！

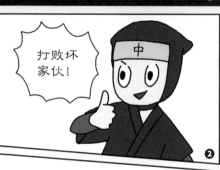

吞噬细胞

我们负责细菌、病毒等病原体的吞噬、加工和处理，并将它们的信息传递给 T 淋巴细胞。

❸

T 淋巴细胞

接收来自吞噬细胞的信息，找出病原体的弱点，向 B 淋巴细胞下达出击命令。

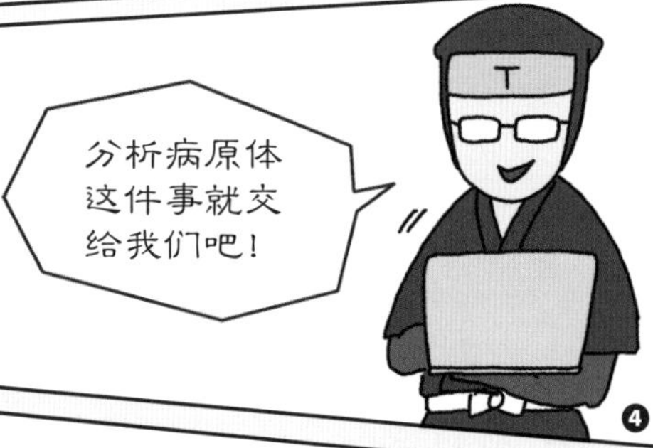
分析病原体这件事就交给我们吧！
T

❹

B
我们的绝招就是产生抗体来击退敌人！

B 淋巴细胞

根据 T 淋巴细胞分析出的病原体弱点产生抗体，阻止病原体活动。

❺

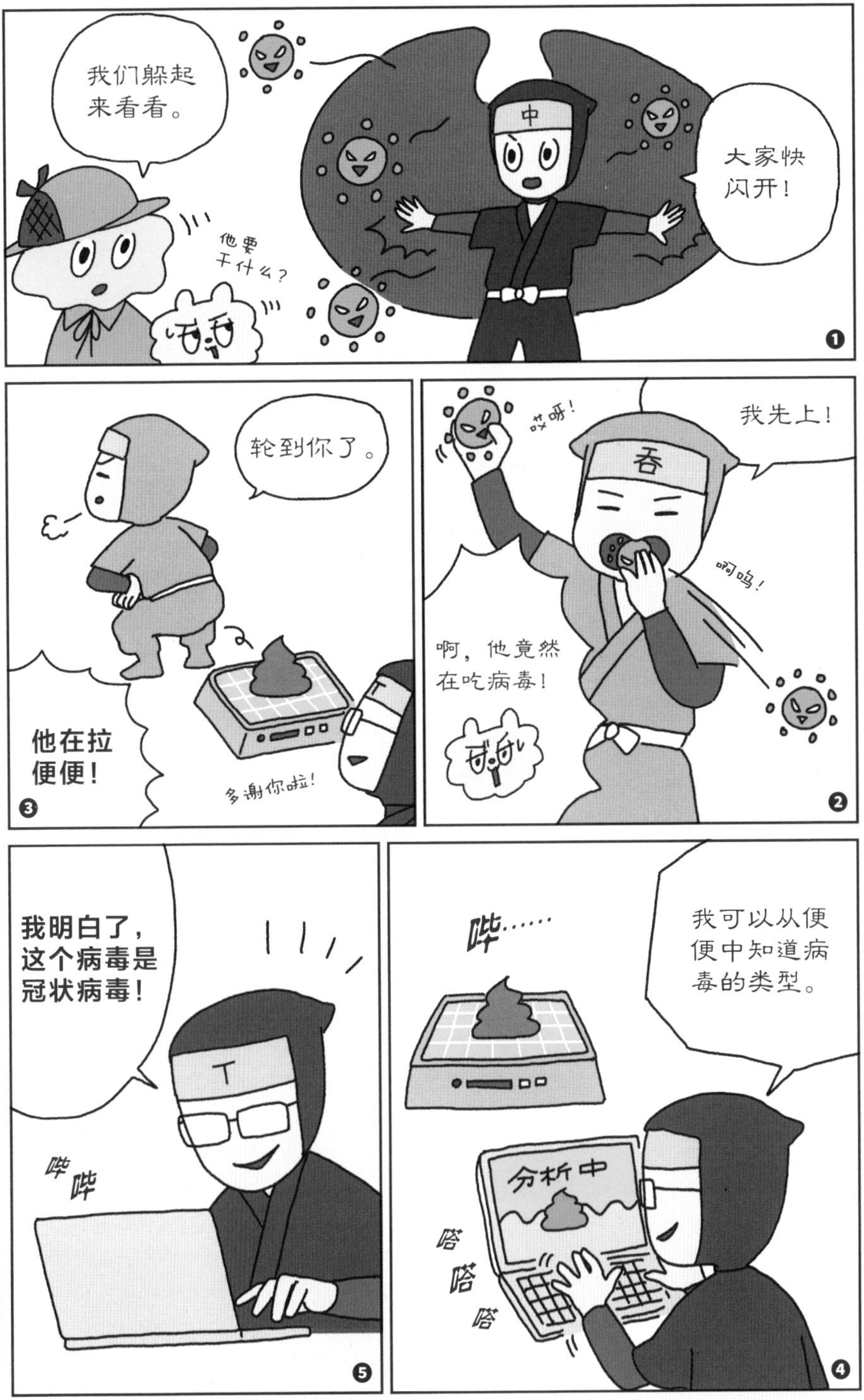
大家快闪开！
我们躲起来看看。
他要干什么？
哎呀！
我先上！
啊呜！
啊，他竟然在吃病毒！
轮到你了。
他在拉便便！
多谢你啦！
哔……
我可以从便便中知道病毒的类型。
分析中
嗒嗒嗒
我明白了，这个病毒是冠状病毒！
哔哔

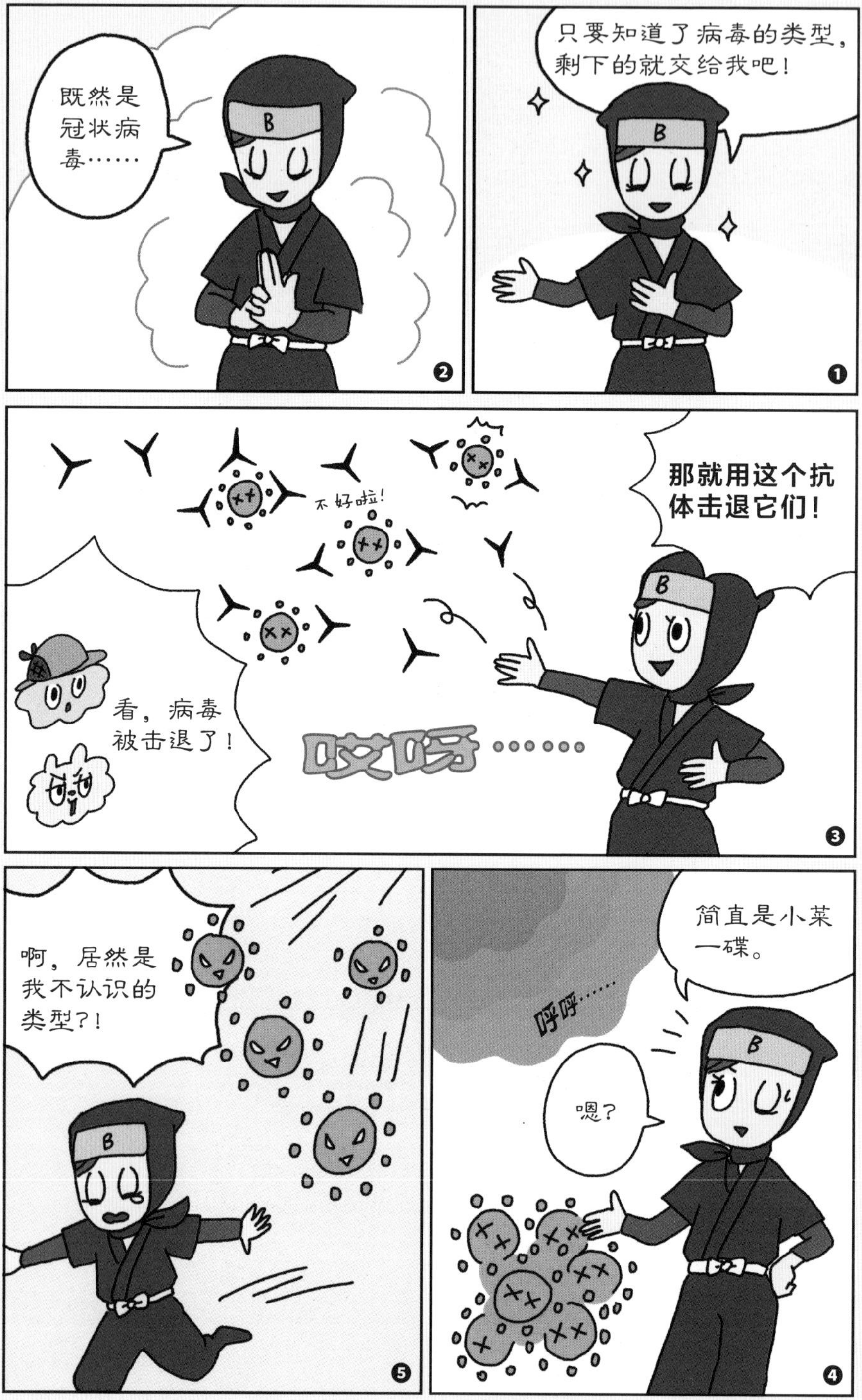
只要知道了病毒的类型，剩下的就交给我吧！
既然是冠状病毒……
那就用这个抗体击退它们！
不好啦！
看，病毒被击退了！
哎呀……
简直是小菜一碟。
呼呼……
嗯？
啊，居然是我不认识的类型？！

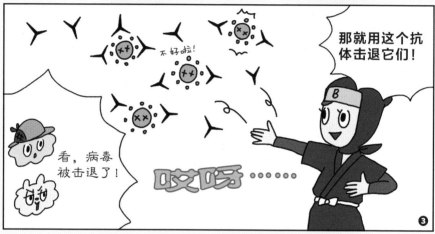

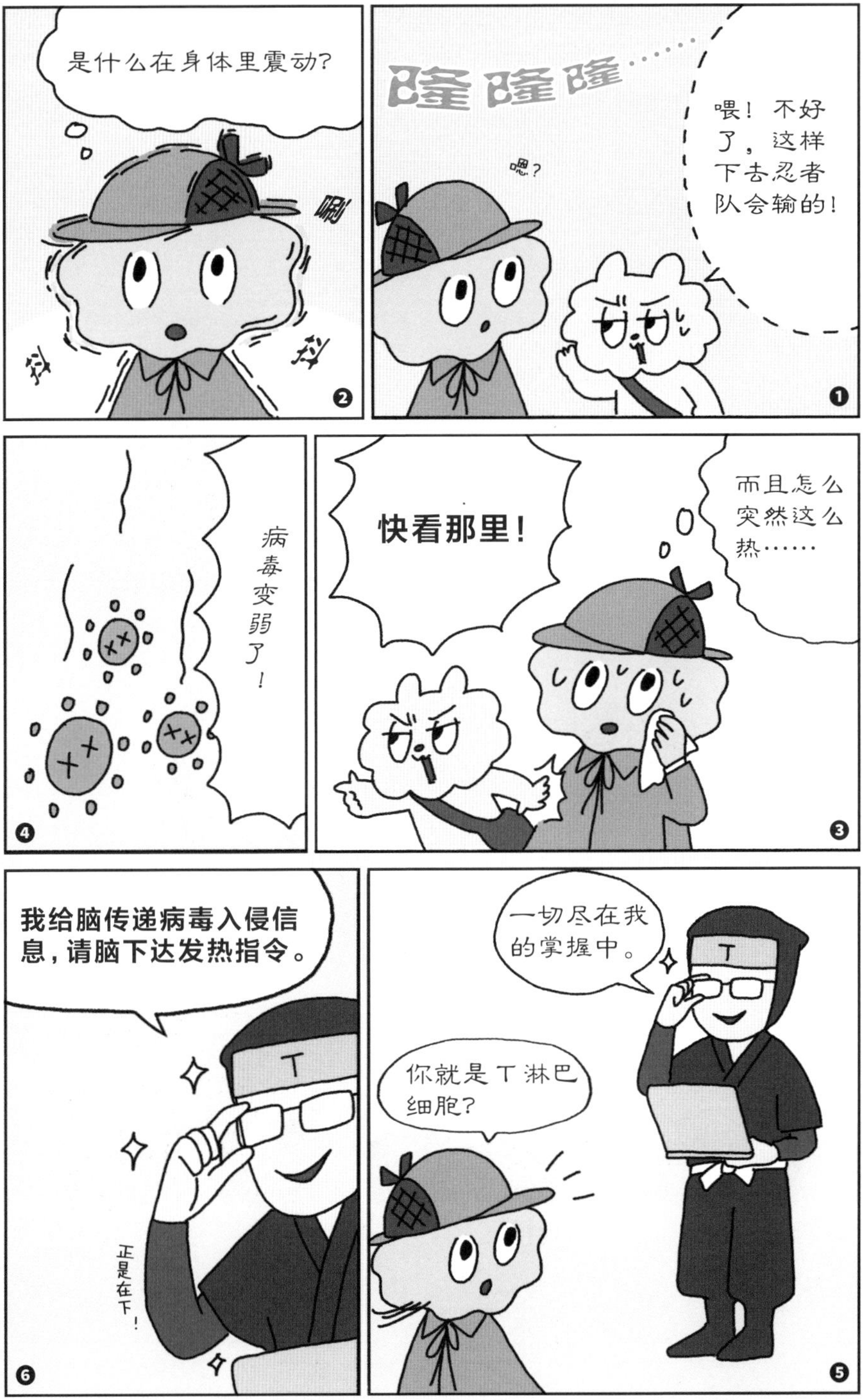
隆隆隆……
嗯？
喂！不好了，这样下去忍者队会输的！
是什么在身体里震动？
而且怎么突然这么热……
快看那里！
病毒变弱了！
一切尽在我的掌握中。
你就是T淋巴细胞？
我给脑传递病毒入侵信息，请脑下达发热指令。
正是在下！

感冒发热的原因

感冒发热是为了削弱细菌或病毒的破坏力，让我们能够更好地战斗。

1 T 淋巴细胞将细菌或病毒入侵的信息传达给脑。

2 脑收到信息后，向全身发出紧急指令。

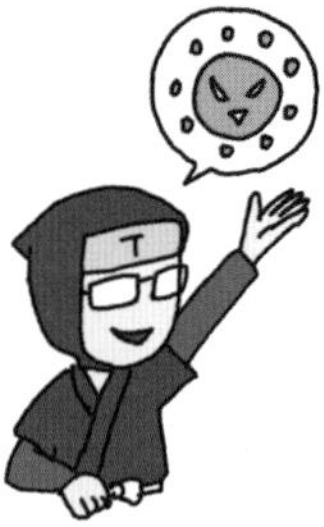

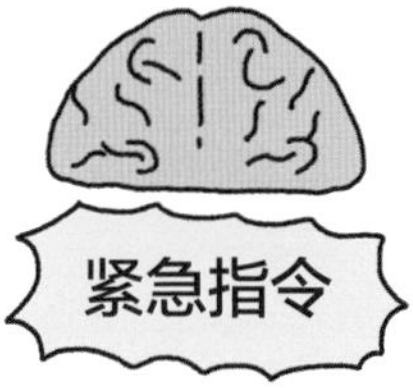

3 身体接收到脑的指令后，毛孔收缩、肌肉颤抖、体温上升。这就是发热状态。

4 发热后，细菌或病毒活动减弱，白细胞忍者队又开始活跃了。

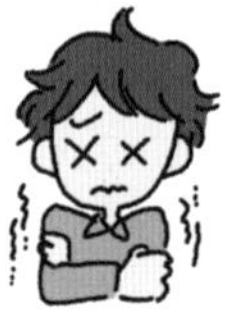

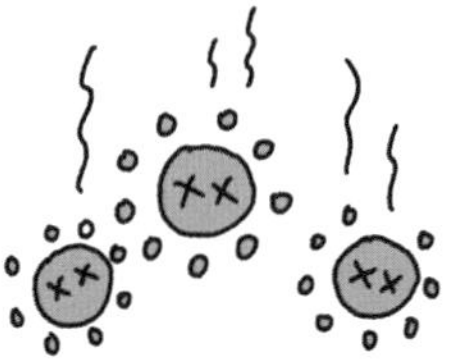

这样的话感冒细菌或病毒就会减少，感冒就能痊愈了！

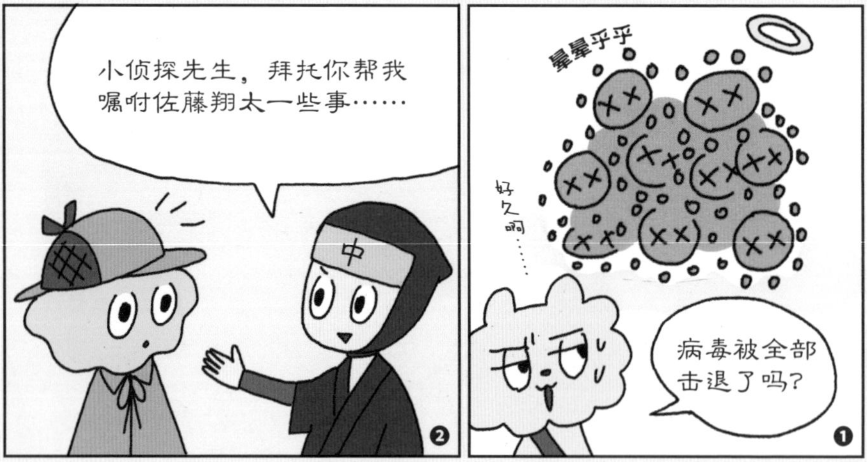

大家注意！

白细胞忍者队的小课堂

感冒时不能做的事

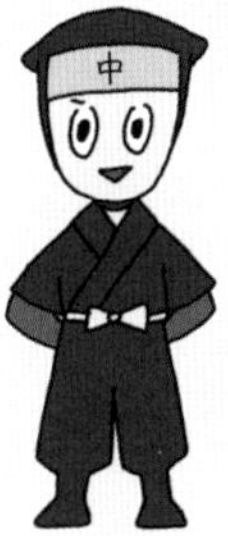

为了早点儿治好感冒，大家千万不要影响我们的正常工作。尽早去医院治疗非常重要。

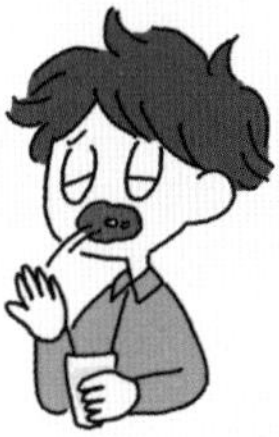

不合理用药

虽然吃药后会退烧，但是细菌或病毒的数量并不会减少，所以多吃药没有用，反而会延长感冒时间。

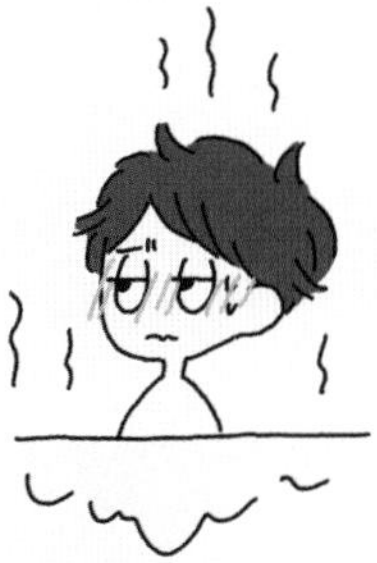

泡热水澡

泡热水澡会消耗体力，如果你发烧达到了 37.5℃以上，最好不要泡热水澡。如果要泡澡，尽量泡温水澡。

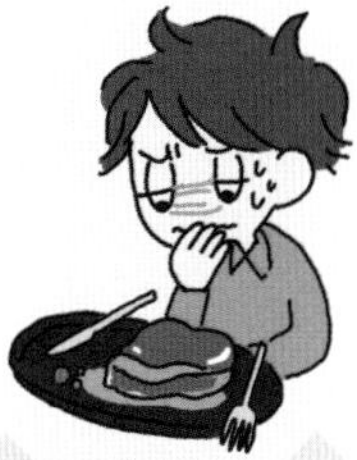

饮食不合理

感冒时，胃的活力会下降，这个时候不要吃大鱼大肉，建议吃一些容易消化的粥、水果和酸奶等。

调查报告

佐藤翔太：

如果你感冒了，一定要好好睡觉。这样，身体里的白细胞忍者队就能更顺利地打败病毒，通常一周左右就可以恢复健康了。

顺便说一下，不同的国家有不同的治疗感冒的偏方，比如有的国家的人会在嗓子痛的时候，把葱围在脖子上；有的国家的人会在耳朵上夹洋葱片……但这些都是缺乏科学依据的方法。如果生病了，你一定要去医院诊治。

身体小侦探

角色档案

07 白细胞忍者队

在血液中活动的伟大角色

白细胞随着血液不停地在我们的身体里“巡逻”，一旦发现细菌或病毒等病原体，就会迅速出击，保护我们的身体健康。

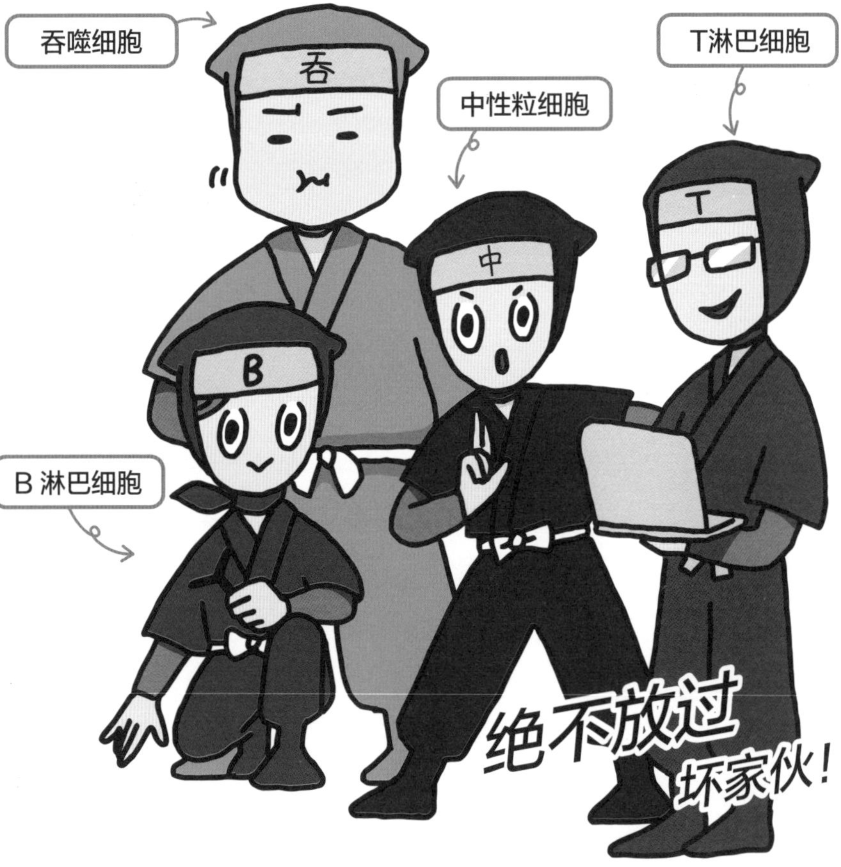
吞噬细胞
吞
T淋巴细胞
中性粒细胞
T
中
B
B 淋巴细胞
绝不放过
坏家伙！

位置

白细胞
分布在血液中。

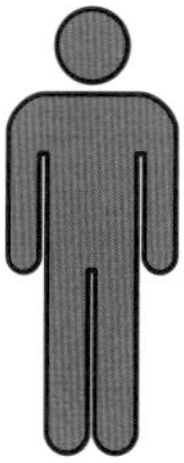

数量

每立方厘米
约有 500万~900万个
白细胞。

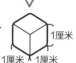

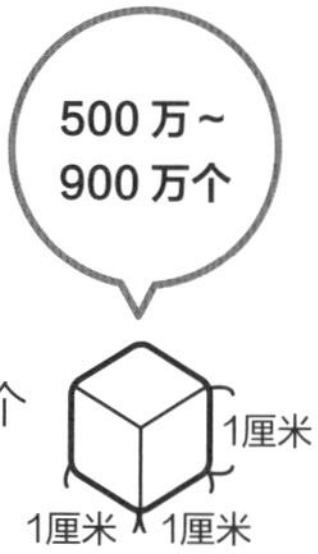

白细胞的优点

神出鬼没，
能在身体里
自由行动！

白细胞一般随着血液在血管中流动。一旦发现敌人，白细胞能够迅速穿过血管壁去击退敌人。

白细胞的缺点

寿命不长……

负责运输氧气和营养的红细胞的寿命约是 3~4个月，白细胞里的中性粒细胞的寿命约为 1 天，吞噬细胞的寿命约为 3~4个月。但是这些细胞都可以再生。

花粉症之谜

花粉过敏的烦恼

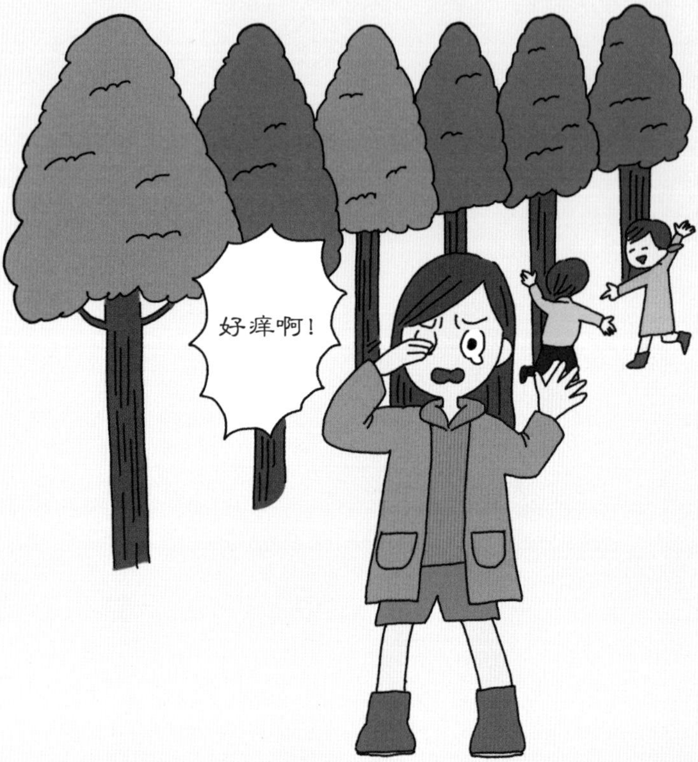

为什么患了花粉症会打喷嚏、眼睛发痒呢？

我患有花粉症，所以非常讨厌春天！只要花粉进入我的眼睛或鼻子，我就会感到非常痒，喷嚏打个不断，眼泪流个不停。因此，我都不能好好享受学校组织的春游活动。花粉为什么让我这么痛苦呢？

小池奈奈

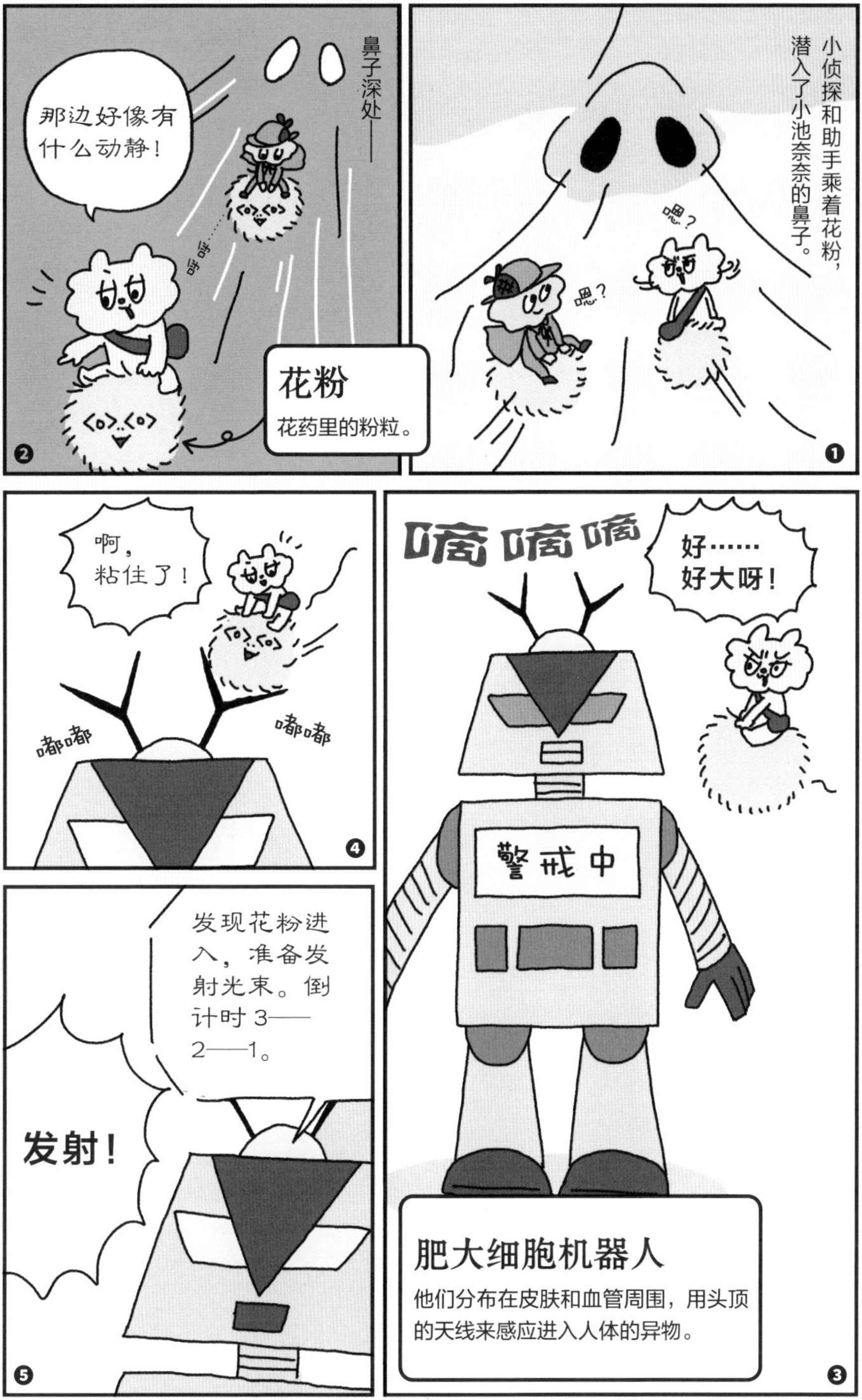
小侦探和助手乘着花粉，潜入了小池奈奈的鼻子。
嗯？
嗯？
鼻子深处——
那边好像有什么动静！
花粉
花药里的粉粒。
嘀嘀嘀
好……好大呀！
警戒中
肥大细胞机器人
他们分布在皮肤和血管周围，用头顶的天线来感应进入人体的异物。
啊，粘住了！
嘟嘟
嘟嘟
发现花粉进入，准备发射光束。倒计时3——2——1。
发射！

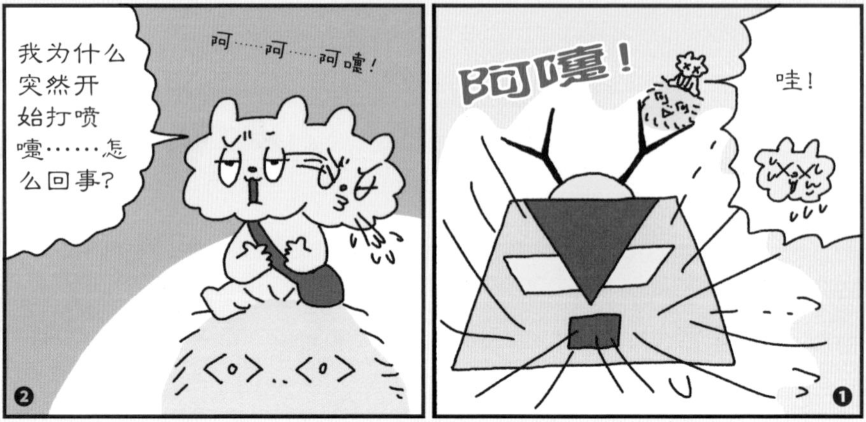
阿嚏！
哇！
阿……阿……阿嚏！
我为什么突然开始打喷嚏……怎么回事？

吸入花粉后会打喷嚏的原因

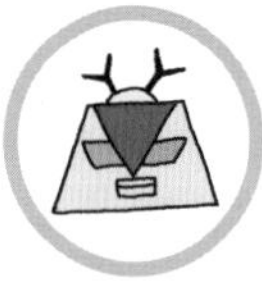

我的职责是赶走进入身体的异物。

1

肥大细胞机器人的天线感应到花粉后，会发射赶走异物的光束。

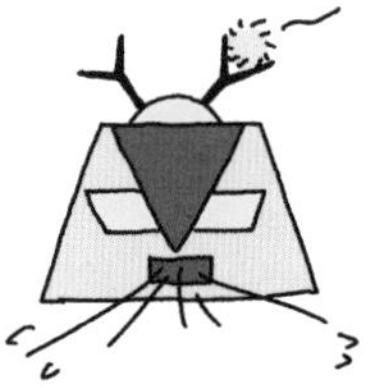

2

光束中的化学物质刺激我们喉咙、鼻子、眼睛等器官中的黏膜，我们会感觉到痒。

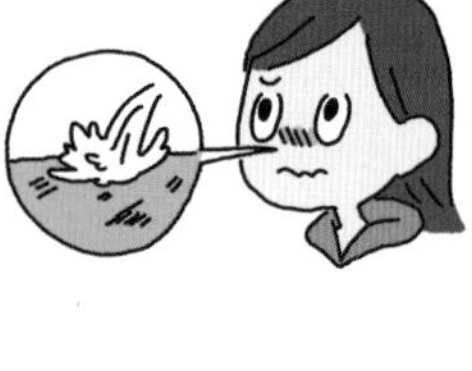

3

鼻子发痒，我们会打喷嚏；
眼睛发痒，我们会流泪。

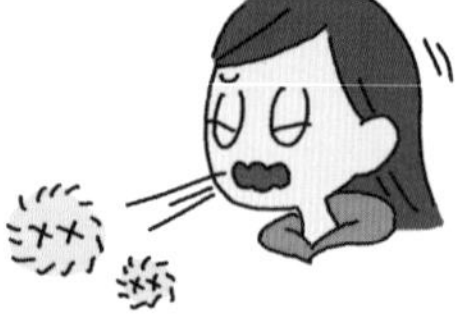

这样，花粉就被排出体外了！

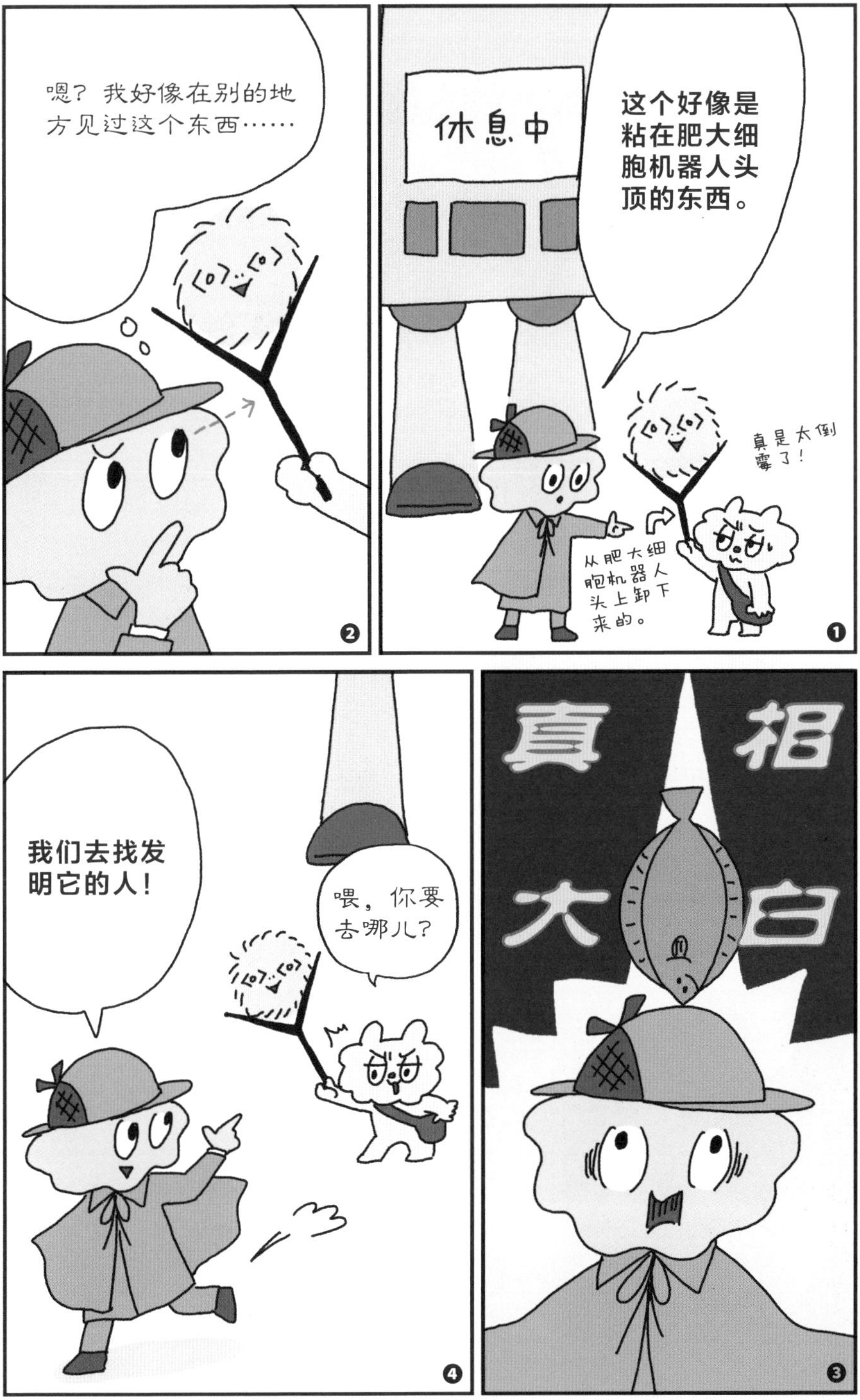
休息中
这个好像是粘在肥大细胞机器人头顶的东西。
从肥大细胞机器人头上卸下来的。
真是太倒霉了！
嗯？我好像在别的地方见过这个东西……
真相大白
喂，你要去哪儿？
我们去找发明它的人！

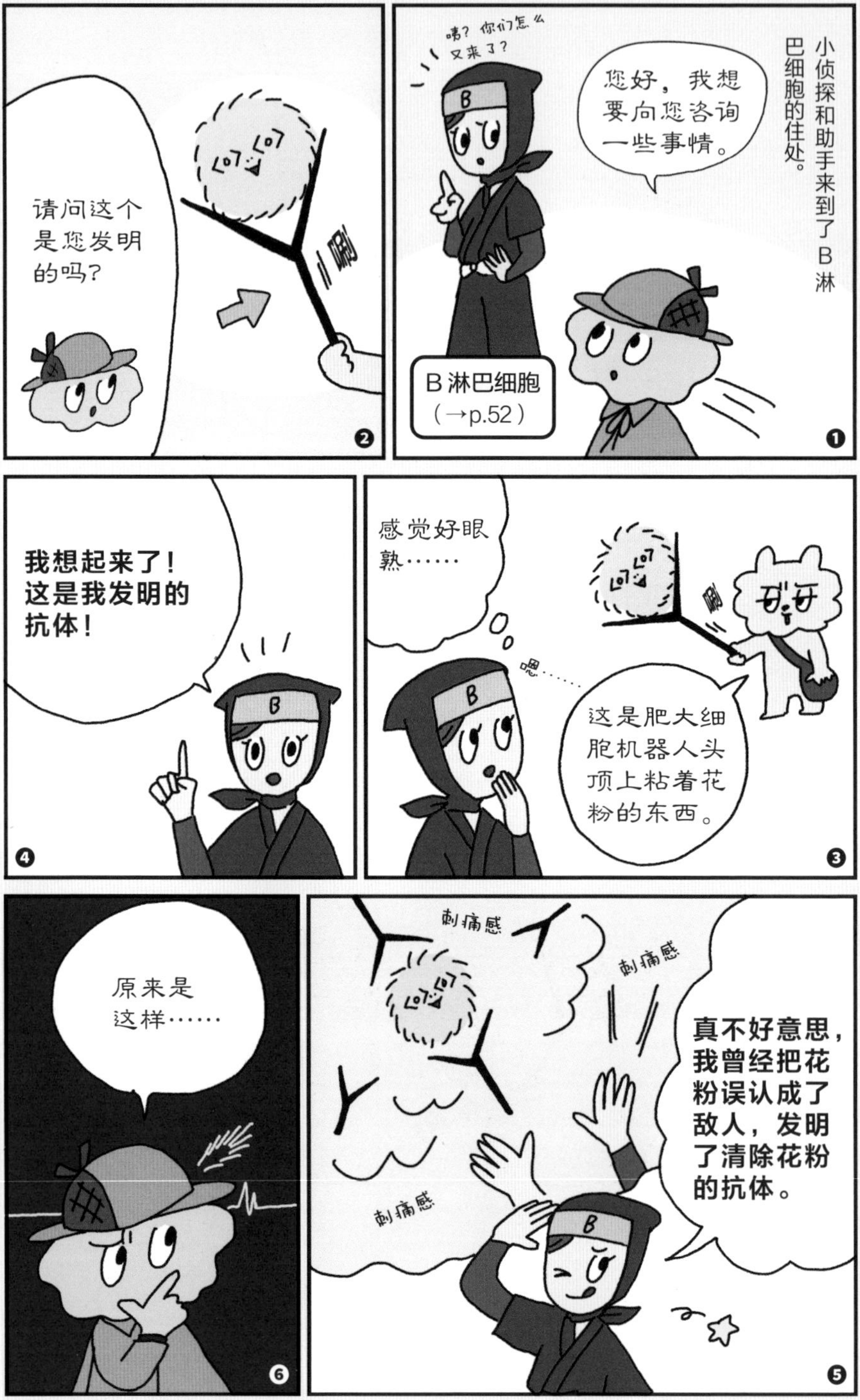

小侦探和助手来到了B淋巴细胞的住处。
咦？你们怎么又来了？
您好，我想要向您咨询一些事情。
B淋巴细胞
（→p.52）
请问这个是您发明的吗？
唰
感觉好眼熟……
唰
嗯……
这是肥大细胞机器人头顶上粘着花粉的东西。
我想起来了！这是我发明的抗体！
刺痛感
刺痛感
刺痛感
真不好意思，我曾经把花粉误认成了敌人，发明了清除花粉的抗体。
原来是这样……

患花粉症的过程

让我们来了解一下患花粉症的过程吧。

1

花粉从眼睛或鼻子进入人体后，会刺激眼睛内部或鼻子深处的黏膜。它们虽然是异物，但是没有害处，此时，人体不会有什么变化。

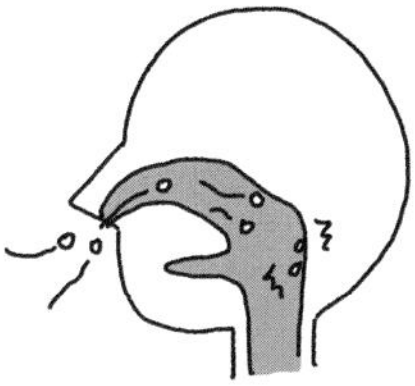

2

但是 B 淋巴细胞把花粉当成了病毒，制造出抗体来攻击花粉。

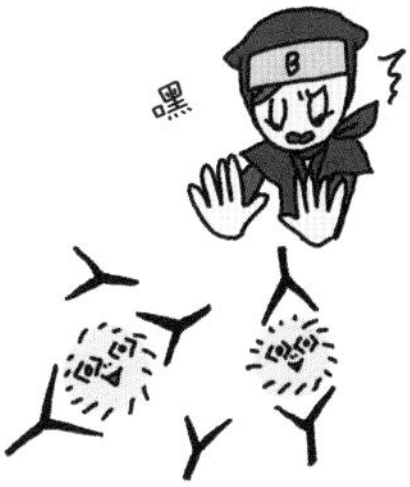

3

B 淋巴细胞制造的抗体分散在身体各处，有的抗体会附着在肥大细胞上，肥大细胞就会认为花粉是敌人。

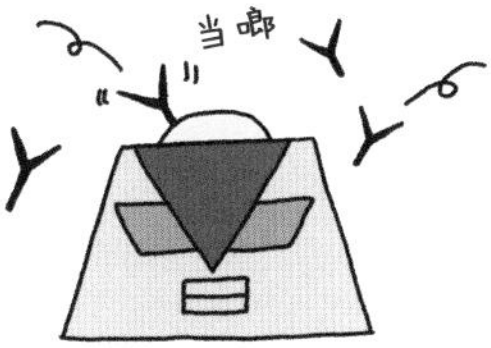

4

当花粉再次进入人体并落在肥大细胞上时，抗体会让肥大细胞发射出含有化学物质的光束来清除花粉。

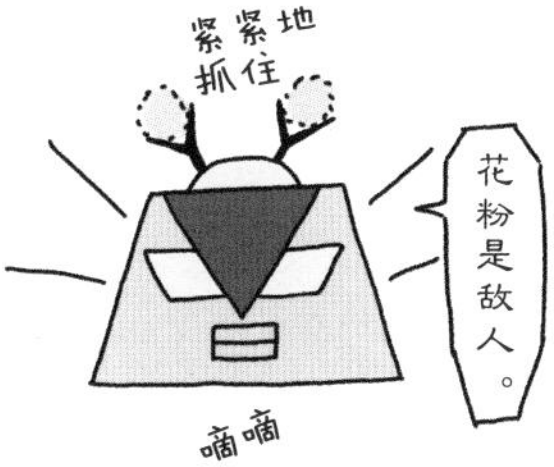

身体一旦对花粉产生抗体，
就会得花粉症！

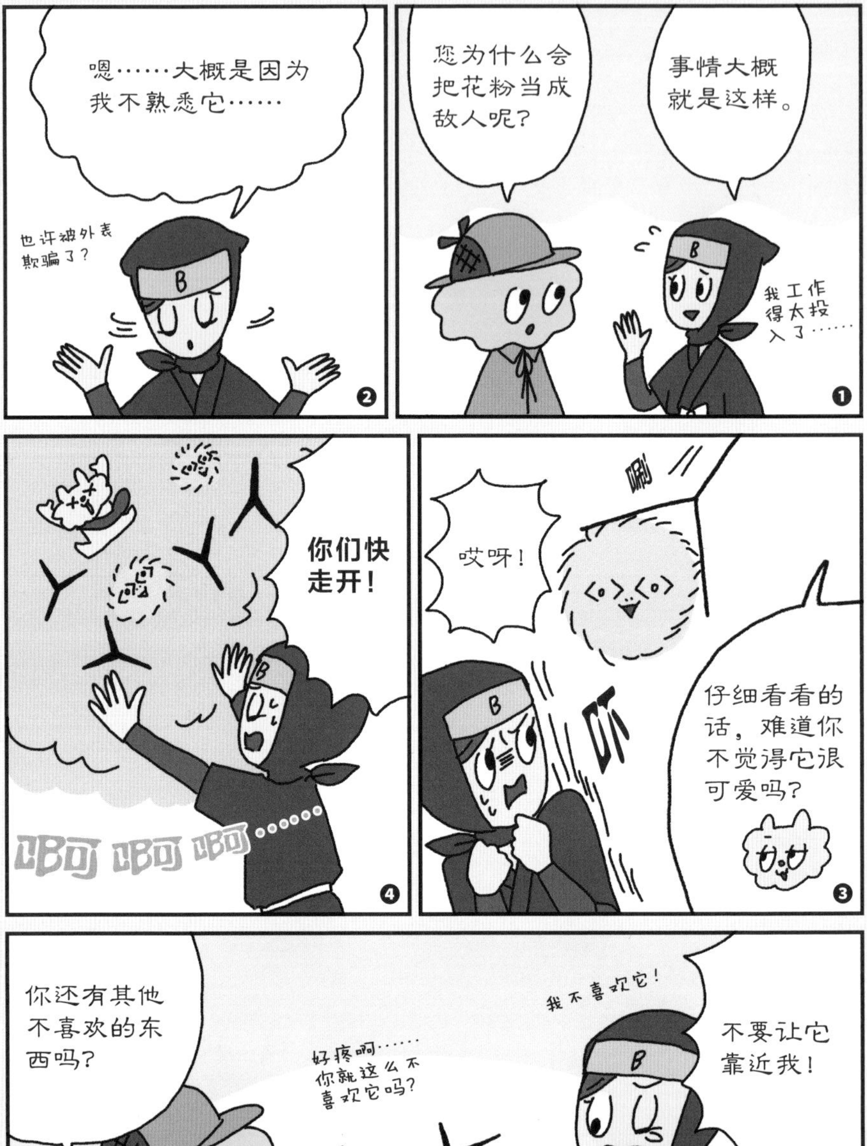

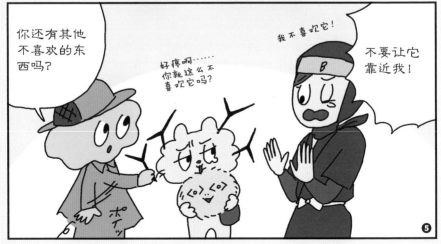

事情大概就是这样。
我工作得太投入了……
您为什么会把花粉当成敌人呢？
嗯……大概是因为我不熟悉它……
也许被外表欺骗了？
唰
哎呀！
仔细看看的话，难道你不觉得它很可爱吗？
你们快走开！
啊啊啊……
你还有其他不喜欢的东西吗？
好疼啊……你就这么不喜欢它吗？
我不喜欢它！
不要让它靠近我！
ポイッ

你要来试一试吗？

B淋巴细胞的小课堂

可能引起过敏的物质

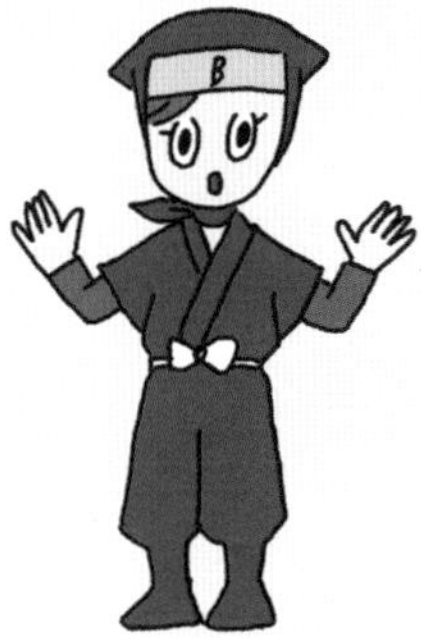

人体的免疫系统总是保护着我们的健康，但有时候也会把无害的物质错认为敌人，并攻击它们，这就是过敏的原因。不同的人可能会对不同的物质过敏。

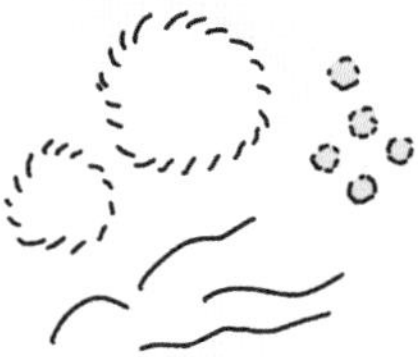

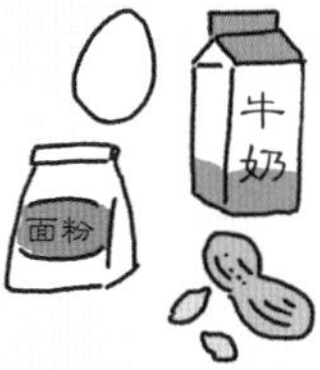

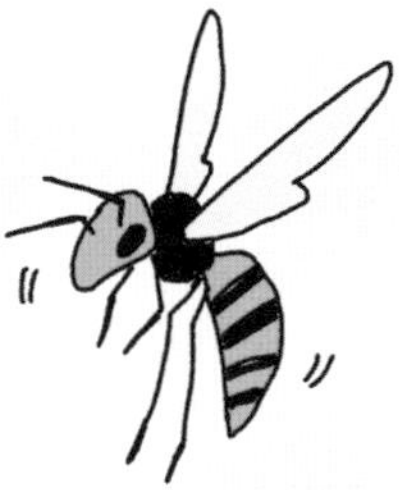

过敏性鼻炎

人们吸入花粉、灰尘、宠物的毛等可能引起过敏反应，症状表现为打喷嚏、流鼻涕、咳嗽、流眼泪等。

食物过敏

人们吃鸡蛋、牛奶、面粉、花生等可能引起过敏反应，症状表现为长荨麻疹、呼吸困难等。

过敏性反应

人被马蜂叮咬后可能引起过敏反应，出现过敏性休克或心脏停跳等症状。

调查报告

小池奈奈：

据说在有些国家，每四个人中就有一个人患有花粉症。现在还没有治疗花粉症的有效药物，我们只能戴口罩或防尘眼镜来防止花粉进入口、眼、鼻中，从而避免出现花粉过敏症状。

过敏让很多人烦恼。据说，有的人触摸绿色的东西，甚至有的人触碰水和自己的眼泪，也会过敏。不同体质的人可能会对不同的物质过敏。

身体小侦探

角色档案

08 肥大细胞机器人

在全身的肥大细胞里巡逻，就像守门员

他们放射光束，刺激人们打喷嚏、咳嗽、流眼泪，通过这些方式赶走进入身体的花粉等异物。

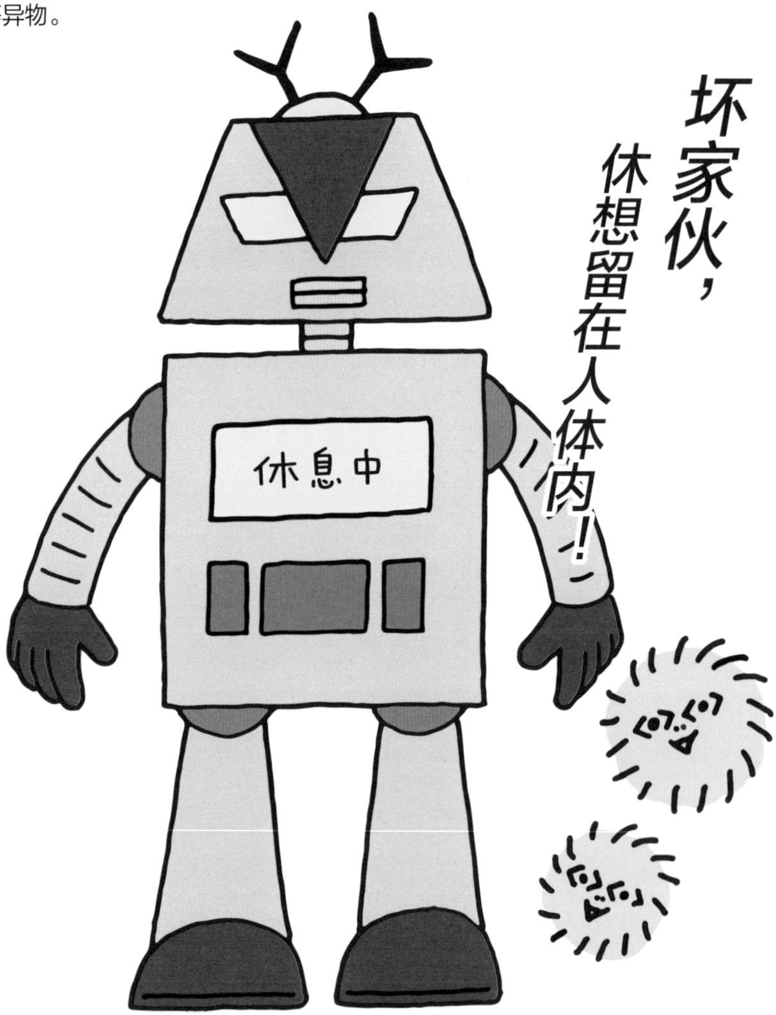
坏家伙，
休想留在人体内！
休息中

位置

肥大细胞
分布在
血管周围等地方。

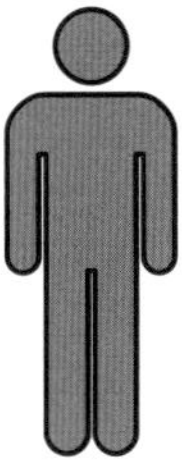

作用

让鼻子和眼睛发痒。

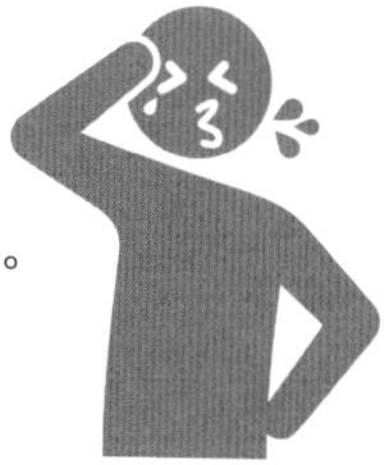

肥大细胞的作用

保护我们的身体
免受
寄生虫的伤害！

寄生虫是寄生在别的动植物体内或体表的动物，有些可以传染疾病。最新的研究结果表明，肥大细胞能赶走进入人体的寄生虫。

趣味小知识

肥大细胞
得名于它
肥大的外形。

肥大的意思就是胖。因为肥大细胞里有很多颗粒，所以看起来很胖，这就是它名字的由来。

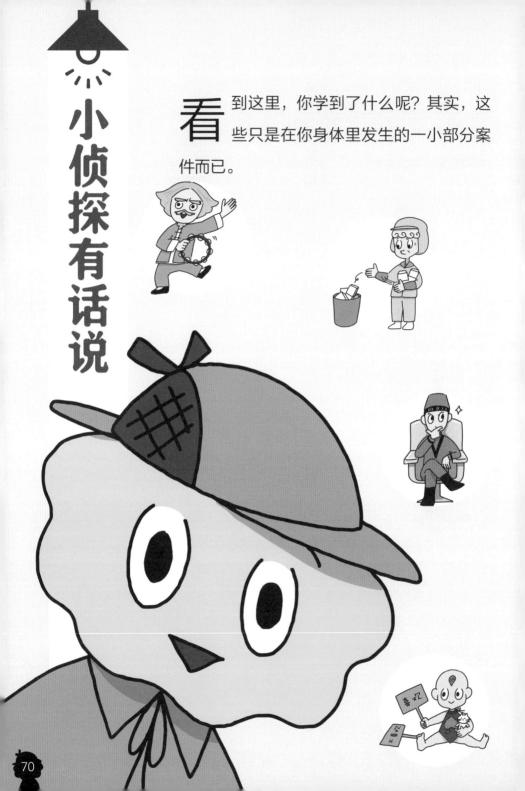

小侦探有话说

看到这里，你学到了什么呢？其实，这些只是在你身体里发生的一小部分案件而已。

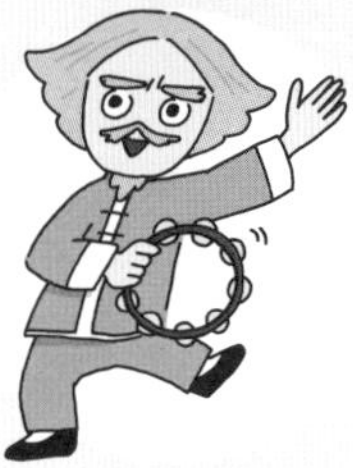

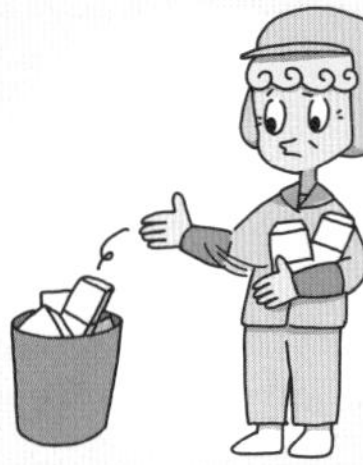

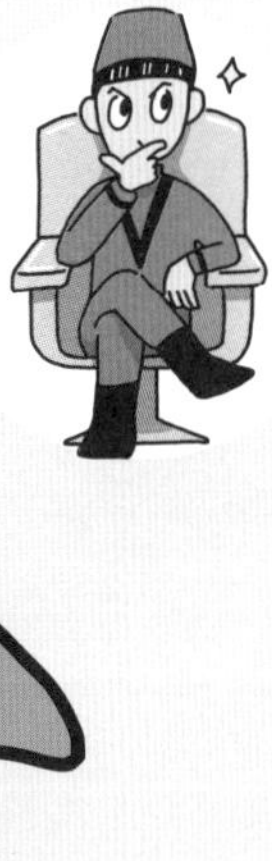

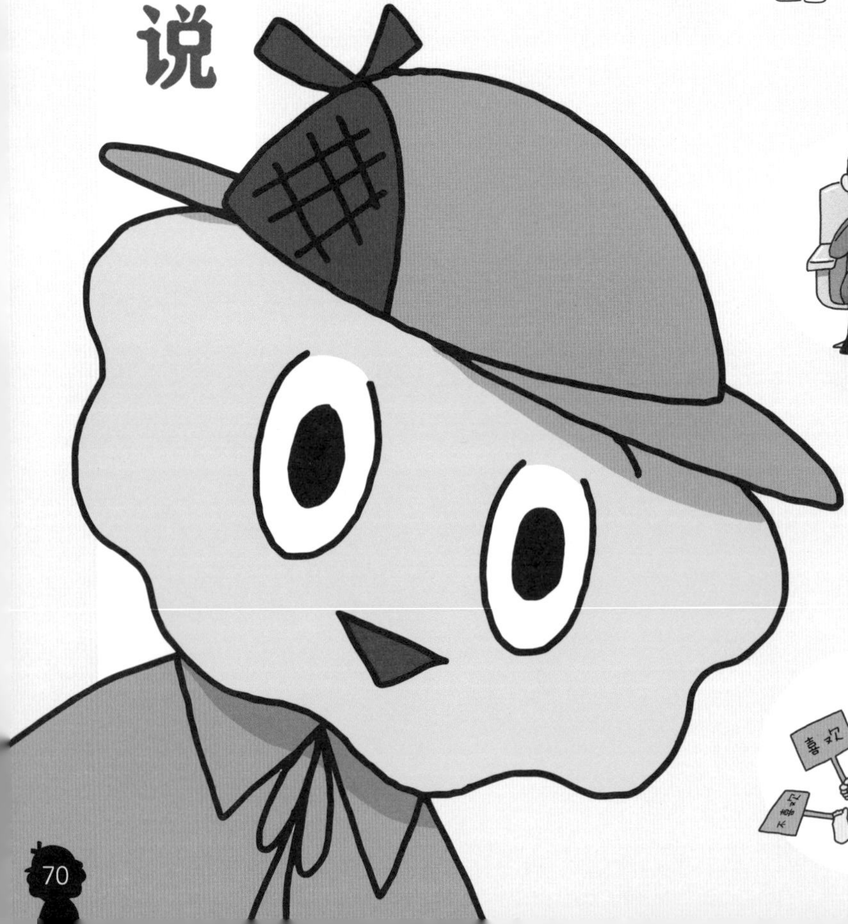

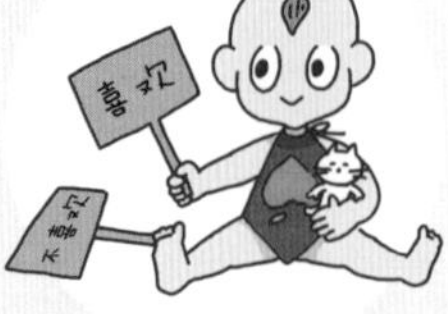

为了守护大家的健康，我们的工作不会结束。即使这个时候，你的身体内也正在发生着各种各样的案件……

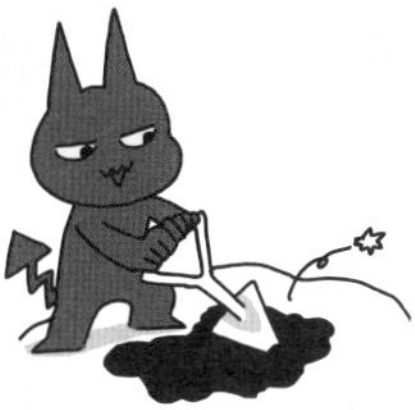

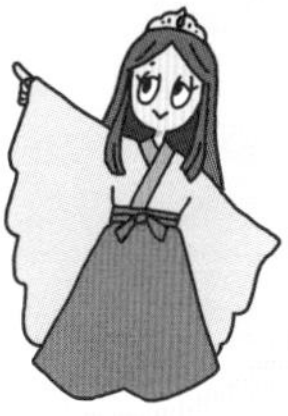

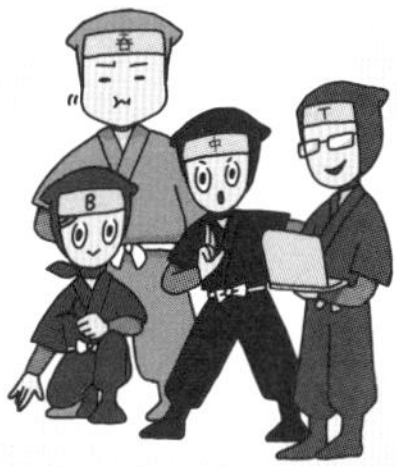

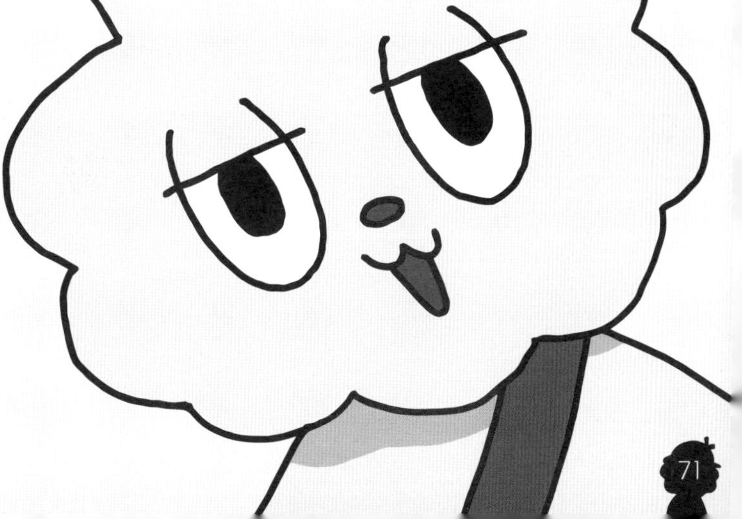

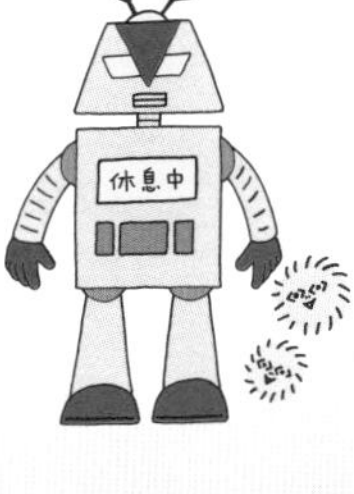

审订者寄语

在日常生活中，我们一般不会在意自己的身体构造。但有时，我们的身体会突然疼痛起来，那可能是因为我们的体内正发生着不好的事情。虽然我们不希望这些事情发生，但只要我们活着，这些事情就会发生。

通过阅读这套书，我们可以了解身体内的各种器官和组织，如胃、肝脏、骨、肌肉、皮肤、脑等，还能了解人体的免疫系统，知道感冒后为什么会发烧，花粉过敏是怎么回事……

这套书可以帮助大家了解并喜欢自己的身体，让大家成为健康、坚强、勇敢的人。

顺天堂大学医学部教授

坂井建雄

坂井建雄

顺天堂大学医学部教授、日本医史学会理事长。1953 年出生于日本大阪府，1978 年毕业于东京大学医学部。曾任海德堡大学研究员、东京大学医学部副教授。主要研究人体解剖学、肾脏、血管和细胞生物学、医学史等内容。著作和审订的图书有《人体观的历史》《人体的正常构造与机能全彩图鉴》《标准解剖学》《有趣到让你睡不着觉的解剖学》等。

北京市版权局著作合同登记号：图字01-2021-5362

图书在版编目（CIP）数据

身体小侦探. 2 / (日) 泽田宪文 ; (日) 德永明子图 ; 大眼鸟译. — 北京 : 台海出版社, 2022.4
ISBN 978-7-5168-3246-2

Ⅰ. ①身… Ⅱ. ①泽… ②德… ③大… Ⅲ. ①身体－儿童读物 Ⅳ. ①R32-49

中国版本图书馆CIP数据核字(2022)第041324号

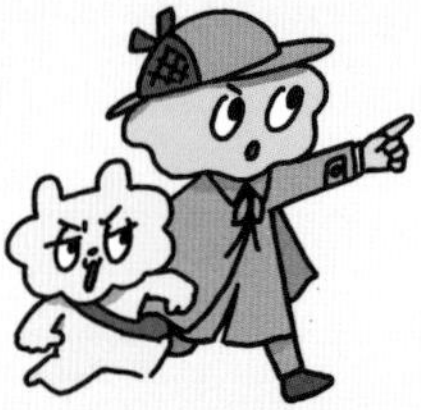

身体小侦探2

[日]泽田 宪 / 文　[日]德永明子 / 图　[日]坂井建雄 / 审订　大眼鸟 / 译

出 版 人：蔡 旭　　出品策划：大眼鸟文化
责任编辑：王 萍

出版发行：台海出版社
地　址：北京市东城区景山东街20号　　邮政编码：100009
电　话：010-64041652（发行、邮购）
传　真：010-84045799（总编室）
网　址：www.taimeng.org.cn/thcbs/default.htm
E－mail：thcbs@126.com

经　销：全国各地新华书店
印　刷：小森印刷（北京）有限公司
本书如有破损、缺页、装订错误，请与本社联系调换

开　本：880毫米×1230毫米　　1/32
字　数：60千字　　印　张：5.75
版　次：2022年8月第1版　　印　次：2022年8月第1次印刷
书　号：ISBN 978-7-5168-3246-2

定　价：78.00元（全2册）